JN327714

DSM-5を読み解く

伝統的精神病理，DSM-IV，ICD-10を
ふまえた新時代の精神科診断

1

神経発達症群，食行動障害および
摂食障害群，排泄症群，
秩序破壊的・衝動制御・素行症群，
自殺関連

総編集
神庭重信 九州大学

編集
神尾陽子 国立精神・神経医療研究センター

中山書店

総編集

神庭重信（九州大学教授）

編集 (五十音順)

池田　学（熊本大学教授）

神尾陽子（国立精神・神経医療研究センター部長）

三村　將（慶應義塾大学教授）

村井俊哉（京都大学教授）

編集協力

内山　真（日本大学教授）

宮田久嗣（東京慈恵会医科大学教授）

本シリーズにおける「DSM-5」の診断基準等の訳文は，日本語版著作権者である医学書院より転載利用の許諾を得たうえで，原則として『DSM-5 精神疾患の診断・統計マニュアル』に準拠して掲載しています．
ただし，本文や表等での利用に際し，一部，当該項目の著者による訳文を採択しております．　　　　　中山書店

序

　DSM-5（2013）が発表された直後に，「DSM-5 は，そのカテゴリーに妥当性がない，バイブルではなく辞書（ラベルづけ）に過ぎない．しかも評価者間一致度が低い」と批判したのは米国 NIMH 所長の T.R. Insel である．これに対して，DSM-5 のチームを率いた D.J. Kupfer は以下のように反論した．「我々は，生物・遺伝マーカーを何十年も待ったが，道はほど遠い．我々は，毎日苦しむ患者に対処しなければならない．いつの日にか起こる何かを待つわけにはいかない」．この T.R. Insel と D.J. Kupfer の応酬のなかに，DSM-5 がもつ基本的な問題は議論しつくされているように思う．

　かつて英国の精神医学者 R.E. Kendell（1988）は，DSM-III の登場を受けて以下のように述べた．「DSM-III の最も重要な達成は，精神障害の 200 ものカテゴリーに操作的定義を与えた点にある．これらの定義の多くは完全に恣意的であり，他の案と比較したうえで採用されたものではない．それらは少数の人たちによって転用されたり創り出されたりしたものにすぎない．しかし，どこかでスタートが切られなければならなかったのである」．この言葉は，DSM 診断体系とはそもそも何だったのかを的確に指摘していると思う．そしてスタートは切られ，操作的用語で定義されたカテゴリーを対象として，実証的な研究が世界中で行われ，膨大な量の研究成果が蓄積された．そうなると，DSM の改訂は実証的根拠と議論に基づいて初めて可能となる．実際 DSM-5 には，随所に実証的研究が反映された改訂の跡が見てとれる．

　蛇足かもしれないが，DSM 診断を用いる場合に重要なことを挙げておきたい．一つは，症状・症候をより正しく見極める力である．そのためには，精神科面接の力と精神病理学の基本，なかでも記述精神病理学を身に付けていることが前提となる．さらに，伝統的診断であれ DSM/ICD 診断であれ，これらはあくまで「病」の診断のためのものであることを忘れてはならない．「病」の診断は，「病をもつ人」を知ろうとする精神科医の尽きることない試みの一部にすぎない．「病をもつ人」への関心，共感，尊敬のない診断は，統計のための情報でしかなく，臨床医の診断ではない．

　本シリーズの目的は，精神科診断学を歴史的に俯瞰しつつ，DSM-5 を理解することである．さかのぼって，伝統的な精神医学が精神疾患をどのように概念化してきたのか，それは DSM/ICD の診断体系にどのような影響を与え，DSM-III/IV はどのような議論を経て作られたのか．そして DSM-5 では，何が変わり，何が変わらなかったのか．そしてそれはどうしてなのか．これらの精神科診断学の歴史をふまえて初めて，DSM-5 を今日の臨床のなかに適切に位置づけることができると思う．そしてこの目的は，各領域の専門家の執筆によって，十分に達成されていると思う．

　本シリーズを手にする読者は必ず，豊穣な精神科診断学の世界と出会い，診断学という精神医学の基幹知識を身につけていただけると思う．

2014 年 8 月

総編集　神庭　重信

目 次

DSM-5を読み解く
伝統的精神病理，DSM-IV，ICD-10をふまえた新時代の精神科診断

シリーズ総論
DSM-5時代の精神科診断 ……………………………… 黒木俊秀，神庭重信　1
- DSMの歴史 …………………………………………………………………………… 2
- DSM-5開発の背景―DSM-III以降の精神科診断の問題点 ………………………… 4
- DSM-5開発の経緯 …………………………………………………………………… 8
- DSM-5全体の改訂点 ………………………………………………………………… 10
- ディメンション的診断モデルのゆくえ …………………………………………… 17

児童精神医学の診断概念とDSM-5，児童精神医学の診断概念の歴史的変遷，DSM-5とICD-11の相違点

児童精神医学の診断概念とDSM-5（DSM-IV以降） ……………… 神尾陽子　24
- DSM-5における構成上の再編とその背景 ………………………………………… 24
- 今後の課題 …………………………………………………………………………… 31

児童精神医学の診断概念の歴史的変遷（DSM-IV導入まで） ……… 栗田　広　34
- DSM体系の概要 ……………………………………………………………………… 34
- 幼児期から青年期に発症する障害の下位分類と単位障害の変遷 ……………… 43

DSM-5とICD-11の相違点 ………………………………………… 齊藤卓弥　50
- DSM-5とICD-11におけるMeta-structureの違い ……………………………… 50
- Neurodevelopmental Disorders（神経発達障害群）におけるDSM-5とICD-11の相違点 ……………………………………………………………………… 51
- Feeding and Eating Disorders（食行動障害および摂食障害群）のDSM-5とICD-11の相違点 ……………………………………………………………………… 52
- Disruptive, Impulse-Control, and Conduct Disorders（秩序破壊的・衝動制御・素行症群）におけるDSM-5とICD-11の相違点 ……………………………………… 53

I. 神経発達症群／神経発達障害群

知的能力障害群，コミュニケーション症群／コミュニケーション障害群 ……… 本田秀夫 56
- 知的能力障害群 ……… 56
- コミュニケーション症群／コミュニケーション障害群 ……… 61

自閉スペクトラム症／自閉症スペクトラム障害 ……… 神尾陽子 68
- DSM における定義と分類の変遷 ……… 68
- DSM-5 における新しい定義と分類 ……… 70
- DSM-5 の使用上の留意点 ……… 72

注意欠如・多動症／注意欠如・多動性障害 ……… 中西葉子, 飯田順三 75
- ADHD の診断をめぐる歴史 ……… 75
- DSM-IV 時代の ADHD ― 診断をめぐる問題 ……… 76
- DSM-5 における主な変更点 ……… 80
- DSM-5 時代の ADHD ……… 82

限局性学習症／限局性学習障害 ……… 立花良之 86
- 限局性学習症とは ……… 86
- DSM-IV-TR から DSM-5 への変更点 ……… 86
- DSM-5 における限局性学習症の診断の流れ ……… 87
- 限局性学習症の系統的検査 ……… 88
- 診断の際の注意点 ……… 89
- 限局性学習症の細分類 ……… 90
- 二次障害の予防 ……… 95

運動症群／運動障害群 ……… 金生由紀子 100
- 運動症群の構成 ……… 100
- 発達性協調運動症／発達性協調運動障害 ……… 100
- 常同運動症／常同運動障害 ……… 103
- チック症群／チック障害群 ……… 104

II. 食行動障害および摂食障害群

異食症，反芻症/反芻性障害，回避・制限性食物摂取症/回避・制限性食物摂取障害 .... 川岸久也 112
- 異食症 112
- 反芻症/反芻性障害 113
- 回避・制限性食物摂取症/回避・制限性食物摂取障害 114

神経性やせ症/神経性無食欲症 .... 切池信夫 117
- 神経性やせ症(AN)の概念の誕生 117
- 診断基準の確立と変遷 117
- DSM-5 における診断基準 118

神経性過食症/神経性大食症 .... 西園マーハ文 123
- 診断項目と特定用語について 123
- 解説部分の新たな記述 126
- BN の位置づけについて 127

過食性障害，他の特定される食行動障害または摂食障害，特定不能の食行動障害または摂食障害 .... 野間俊一 131
- 過食性障害概念の歴史 132
- 過食性障害 133
- 他の特定される食行動障害または摂食障害 134
- 特定不能の食行動障害または摂食障害 135

III. 排泄症群

遺尿症，遺糞症 .... 小野善郎 138
- 遺尿症 138
- 遺糞症 141

IV. 秩序破壊的・衝動制御・素行症群

反抗挑発症/反抗挑戦性障害 ……………………………… 原田　謙　146
　「反抗挑発症/反抗挑戦性障害」の歴史 ……………………………… 146
　DSM-5 における変更点と予想される現象 ……………………………… 148
　治療における留意点 ……………………………… 151

間欠爆発症/間欠性爆発性障害 ……………………………… 山下　洋　153
　診断概念の変遷 ……………………………… 153
　診断の手続きと臨床的意義 ……………………………… 154
　治療的介入 ……………………………… 156
　今後の展望 ……………………………… 157

素行症/素行障害 ……………………………… 原田　謙　159
　「素行症/素行障害」の歴史 ……………………………… 159
　DSM における「素行症/素行障害」の変遷 ……………………………… 160
　DSM-5 における変更点 ……………………………… 163
　上記の変更より予想される治療への影響 ……………………………… 166

反社会性パーソナリティ障害 ……………………………… 村松太郎　168
　外攻性スペクトラム ……………………………… 168
　カテゴリーからディメンションへ ……………………………… 169

放火症，窃盗症 ……………………………… 村松太郎, 中根　潤　172
　司法における DSM-5 の使用 ……………………………… 172
　わが国の法廷での諸問題 ……………………………… 173
　法廷から臨床へ ……………………………… 175

特定不能の秩序破壊的・衝動制御・素行症 ……………………………… 山下　洋　177
　診断的概念 ……………………………… 177
　診断手続きと臨床的意義 ……………………………… 177
　治療的介入 ……………………………… 178
　今後の展望 ……………………………… 178

V. 自殺関連

第Ⅲ部　新しい尺度とモデル
今後の研究のための病態

自殺行動障害 ································· 水野康弘, 張　賢德　180
DSM-5 における自殺リスク評価の強調と「自殺行動障害」の位置づけ ·········· 180
「自殺行動障害」診断基準案の提案のねらい ··· 181
「自殺行動障害」の診断基準案 ·· 182
「自殺行動障害」の診断基準案の留意点 ··· 186

非自殺的な自傷行為 ································· 松本俊彦　190
「非自殺的な自傷行為」の臨床的概念の歴史的変遷 ································· 190
現代における自傷概念と臨床的特徴 ··· 192
DSM-5 における「非自殺的な自傷行為」··· 198

索引 ·· 203

執筆者一覧 (執筆順，敬称略)

黒木俊秀	九州大学大学院人間環境学研究院実践臨床心理学専攻	切池信夫	浪速生野病院心身医療科／浜寺病院
神庭重信	九州大学大学院医学研究院精神病態医学分野	西園マーハ文	白梅学園大学子ども学部発達臨床学科
神尾陽子	国立精神・神経医療研究センター精神保健研究所児童・思春期精神保健研究部	野間俊一	京都大学大学院医学研究科脳病態生理学講座精神医学
栗田 広	社会福祉法人全国心身障害児福祉財団・全国療育相談センター	小野善郎	和歌山県精神保健福祉センター
		原田 謙	長野県立こころの医療センター駒ヶ根
齊藤卓弥	北海道大学大学院医学研究科児童思春期精神医学	山下 洋	九州大学病院子どものこころの診療部
本田秀夫	信州大学医学部附属病院子どものこころ診療部	村松太郎	慶應義塾大学医学部精神神経科学教室
中西葉子	奈良県立医科大学精神医学講座	中根 潤	下総精神医療センター精神科
飯田順三	奈良県立医科大学医学部看護学科	水野康弘	帝京大学医学部附属溝口病院精神神経科
立花良之	国立成育医療研究センターこころの診療部乳幼児メンタルヘルス診療科	張 賢徳	帝京大学医学部附属溝口病院精神神経科
金生由紀子	東京大学大学院医学系研究科こころの発達医学分野	松本俊彦	国立精神・神経医療研究センター精神保健研究所薬物依存研究部診断治療開発研究室／自殺予防総合対策センター
川岸久也	京都大学大学院医学研究科精神医学		

DSM-5を読み解く
伝統的精神病理，DSM-IV，ICD-10をふまえた新時代の精神科診断

シリーズ総論
DSM-5時代の精神科診断

　米国精神医学会（APA）は，2013年5月に精神疾患の診断分類体系であるDiagnostic and Statistical Manual of Mental Disorders（DSM）の改訂版[1]（DSM-5）を発表した．前回の改訂版[2]（DSM-IV）の発表（1994年）以来，実に19年ぶりの改訂となったのであり，初版[3]（DSM-I，1952年発表）以来，十数年おきに改訂を続けてきたDSMの歴史において，最も長い間隔を空けている．それゆえ，その新たな動向に大きな注目が集まってきた．特に現代精神医学に革命をもたらしたといわれるDSM-III[4]（1980年発表）以来の診断分類体系にパラダイム・シフトを迫るべく，従来のカテゴリー（範疇/類型）的分類に代わってディメンション（次元/特性）的モデルを採用すべきであるという提言がなされてきた[5,6]．特筆すべきは，今回の発表に先立つ数年前よりインターネットや書籍等を通じて次期改訂版のドラフトが公表され，新しいDSMの方向性をめぐって活発な議論が展開されてきたことであろう．

　はたして公表されたDSM-5はどうであっただろうか．本項では，刊行されたDSM-5の内容に基づき，今回のDSM-5開発の背景と経緯，およびその全体的な変更点，特に精神疾患分類の構造的な改訂について，ディメンション的診断モデルの課題と併せて概説したい．

DSMの歴史

　米国における精神疾患分類の歴史は19世紀の人口調査における疾病の統計分類に始まるという[7]．すでに1880年の調査では，マニア，メランコリア，モノマニアなど，7つのカテゴリー分類が用いられている．1917年，APAは各精神科病院で統一して用いる統計分類を作成し，これは後に国勢調査に採用された．このように，当時の精神疾患分類は，臨床よりも統計上の使用を主な目的としていた．1933年，APAはニューヨーク医学アカデミーと共同して米国医学会の傷病名標準分類（Standard Classified Nomenclature of Disease）に精神疾患の項目を加えたが，これは主に慢性の入院患者を対象としたものであった．

　第二次大戦後になると，精神科診断の信頼性を高める機運が国際的にも高まり，統一した精神疾患分類の開発が進んだ[7,8]．当初，この動きを率先したのは，軍隊であった．米国では，軍医総監局の精神科コンサルタントの責任者であるW. Menninger（精神分析学の大家，K. Menningerの弟）が中心になって，米軍兵士のための精神疾患分類Medical 203が作られた．退役軍人局もMedical 203を多少修正した分類を用いた．これらは，戦争神経症をはじめ，兵士と退役軍人に多発する精神疾患にも対応していた．Medical 203は，APAが1952年に発表したDSM-I[3]に代用された．DSM-Iでは，米国精神医学の基礎を築いたジョンズ・ホプキンス大学のA. Meyerの「反応型（reaction）」概念を診断名に反映させていた．たとえば，manic depressive reaction, schizophrenic reaction, psychoneurotic reactionなどの診断名が掲載されたが，一般の精神科医には不評であった．

　DSM-Iの発表に先立つ1948年，連合軍によってジュネーブに設立された世界保健機関（WHO）は，同じ年に発表した国際統計分類International Statistical Classification of Diseases, Injuries and Causes of Death[*1]の第6版（ICD-6）に精神疾患の章を加えた．これも，米軍のMedical 203を借り受けた内容であった．

　ICD-7は，1955年に発表されたが，精神疾患の章はICD-6の内容と変更がなかった．いずれの版も国際的に普及しなかったことから，事態を重くみたWHOの専門家会議は，ロンドン精神医学研究所のE. Stengelに精神科診断学上の問題点に関する包括的なレビューを依頼した．彼は，当時，公表されていた40余りの精神疾患の分類をレビューした結果，疾患の分類命名法においてさまざまな学派の理論間の対立に中立であろうとすることに限界を認めざるをえなかった．そして，論理経験主義の哲学者，C. Hempelの主張に依拠して，診断の信頼性を高めるために操作的な定義とその方法を含む用語集を採用すべきであると提言した[9]．しかし，Stengelの提言が1966年発表のICD-8に採用されるには間に合わず，ようやく懸案の用語集が完成したのは1972年のことであった．ICD-8を米国仕様に修正したDSM-II[10]は1968年に発表されたが，各疾病の定義は，当時，米国で隆盛を誇った精神分析学理論に影響を受けており，これもまたStengelの提言にはほど遠い内容であった．

[*1]：現在のICDは，International Statistical Classification of Diseases and Related Health Problemsの略称．

20世紀後半の精神科診断学に大きな前進があったのは，1980年に発表されたDSM-III[4]においてであり，それは現代精神医学の革命と称された．その革新性は，第一に精神疾患の診断における操作的診断基準の導入であり，症候記述的な基準項目の明文化により診断の信頼性（一致率）を高めることを目的としていた．次に，無理論（atheoretical）な体系を指向するために，病因論的診断名を排除し，「〜障害（disorder）」と呼称を統一した（それゆえ，力動精神医学との関連を連想させる「神経症」という診断名は，一部に（　）付きで残留するにとどまった）．第三に多軸評定（たとえば，第I軸に臨床的介入の対象となる精神疾患の，第II軸にパーソナリティ障害ないし知的障害の情報を記載する）を採用し，病因に関する情報を補うようにした．以上のような新機軸の採用によって，DSMは世界の精神医学の共通言語としての地位を確立したのであった．

DSM-III開発の背景には，大きく2つの潮流があった[8]．一つは，1960年代より開始された精神科診断に関する米英間の国際共同研究を通じて米国の精神科医に紹介された伝統的なドイツ精神医学の記述的症候学であった[11]．DSM-IIIを作成したAPA特別委員会（タスクフォース）委員長，R. Spitzerは，ロンドン精神医学研究所のJ. Wingら[12]が開発した現在症検査（Present Status Examination：PSE）よりK. Schneiderの1級症状を学び，後にそれをDSM-IIIの統合失調症の診断基準に反映させた．もう一つは，セントルイスのワシントン大学医学部精神科のグループが取り組んでいた身体医学モデルに基づく精神科診断学であった[13]．同グループのE. RobinsとS. Guze[14]は，1970年，精神疾患の診断の妥当性に関する5つの原則，すなわち，①臨床像の記述，②臨床検査所見，③他の精神障害との区別，④転帰追跡研究，⑤家族研究を提唱した．続く1972年には，14の精神疾患，ないし病態に関する研究用の診断基準（Feighner基準）が発表された[15]．これが世界で最初の操作的診断基準による精神疾患の診断分類である．後にSpitzerは，国立精神保健研究所（National Institute of Mental Health：NIMH）のうつ病の心理生物学共同研究計画において使用される研究用診断基準，Research Diagnostic Criteria（RDC）を開発する際，Feighner基準をモデルにした[16]．そして，DSM-IIIはRDCをプロトタイプとして作成された．

DSM-IIIの開発を推進したさらにもう一つの重要な動きに，1950〜60年代に確立した心理統計学（psychometrics）の方法論があった[17,18]．すなわち，精神病理学的症状の定量的評価であり，今日のディメンション的モデルの萌芽というべき潮流である．米国では，すでに1930年代から心理学者を中心に精神病理学的症状の評価と分類に因子分析を導入する試みがなされてきた―当初はやはり兵士，および退役軍人らを対象とした評価法の開発が進んだ―が，1950年代になって，J.R. Wittenbornは，入院患者の精神症状と行動を観察するための「精神症状評価尺度（Psychiatric Rating Scales）」を発表し，評価尺度作成の方法論を確立した．1962年には，J.E. Overallが「簡易精神症状評価尺度（Brief Psychiatric Rating Scale：BPRS）」を発表し，後に薬物の臨床試験に広く用いられるようになった．精神病理学的症状に基づく精神疾患の分類（たとえば，内因性うつ病と非内因性うつ病の分類）にクラスター分析が導入されたのも，この時代であった[19]．その背景には，当時，演算機能が飛躍的に向上しつつあったコンピュータの開発があった．英国グ

ループのPSEもコンピュータによるアルゴリズム診断を目指していた[12]．Spitzerら[20]も，1960年代後半に，因子分析に基づく「精神現症調査票（Mental Status Schedule：MSS）」を発表するとともに，コンピュータ診断システムであるDIAGNOを試作している*2．一方，1960年代には古典的テスト理論における妥当性と信頼性の検定法も心理学より精神医学へ導入された．Spitzerは，新しい診断基準の作成にあたって精神科診断における信頼性の向上を特に重視し，J. Cohen[21]が提唱した評価者間信頼性の指標であるκ係数を，それを担保するものとみなした．

DSM-III後も，改訂第3版（DSM-III-R，1987年発表）[22]，およびDSM-IV（1994年発表）[2]と7年おきに改訂を重ねたが，基本的にDSM-IIIの分類と診断基準の様式を維持し，大きな変更は加えられなかった*3．2000年に発表された第4版テキスト版（DSM-IV-TR）[23]は，診断基準自体の改訂ではなく，DSM-IVの解説部分に最新の知見が追加された．1992年に発表されたICD-10も，DSM-IIIのスタイルを踏襲し，ほぼ同一の疾病分類により構成された．ただし，この間にDSM-IIでは182であった診断名数はDSM-IIIでは265になり，さらにDSM-III-Rでは292，DSM-IVでは307と漸次増えていった．

DSM-5開発の背景—DSM-III以降の精神科診断の問題点

DSM-IIIは，1970年代まで力動精神医学一辺倒であった米国精神医学が方向転換する大きな転機となった．それは，メンタルヘルスの専門職のみならず，一般の医療，行政機関，保険会社，司法機関等々，関連するさまざまな分野で活用されるようになった[8]．もちろん，医学教育の現場でも使用が義務づけられ，教科書には必ずDSMの診断基準が掲載されるようになった．単にメンタルヘルス関係者の共通言語としてだけでなく，それ以上のコミュニケーション・ツールとして広範に使用されるようになったのである．同時に，DSMは世界十数か国の言語に訳され，国際的にも普及した．本来，DSMは米国内での使用を目的としているが，米国に編集事務局をおく権威ある医科学専門誌のほとんどがDSMを使用した研究論文の投稿を要求するようになったため，研究領域では圧倒的にDSMがICDよりも用いられている．以上のように，DSMは，世界標準の診断分類体系として，地歩を固めてきた．

一方で，DSMは，行政当局の政策決定や製薬企業のマーケット戦略など，社会的にも大きな影響力をもつようになり，その点に対する批判も多い[8]．しかし，ここではDSM-III以降に注目されるようになった精神科診断学上の問題に絞って，述べてみたい．

---

*2：Spitzerは，DSM-III後に新（ネオ）Kraepelin主義者と呼ばれたが，本来はカテゴリー的モデルよりもディメンション的モデルによる精神科診断を目指していたように思える．

*3：DSM-IIIのモデルとなったFeighner基準の論文には，「これらすべての診断基準は，変化し，新しいデータとともにより詳細になるという点において，暫定的なものである」[15]と記されていた．にもかかわらず，DSMの過大な成功と国際的な普及のために，その後の精神医学は新しい変化に消極的になり，診断学の自由な研究を停滞させる原因になったと，北村[18]は批判している．

精神疾患の診断閾値

　DSM-IIIに登場した操作的診断基準は，一般人口における精神疾患の疫学調査という新しい研究分野を刺激し，それまで予想もしなかったさまざまな知見を明らかにした．最初の全米規模の疫学調査は，NIMHのEpidemiologic Catchment Area（ECA）研究であり，1980年代前半に行われた[24]．ECAは，これまでに何らかの精神疾患に罹患したと推定される住民の割合（生涯有病率）が，29～38％と，従来考えられてきたよりも非常に高いことを示し，衝撃を与えた．また，たとえば，強迫性障害のように，それ以前はまれと考えられていた精神疾患も比較的高い有病率であることも判明した．

　続いて，1990年から1992年に初期調査が実施されたNational Comorbidity Survey（NCS）研究は，何らかの精神疾患の1年有病率は約30％，生涯有病率に至っては50％にも迫ると報告した[25]．精神疾患に罹患していると推定される回答者の多くが専門的な治療を受けていないことも明らかになった．わずか10年の期間を空けて実施されたECAとNCSにおいて，それぞれが報告した精神疾患の有病率に大きな違いがあったことは，DSMの診断基準や調査方法をめぐって，多くの疑問を生じさせることになった．

　ECAはDSM-IIIに基づく診断面接票（Diagnostic Interview Schedule：DIS）を用いたが，NCSではDSM-III-Rに基づくミシガン大学版国際比較診断用構造化面接（Composite International Diagnostic Interview：CIDI）が用いられていた．ECAとNCSの結果が異なった原因には，DSM-IIIとDSM-III-Rの診断基準の相違のほかに，DISとCIDIに含まれた臨床的有意味性（clinical significance）に関する質問の用い方の相違が関連していた[26]．臨床的有意味性に関する質問とは，症状ないし症候群が十分に重症であり，臨床的に重大であることを裏づけるための質問であり，調査の回答者が，症状を訴えたか，症状に対する医学的治療を1回以上受けたか，あるいは，症状によって生活，または活動に支障をきたしたかなどを問うものである．後にECAとNCSのデータは再解析され，臨床的有意味性に関する質問に対する回答結果を各調査の診断アルゴリズムに等しく組み入れると，両者の推定有病率はともに低下し，その差は縮まった[27]．

　いずれにせよ，DSM-III以降，大うつ病をはじめ，ほとんどの主要な精神疾患の有病率が著しく高く報告されるようになったことから，DSMは過剰診断を促していると批判されるようになった．そこで，DSM-IV[2]では，全精神疾患の70％以上の診断基準に「その障害は臨床的に著しい苦痛（distress）または社会的，職業的，または他の重要な領域における機能の障害（impairment of functioning）を引き起こしている」という項目を追加することで，過剰診断の問題に対処しようとした．

　しかし，こうしたDSM-IVの診断基準の追加項目を，Spitzerら[28]は，それがきわめて概念的なものであると強く批判した．特に「苦痛」や「機能の障害」といった用語が漠然としていて主観的である点や「臨床的に重大な」という用語が定義づけも操作的使用もなされていない点が問題とされた．事実，DSM-IVも「この基準に合致するかの評価は…本質的に難しい判断である」と認めており，実際に過剰診断の歯止めになったのかは疑わしい．

臨床的有意味性基準は，一般身体医学の考え方と一致しない点からも批判されている．身体医学では，早期癌やHIV感染症，高血圧症など，苦痛や機能障害を生じる以前の無症候状態が数多く診断されるからである．また，この基準は，診断閾値を明確にする必要から開発されたにもかかわらず，苦痛や能力障害（disability）と疾患の症候が混同されてしまうリスクも含んでいる[26]．

カテゴリー的診断分類に対する疑義

DSM-III[4]では診断の信頼性を高めるという目的から，精神疾患発症の原因や経過による疾患分類を一切排した．その代わり，診断のヒエラルキーを設けた．これは，たとえば，大うつ病エピソードの期間中にのみパニック発作を生じる場合は，パニック障害よりも大うつ病の診断を優先するものであり，C. Jaspers以降の伝統的な精神科診断学の原則であった．しかしながら，先に述べたECAのデータを解析したところ，異なるカテゴリーに属する精神疾患同士の併発が予測されたよりも多いことがわかり，診断にヒエラルキーを設けることは臨床の実際を反映していないと考えられた[24]．それを受けて，DSM-III-R[22]では，診断のヒエラルキーをやめ，器質性精神障害や統合失調症のような一部の疾患を除けば，精神疾患の併発（comorbidity）を認めた．このことは，精神科診断が適用される場が，かつての精神科病院のような限られた所からプライマリケアや地域へと移行したことと関連している．

DSM-III-Rの診断基準を用いたNCSは，有病率の高い精神疾患の大部分は併発しやすいことを示した[25]．特に全般性不安障害と大うつ病の併発が著しく高いことを，各国のプライマリケアや地域の調査研究は報告してきた．チューリッヒのコホート研究では，回答者のうち，不安と抑うつが併発した頻度は，いずれか一方のみの頻度を優に上回り，コホートの各調査時期の診断の約2/3を占めた[29]．11か国で行われた一般医療における精神障害に関するWHO研究では，全般性不安障害の要件である罹病期間を6か月から1か月に短縮すると，全般性不安障害と大うつ病性障害の併発頻度がおよそ倍になるという劇的な結果が報告された[30]．大うつ病単独の診断が，罹病期間の基準を短縮することにより，両者の併発診断へ移行したのであり，大うつ病が強い不安症状を併発することを示している．

さらにプライマリケアでは，診断基準の閾値下の不安症状，抑うつ症状，および身体症状の混合した病態が多いことも知られてきた[6]．一方，メンタルヘルスの専門家は，既存の診断基準に合致しない「特定不能の」，または「他に分類されない」診断をしばしば用いるようになった．診断基準閾値下の病態とはいえ，決して軽視すべきではないことを示唆する報告もある．B. Löweら[31]は，抑うつ，不安，または身体化症状を最も重く評点されたプライマリケアの患者において，各症状を有する患者群の半分以上は，他の症状を少なくとも1つは有し，さらに3つの症状が重なると患者の機能が著しく低下することを報告した．英国の調査では，人口の8.8％がICD-10の混合性抑うつ不安障害の診断基準を満たし，その有病率は大うつ病や全般性不安障害の有病率を上回ったが，うち12％が自殺企図の経験を報告したという[32]．

以上のように，DSM-III 以降の臨床研究は，不安障害と大うつ病を個別の疾患実体（disease entity）とみなしてきた従来のカテゴリー的な診断分類に対して重大な疑問を提起してきた[6,18]．異なるカテゴリーと考えられてきた精神疾患同士のあいだには，実は明瞭な自然境界線も空白に近い中間帯（zone of rarity）も認められず，両者は漸次移行する可能性がある．カテゴリー的診断は，臨床の対象とすべき自然の実体に合わないばかりか，臨床家が患者の重要な症状を見逃し，適切な治療を施すことを妨げているかも知れない．

こうした認識が広がるなか，1999 年に R. Krueger[33] が発表した NCS のデータを用いた DSM-III-R 障害の併発パターンの分析結果は大きな衝撃を与えた．彼は，約 8,000 人の対象者のデータ（I 軸と II 軸の診断カテゴリーをともに含む）に確認的因子分析を行った結果，階層的な 2 因子構造に最も適合することを見出した．1 つの因子は，内在化（internalizing）と呼ばれ，その下位の因子には，大うつ病エピソード，気分変調症，および全般性不安障害が含まれた．もう 1 つの因子は，外在化（externalizing）と呼ばれ，アルコール依存，薬物依存，および反社会性パーソナリティ障害が含まれていた．この 2 因子モデルは，上位の同一のクラスターに属する大うつ病と全般性不安障害とが，あるいは物質依存と反社会性パーソナリティ障害とが，高率に併発することをよく説明した．また，I 軸と II 軸の障害がそれぞれ独立した因子を作らなかった点も注目された．この 2 因子構造モデルの因子分析は，その後，追試され，気分障害のうち，双極性障害は統合失調症と共通の因子に含まれることも見出された[34]．

パーソナリティ心理学のインパクト

DSM-IV のパーソナリティ障害の概念と定義に対しては，発表当初より強い批判があった．後に Krueger が見出した 2 因子構造モデルの登場を待つまでもなく，児童青年期に発症する I 軸障害の一部と II 軸障害が紛らわしいこと（たとえば，素行障害と反社会性パーソナリティ障害），パーソナリティ障害間で併発が多いこと，また正常なパーソナリティと不適応的なパーソナリティ特性とパーソナリティ障害とのあいだの線引きが恣意的であることなどの不備があった[5]．総じて，DSM-IV のカテゴリー的分類は，パーソナリティ障害のすべてを網羅しているとはいえず，最も多いのは「特定不能のパーソナリティ障害」といわれるありさまであった．

一方，パーソナリティ心理学の領域では，1990 年代にパーソナリティ特性理論において革新的な進歩があった[35]．パーソナリティの類型論に対峙する特性論においては，20 世紀前半より心理学者の R. Cattell らによって心理統計学の方法論が発展してきた．1992 年，L. Goldberg は，パーソナリティ特性に関連した形容詞のクラスター分類を異なる集団において検証を重ねた結果，一致して得られた主要 5 因子を発表した．これが，今日，5 因子モデル（five factor model：FFM），もしくは "Big Five" と呼ばれる代表的なパーソナリティ特性理論である．FFM に基づくパーソナリティ特性を評価するために開発された Revised NEO Personality Inventory（NEO-PI-R）は，C. Cloninger の 7 因子モデルに基づく Temperament and Character Inventory（TCI）とともに，パーソナリティの生

物学的基盤を探索する研究にさかんに用いられるようになった．特に双生児研究の結果，5因子のディメンションが遺伝と環境の双方に等しく影響を受けていることが明らかとなり[36]，パーソナリティの生物学的研究に大きなインパクトを与えた．

　こうした近年のパーソナリティ心理学の進歩に呼応して，DSM-IVのパーソナリティ障害のカテゴリー的モデルを全面的に見直す動きが優勢になってきた．DSM-IV-TRでは，パーソナリティ特性に基づくディメンション的モデルに言及するにとどまったが，DSM-IVパーソナリティ障害の基本症状の大部分は正常人口のパーソナリティ特性の不適応的変異と解しうることが明らかにされた[5]．たとえば，境界性パーソナリティ障害の症状の多く（たとえば，怒りのこもった敵意，傷つきやすさ，抑うつ，衝動性など）は，FFMのneuroticism（情動安定性）の概念内に収束すると理解される．また，W. Livesleyら[37]は，パーソナリティ障害患者と一般人，双生児から構成される大規模な集団を対象としたパーソナリティ障害症状の表現型と遺伝構造との比較研究を行い，パーソナリティ障害群と非パーソナリティ障害群にまたがるパーソナリティ特性が，安定した構造を有し，パーソナリティ障害のディメンション的な表現に一致していることを見出した．一方，DSM-IVにみられる複数のパーソナリティ障害診断の高率の併発も，一般のパーソナリティ機能のFFMの観点から統計学的に説明されることが指摘されてきた[38]．以上のように，パーソナリティ障害の高次の特性は正常なパーソナリティ機能のディメンションときわめて似通っており，それゆえ，従来，カテゴリー的に分類されてきたパーソナリティ障害もFFMによってディメンション的にとらえるほうが妥当であると考えられるようになった．こうしたパーソナリティ障害診断のディメンション的モデルは，臨床的な有用性もさることながら，パーソナリティ研究全般と神経生物学的研究との関連から，より優れた利点を有するとみなされるようになった．

DSM-5開発の経緯

　DSM-5に向けた改訂の準備は，DSM-IVが発表されて5年後の1999年夏から始まった[5]．中心になったのは，当時のNIMHディレクター，S. Hyman，APAのメディカル・ディレクター，S. Mirin，および後にDSM-5特別委員会委員長に就任するD. Kupferの3人である．最初の段階は，2000年に開催されたDSMの新たな改訂作業の基本方針を確定するための研究計画会議であり，その成果は2002年に"A Research Agenda for DSM-V"[5]として出版された．本書は，過去30年間余りに蓄積された今後の精神科診断学に反映させるべき膨大な知見—精神疾患の定義づけ，ディメンション的診断モデル，機能障害評価と診断の分離，発達段階における疾患発現の重要性，ジェンダーと文化的特徴の影響，および遺伝学と脳画像をはじめとする神経科学の進歩など—を網羅していた．筆者らは，そこにDSM-III以来のカテゴリー的診断分類の妥当性に対する疑義が米国精神医学界の中枢より強く提起されていることを知り，驚かされた．

　その理由の一端は，先に述べたカテゴリー的診断の臨床上の諸問題であったが，もう一つの大きな理由は，依然として主要な精神疾患の病因・病態の解明が遅々として進まない

現状に対する生物学的精神医学のジレンマであった．上記の "A Research Agenda" において，D. Charney ら，現代の生物学的精神医学のリーダーたちは，DSM のカテゴリー的分類がむしろ精神疾患の生物学的研究の足かせになっている現状を次のように批判した．

「DSM カテゴリーを実在物とみなすあまり，研究者の眼差しも研究助成財団の眼差しもそれしか見えなくなってしまった．たとえば，薬物治療は複数の DSM 障害に広くまたがって有効であるというエビデンスは周知であるのに，新薬の開発にたずさわる研究者は，その努力の対象を DSM-IV 定義カテゴリーの治療薬に限定する傾向がある．それだけでなく，DSM カテゴリーは表現型として子孫に複製されるということは誤りであるのに，この間違った考えのために確実なしっかりとした遺伝的マーカーが発見できなくなっているふしがある．…現在の DSM の症候群の多くが，ひょっとすると大部分が，最終的に明らかになった暁には，疾病状態の範囲と一致しないのではないかという予想が最近強まりつつある」[5]

後に研究計画会議は，生涯発達（小児期と老年期）における精神病理症状とジェンダーによる精神疾患の発現の差異の問題を検討したモノグラフ，"Age and Gender Considerations in Psychiatric Diagnosis：A Research Agenda for DSM-V"[39] も出している．

DSM-5 開発の次の段階では，NIMH のグラント支援を受けて，APA が管轄する米国精神医学研究所（APIRE）と ICD-10 の改訂に着手した WHO の代表者により構成される研究計画会議が開催された．この事業は，後に DSM-5 特別委員会（タスクフォース）副委員長を務めることになる D. Regier が指揮し，2004 年から 2008 年にかけて，十数回に及ぶ国際会議が開かれた．ここでは，個々の精神障害の診断基準改訂のためのエビデンスとなるデータが集積され，APA と WHO の双方に提供された（その成果の多くがモノグラフや専門誌の特集として公表されている）．この時期，複数の会議が一致して，DSM の次期改訂版ではカテゴリー的評価基準とディメンション的評価基準を適切に統合する必要があると提言した．

2006 年 4 月，Kupfer と Regier が DSM-5 特別委員会の委員長，副委員長にそれぞれ就任し，翌年 7 月，他の特別委員会委員が任命され，翌々年 5 月に各委員をリーダーとする 13 の作業部会（ワークグループ）が組織された．このプロセスが完了するまでに約 2 年もかかったのは，途中で特別委員会，および作業部会の各委員の利益相反を調査する必要を生じたためである（委員任命の条件は，Kupfer 委員長以外は無報酬であり，近親者が作業部会に所属していないこと，製薬企業や医療機器会社より総計で年間 10,000 ドル以上の報酬を得ていないことなどが厳密に求められた）．各作業部会に必ず 1 人は米国以外の委員も加えられた．作業部会とは独立に，DSM の将来構想を検討する研究部会（リサーチグループ）も組織され，ディメンション的診断モデルの開発や発達の視点を高めるための方策についてより進んだ提言がなされた．

2010 年 2 月，APA のオンラインを通じて DSM-5 のドラフト初版が発表された[40]．はたして，それは，先の予告通り，ディメンション的モデルへと一歩を踏み出したものであった．たとえば，すべての診断カテゴリーに対して横断的ディメンション的評価を行うことが提案されていた．これは，PC 画面上での入力を想定した患者本人ないし情報提供

者による自記式評価方法であり，それによりさまざまな精神医学的問題のスクリーニングを行い，カテゴリー的診断のみでは見落とされる可能性のある臨床的に有用な情報を特にプライマリケア医に提供するものであるという．ほかにも，精神疾患の予防と早期介入を目的とした精神病リスク症候群（psychosis risk syndrome）や症候群閾値下の病的状態（障害ではない）である「他に分類されない状態（conditions not elsewhere classified）」を提唱して，臨床的な閾値下にも関心を注いでいた．またパーソナリティ障害では，ほぼ全面的にパーソナリティ特性によるディメンション（尺度）的評価を採用していた．

しかし，このドラフト初版の新機軸に対して批判が相次いだ．なかでも DSM-IV に至る改訂作業を指揮した A. Frances[41] は，DSM-5 の動向に強い懸念を表明した．ディメンション的モデルを企てようとする DSM-5 では，正常と異常の境界がますます曖昧になるために，過剰診断や偽陽性がさらに増え，それが製薬企業のマーケティング戦略に取り込まれると，向精神薬の乱用がさらに助長されるであろうと警告したのである．DSM-5 ドラフト発表の直後，米国の大手メディアは DSM-5 特別委員会委員の A. Schatzberg と Frances の激しい論戦を TV ニュースで放映した．DSM の改訂に対する米国社会の強い関心が印象的であり，それはあたかも壮大な社会実験であるかのように思われた[40]．

ドラフトの発表前後より実地臨床による試行も開始されたが，そちらは期待したような結果をなかなか出せなかったようである．2011 年，ドラフト改訂版が公表されたが，初版で提案された診断名のいくつかは取り下げられていた．また 2010 年版ドラフトのパーソナリティ障害診断のディメンション的モデルは，実地調査の結果から臨床で使用するには複雑すぎると批判されたことを受けて，DSM-IV のカテゴリー的モデルとディメンション的モデルを併せたハイブリッド・モデルが提案された[42]．これは，パーソナリティ障害カテゴリーの診断を，パーソナリティ機能（functioning）の減損と病的なパーソナリティ特性の評価に基づいて行うものである．

DSM-5 の最終案は，2012 年 12 月，APA 代議員会の承認を経て，翌 2013 年 5 月に発表された．刊行されたマニュアルは，総頁数 922 頁に及び，価格は 199 米ドルと，これまでの DSM の諸版のなかで最も分厚く，最も高価な一冊となった．

DSM-5 全体の改訂点

当初は，DSM-III 以来のパラダイム・シフトとして改訂の目標に大きく掲げられたディメンション的モデルの導入であったが，蓋を開けてみると，さしものDSM-5特別委員会も同モデルの採用はなお時期尚早として見送らざるをえなかったようである[1]．FFM に基づくパーソナリティ特性のディメンション的診断基準の採用が確実視されていたパーソナリティ障害群の診断基準（第 II 部）も DSM-IV-TR とほとんど変わらず，2011 年版ドラフトで提案されたハイブリッド・モデルは，第 III 部に「パーソナリティ障害群の代替 DSM-5 モデル」として収載された．ドラフトの段階で提案されていたディメンション的診断概念（たとえば，減弱精神病症候群〈準精神病症候群：attenuated psychosis syndrome〉）も第 III 部の「今後の研究のための病態」に収載されるにとどまった．以上のよ

表1　DSM-5の主な改訂点

I. 全体の構造
　1. 精神疾患の章構成の刷新
　　1) 生涯発達モデル
　　2) 2因子構造モデル
　2. 精神疾患の定義:「臨床的有用性」を追加
　3. 妥当性検証項目:RobinsとGuzeの基準を拡大
　4. 多軸診断の廃止
　　1) I軸,II軸,III軸の統合.IV軸は廃止
　　2) V軸の機能評価－GAFに代わってICFに基づくWHODASを使用
II. 各章の構成と診断基準
　1. 児童青年期精神障害の章の解体：一部が神経発達症群に包含
　　1) 自閉スペクトラム症（DSM-IV：広汎性発達障害）
　　　① Asperger障害やPDD・NOSなどの下位分類の削除
　　　② 2つ組の基準－「社会的コミュニケーション・相互交流の欠如」,および「行動・関心・活動における
　　　　限局的・反復的なパターン」
　　2) 注意欠如・多動症（ADHD）
　　　成人期診断の拡張－発症年齢の上昇,成人期の診断閾値の低下
　2. 統合失調症スペクトラムの再概念化
　　1) Schneiderの一級症状の削除
　　2) 下位分類（病型）の廃止
　　　緊張症（カタトニア）は統合失調症に限定しない特定用語へ
　3. 気分障害の章の解体：双極性障害群と抑うつ障害群に分化
　　1) 重篤気分調節症,月経前不快気分障害の追加
　　2) うつ病の診断基準－死別反応の除外規定の削除
　4. 不安症群より強迫症および関連症群と心的外傷およびストレス因関連障害群の独立
　　1) 強迫症および関連症群
　　　醜形恐怖症/身体醜形障害,ためこみ症,抜毛症,皮膚むしり症を包含
　　2) 心的外傷後ストレス障害（PTSD）
　　　① 外傷体験を明確化
　　　② 6歳以下の小児用の独立した診断基準の追加
　5. 身体表現性障害（DSM-IV）より身体症状症および関連症群へ整理
　　身体化障害,心気症,疼痛性障害,および特定不能の身体表現性障害の削除
　6. 秩序破壊的・衝動制御・素行症群（外在化障害群）の独立
　　1) ADHDは,高率に併発するが,神経発達症群の章に含まれる
　　2) 素行症と関連する反社会性パーソナリティ障害を含む
　7. 物質関連および嗜癖性障害群の概念拡大
　　1) ギャンブル障害（DSM-IV：病的賭博）を含む
　　2) 物質の乱用と依存の診断を区別しない
　8. 神経認知障害（NCD）群の再構成
　　1) 認知症と健忘障害（DSM-IV）を重度NCDに包含
　　2) より軽症段階の軽度NCDを認める
　9. パーソナリティ障害群のディメンション的診断モデルの見送り
　　ドラフト段階のハイブリッド（カテゴリー的＋ディメンション的）モデルは,第III部に収載

DSM-5の診断名は、日本精神神経学会・精神科病名検討連絡会の「DSM-5病名・用語翻訳ガイドライン」に従っている.

（APA. DSM-5. 2013/日本語版. 2014[1]）を参考に作成）

うに,個々の疾患をみる限りはディメンション的モデルの採用が断念されたようにみえるが,次に述べるようにDSM-5では従来の障害群の章（チャプター）の構成を大きく刷新することにより,将来,ディメンション的モデルへ橋渡しすることを意図している.表1にDSM-5の主な改訂点を要約する.なお,以下のDSM-5の診断名は,日本精神神経学会・精神科病名検討連絡会のDSM-5病名・用語翻訳ガイドライン（初版）に従っている.

章構成の刷新

　DSM-5 をこれまでの改訂版と比較した場合，最も大きく変わったのは各精神障害群の章の配列である．DSM-IV の「通常，幼児期，小児期または青年期に初めて診断される障害」や気分障害など，いくつかの章が解体されたが，次の2つのモデルに基づいて再構成されている（図1）[43]．

① 生涯発達モデル

　DSM-III から DSM-IV の章構成はほぼ共通しており，冒頭に児童青年期精神障害が位置し，続いて器質性精神障害，物質関連障害，統合失調症・精神病性障害，気分障害，不安障害，…の順序であった．これに対して，DSM-5 では生涯発達（lifespan development）の軸に沿って各章を配列している．すなわち，発達過程との関連が推測される人生早期に出現する障害群（神経発達症群/神経発達障害群〈Neurodevelopmental Disorders〉，統合失調症スペクトラム障害および他の精神病性障害群〈Schizophrenia Spectrum and Other Psychotic Disorders〉）を先頭におき，その後に青年期と成人期早期に出現することの多い障害群（双極性障害，抑うつ障害，不安症/不安障害の各群）が続き，最後は老年期に関連する障害群（神経認知障害群〈Neurocognitive Disorders〉）に至る．解体された DSM-IV の「通常，幼児期，小児期または青年期に初めて診断される障害」のなかの障害の一部は神経発達症群の章に含まれ，残りは成人にも発症する障害群の複数の章に振り分けられた．それに伴い各障害カテゴリー（章）も再構成された[44]．たとえば，不安症群のカテゴリーでは，発達の軸に沿って分離不安症，選択性緘黙，限局性恐怖症，社交不安症，…の順に配列している．

　今般，以上のような大胆な改訂を提言したのは，小児期および青年期障害群作業部会の委員長である D. Pine である[*4]．Pine ら[45]は，今日，精神疾患の診断において発達の視野が重要になりつつあることをふまえ，DSM-5 では発達への注目を高めるための具体的な方策を提言してきた．最も簡便な方法は，マニュアルの解説の改訂であり，DSM-5 では，すべての障害の解説部分に「症状の発展と経過（Development and Course）」の項目を設け，生涯を通して各障害がどのように発症し，その症状がいかに変化するかについてレビューしている．しかし，Pine らにいわせれば，解説の改訂は，確かに多少は発達への注目を高めるだろうが，DSM-IV-TR の前例にみるように，それだけでは臨床家の考え方や診療に及ぼす効果には限界がある．そこで，より広範，かつ大規模な変更として，DSM-IV の「通常，幼児期，小児期または青年期に初めて診断される障害」のカテゴリーを削除し，代わりに DSM-5 の各障害カテゴリーにおいて発達の課題に焦点を当てることを提言した．これには，関連領域の DSM-5 作業部会内でも激しい議論が交わされたよう

---

*4：現在，NIMH 内研究プログラムの発達および感情神経科学部門の主任を務める Pine は，1990 年以降に精神医学のトレーニングを受けた比較的若い世代の児童精神科医であるが，DSM-5 開発の初期段階より近年の発達科学の成果を DSM に反映させることの重要性とその方策について才気溢れる意欲的な提言を行ってきた[5]．

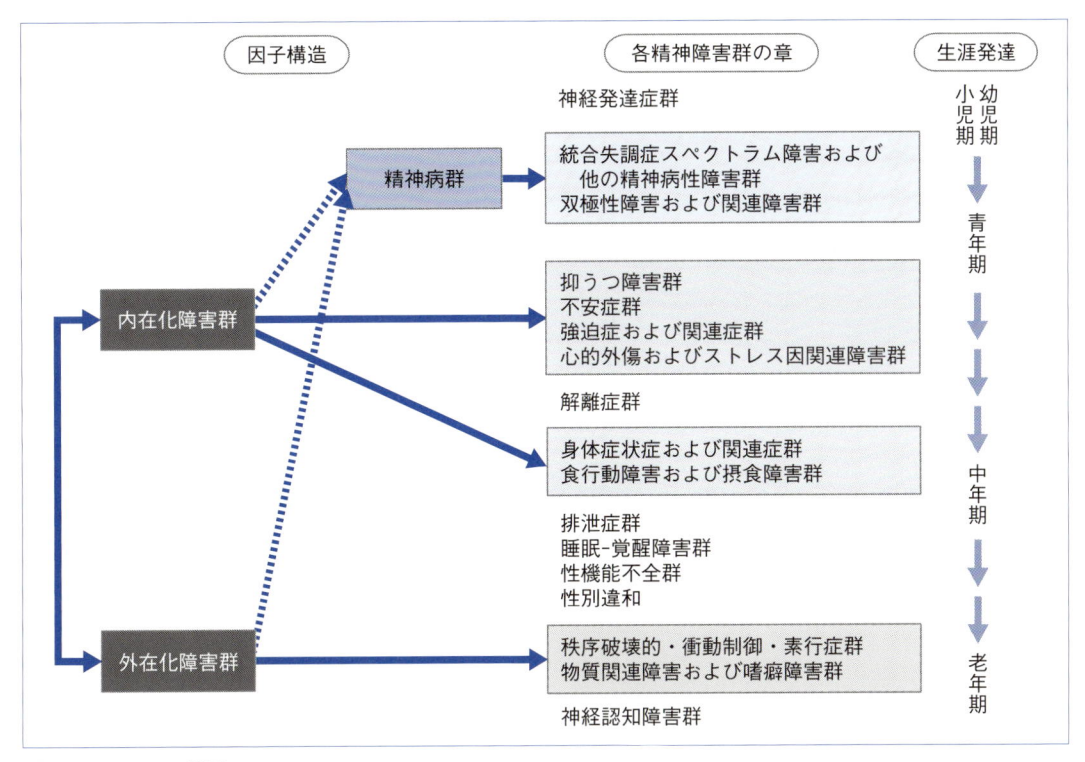

図1 DSM-5 の構造
各精神障害群の章（チャプター）を生涯発達の軸に沿って配列するとともに，内在化-外在化の2因子モデルの構造に対応するように配置されており，近接する障害群同士はより上位のクラスターに属する可能性を示唆している．マニュアルでは，上記の章の後にパーソナリティ障害群，パラフィリア障害群，その他の精神障害群などの章が続く．

(黒木俊秀ほか．精神経誌 2014[43]より)

である．発達の視点が際立つ独立のカテゴリーを廃して，他の障害カテゴリーに分散させることは，各病態における発達的特性に対する注目を高める好機となるが，一方ではそれを弱めてしまう懸念もあった．最終的に Pine らの提言が採用されたことは，DSM-5 の大きな挑戦を示している．

② 2因子構造モデル

もう一つの章構成の軸は，前述した精神病理症状の因子分析の構造に従うもので，内在化障害群（抑うつ，不安，身体症状を呈する精神障害群）と外在化障害群（反社会性，素行症，嗜癖，衝動制御障害群）の2因子による階層構造モデルに対応するように配置されている．統合失調症スペクトラム障害および他の精神病性障害群と双極性障害群は，精神病群クラスターに包括された．

このモデルは，近接する章の障害群同士がより上位のクラスターに属する可能性を示唆しており，今後のディメンション的モデルへの橋渡しをするものであるという．というのも，このモデルはマニュアルの第 III 部に収載された「パーソナリティ障害の代替 DSM-5 モデル」と深く関連しているからである．

DSM-5 の開発段階では，T.A. Widiger ら[46]の先行研究をベースにして，Krueger ら[47]

はFFMの主要5因子に対応する不適応的パーソナリティ特性の5つの領域を設定して，それぞれ否定的感情（negative affectivity），離脱（detachment），対立（antagonism），脱抑制（disinhibition），精神病性（psychoticism）と命名した．次に各領域に属する37の側面のリストを作成し，質問紙による調査を繰り返した結果，最終的に25の側面に絞った．これが「DSM-5パーソナリティ障害の特性領域および側面の定義」のリストとして第III部に掲載されているのである．

さらにKruegerらのグループは，このリストをもとに作成したDSM-5パーソナリティ調査票（Personality Inventory for DSM-5）を用いて一般の人口集団から得られたデータを探索的因子分析により解析した結果，パーソナリティ障害特性が主要な精神障害のモデルとよく似た階層モデルに適合することを確認している[48]．それは，やはり内在化と外在化の2因子構造の階層モデルであり，前者の下位には離脱と否定的感情の領域が，後者の下位には対立と脱抑制の領域が，それぞれ属した．この所見と，精神障害群の2因子構造を重ね合わせてみると興味深い．病的なパーソナリティ特性のディメンションと精神障害とのあいだには構造的な対応関係があることを示唆していよう（図2）[49]．たとえば，複数の精神障害が併発するパターンは，それらの障害の上位のメタ構造に対応するパーソナリティ特性がリスク因子として作用している可能性がある．

精神疾患の定義

DSM-5では，精神疾患（mental disorder）の定義について，従来よりも踏み込んだ説明をしている．精神疾患は，「個人の認知，情動制御，または行動における臨床的に意味のある障害によって特徴づけられる症候群である．精神疾患は通常，社会的，職業的，または他の重要な活動における著しい苦痛または機能低下と関連する」[1]という定義自体は，DSM-IVの定義とほぼ同様であるが，「精神疾患の診断は臨床的有用性（clinical utility）をもたねばならない」としている．ただし，精神疾患の診断は，治療を要することと等価ではない．なぜなら，治療の必要性はさまざまな要素を考慮した複雑な臨床判断だからである．

さらに，個々の精神障害カテゴリーの診断基準の妥当性を検討するために，10の妥当性検証項目（validator）を列挙している（表2）[43]．これは，DSM-III以来のRobinsとGuze[14]の基準を拡張したものである．これらの妥当性検証項目は既存の診断の境界線を引くものであるが，DSM-5の章のなか，または近接する章のあいだでは，類似する傾向にある（クラスター化の指標）という．妥当性検証項目のなかで，「議論の余地のない病因または病態生理学的機序が特定されて，特異的な疾患または疾患スペクトラムが十分に確定されるまでは，DSM-5診断基準にとって最も重要な基準とは，一連の診断基準によって分類された人達の臨床経過と治療反応の評価に，臨床的有用性がある」[1]と述べている．

ここで「臨床的有用性」という用語が登場するのは，いささか唐突な印象があるが，この文脈は先にR. Kendellら[50]やM. Firstら[51]が精神科診断における妥当性と有用性について論じたことをふまえている．Kendellら[50]は，妥当性と有用性とは区別すべきである

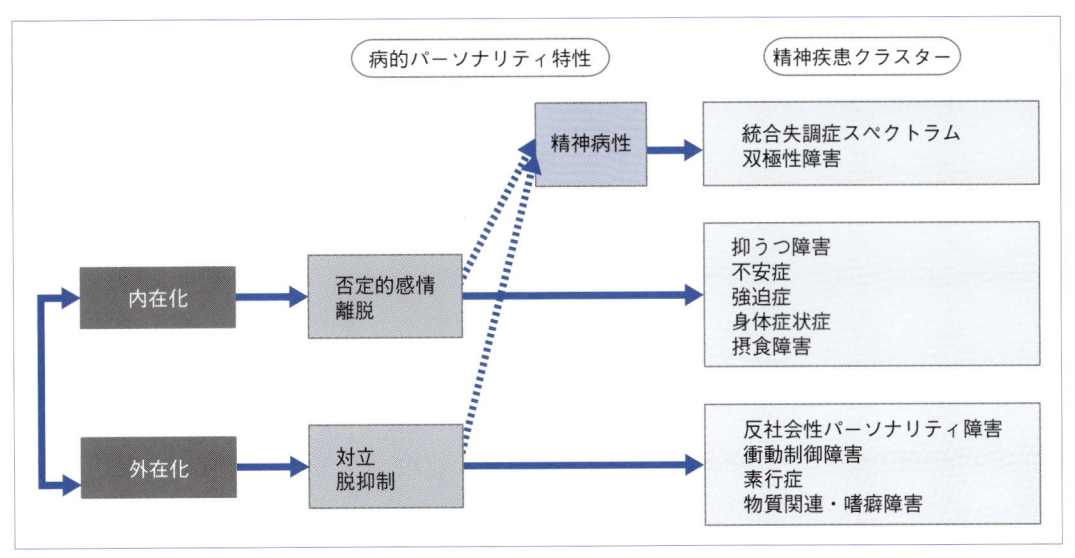

図2 DSM-5の精神疾患とパーソナリティ障害代替DSM-5モデルの病的パーソナリティ特性のメタ構造
各病的パーソナリティ特性は，下位のクラスター内の精神疾患群が併発する場合にリスク因子として作用している可能性がある．

(黒木俊秀ほか．精神科治療学 2013[49] より)

表2 DSM-5診断基準の妥当性検証項目

先行妥当性検証項目 antecedent validators	遺伝的マーカー*
	家族性形質
	気質
	環境への曝露
現在妥当性検証項目 current validators	神経基質（脳画像）
	生体マーカー*
	情報的・認知的処理
	症状*
予測妥当性検証項目 predictive validators	臨床経過*
	治療反応性*

＊：Robins と Guze の基準

(黒木俊秀ほか．精神経誌 2014[43] より)

とし，現行の精神疾患のカテゴリー的定義は妥当性を欠くが，しかし，転帰や治療反応性を予測するという点では有用性があると述べた．これに対して，DSM-IVの開発に携わったFirstら[51]は，診断の妥当性と有用性は等分に求められると主張した．DSM-5特別委員会は，疾患の定義と疾病分類をめぐるさまざまな議論の中道を行くとし，精神疾患の定義の基準に表2にあげた妥当性検証項目を1つ以上有することと，より適切な診断概念や評価，治療に貢献するような臨床的有用性を有することとを併記することにした[1]．現在の科学の水準では，病因論的分類よりも症候や経過による記述的分類を重視せざるをえないが，将来，より科学的に妥当で，かつ，より臨床的に有用な精神疾患の分類命名法は可能であるという．以上のように，診断の妥当性と有用性に関するDSM-5の記

述は，あえて精神疾患診断の理念を示しているように思われる．

多軸診断の廃止

　DSM-III 以来の多軸診断システムは廃止された．その理由は，前述したように，I軸障害とII軸障害の境界が明瞭でなく，両者の関係は連続体をなしていると考えるディメンション的モデルのほうが適切らしいとみなされるようになったためである．III 軸（身体疾患）との境界も同様であることが指摘された．それゆえ，I軸，II軸，およびIII軸は統合された．またDSM-5には，IV軸（心理社会的，および環境的問題）に対応する分類がなく，ICD-10-CMのZコード（第21章「健康状態に影響を及ぼす要因及び保健サービスの利用」，マニュアルの巻末にリストを掲載）の使用を推奨している．

　V軸の機能の全体的評定（GAF）尺度は，わが国でも広く用いられてきたが，DSM-5では，GAFに代わって国際生活機能分類（ICF）に基づくWHO Disability Assessment Schedule（WHODAS）を能力障害の評価に用いることになった．

　前述した通り，DSM-IVの臨床的有意味性基準に対しては多くの批判があった[26]．対照的に，ICD-10における精神疾患の診断基準は臨床的に重大な苦痛，または機能の障害を要求せず，能力障害はICFにおいて詳述される．ICFは，人間の健康状態と生活機能を包括的に理解するために，医学モデルと社会モデルを統合したもので，生活機能（functioning）を健康領域である心身機能・構造と健康関連領域である活動，および参加により定義している．同様に，能力障害（disability）は，機能障害（impairment），活動制限（activity limitation），参加制約（participation restriction）のすべてを包括している．うち，ICFの機能障害はDSMの症状に似ており，活動制限はDSMの「社会的，職業的，または他の重要な領域における機能の障害」に相当するが，DSMの症状のなかには活動制限と分類されうるものもある．参加制約は，スティグマや差別のような社会的相互作用の問題に言及している．以上のように，ICFはDSMが曖昧にしてきた概念を明瞭に分類し，定義づけしており，DSM-5特別委員会は，これを評価してきた[26]．

　実は米国では，ICFはリハビリテーション医学の領域以外では公式には用いられてこなかったのである．それゆえ，なじみのないICFの分類や用語を米国の精神科医に普及させるのは困難と考えられてきた．しかし，ICFの開発において，NIMHをはじめとする国立研究機関は1980年代からWHOへ資金提供を行い，Regierら，DSM-5開発に携わる多くの人物が，それにかかわってきたらしい．さらにWHODAS IIも国立保健研究所（NIH）の資金提供を受けて開発されたことから，DSM-5においてもICFの構想に基づいて能力障害と機能障害の評価法とすることが採用された．WHODAS IIに基づくWHODAS 2.0は，ICFの領域のうち，活動と参加について簡便に生活機能を把握できるツールであり，6つの領域（認知，移動，身辺自立，対人交流，生活活動，参加）に関する36の質問項目より構成されている．WHODAS IIを用いた調査は，身体障害者と同様に，うつ病，認知症，または2つ以上の疾患が合併した患者も能力障害を適切に評価しうることを明らかにした[52]．WHODAS 2.0は，マニュアルの第III部に収載されている．

ディメンション的診断モデルのゆくえ

　改訂までのプロセスに長い期間を費やし，ディメンション的アプローチへの移行が注目されたわりには，結局，DSM-5 はマイナーチェンジに終わった感がある．それゆえ，ディメンション的モデルの推進派，反対派のいずれからも批判を浴びやすい[*5]．とはいえ，生涯発達モデルと2因子モデルによって精神疾患分類の全体構造を根本的に改築して，より病態に基づく診断分類の仮説的モデルを提示している点は確実に新しい．第Ⅲ部のパーソナリティ障害の代替 DSM-5 モデルと併せて，将来のディメンション的モデルに基づく分類の設計図を示唆しているといえよう．Krueger らが描出した DSM-5 のメタ構造（図2）[49)]から透けて見えるのは，抑うつや不安，恐怖，身体症状など，複数の尺度（ディメンション）による定量的な精神症状評価であり，正常なパーソナリティと病的なパーソナリティ，そして精神疾患を連続面で統計学的に解析し，確率論的に治療反応性や予後を予測する診断システムである．

　では，今後のディメンション的診断モデルの開発は，どのように進んでいくのであろうか．最も簡単なのは，精神疾患を定義する症状項目のうち，該当する項目の数を数えて，それを重症度とする尺度を作ることであろう[57)]．たとえば，DSM-5 のアルコール使用障害の診断基準では，計11個の症状項目のうち，軽度：2〜3項目の症状，中等度：4〜5項目の症状，重度：6項目の症状以上の3段階の重症度の特定用語を設けている．しかし，この方法は，各症状を重みづけせずに合計すると，ノイズを生じるリスクがある．むしろ，カテゴリー的診断基準の各項目別に簡単な重症度尺度（たとえば，0＝症状なし，2＝軽症ないし中等症，3＝重症のような3段階評価）を用いて評点する方法が臨床上も研究上も利点があるとされる．次に項目反応理論（IRT）[*6]や受信機操作特性（ROC）[*7]のような統計学的手法によって診断基準項目に基づく尺度を作成し，そのカットオフ値を定めることができる．

　こうした既存のカテゴリー的診断基準に依拠せず，包括的な文献レビューに基づいて広大な項目プールを作成し，構造分析と項目反応を繰り返して，精神症状の評価尺度を作成

[*5]：DSM-5 に対する批判は，2つに大別される．一つは，Frances[41)] や J. Paris[53)] らのように臨床家の立場からの批判であり，必ずしも診断に実体性を求めず，むしろ臨床的有用性を優先する立場である．この立場に立つ批判者は，精神疾患の科学的理解はいまだ十分ではなく，ディメンション的モデルはなお時期尚早であり，その乱用と弊害を警告する．いま一つの側の批判者は，診断には科学的基礎という実体性が伴うべきであると考える立場で，NIMH の現ディレクターである T. Insel がその代表である．彼は，DSM-5 が公表される直前に，それが従来のカテゴリー的モデルからほとんど脱却しなかったことに不満を示し，科学的妥当性を欠くと批判した[54)]．そして，NIMH は DSM から離れて Research Domain（RDoC）と呼ぶ神経生物学的研究データに基づくラディカルなディメンション的モデルを今後の研究のフレームワークにするという趣旨の声明を発表した[55)]．これにはすぐに Kupfer も応酬したが，現実の医療や政策といった直近の課題を数多く抱える臨床の立場と精神疾患の研究に科学的な基準を求めようとする基礎研究の立場の違いが改めて浮き彫りになった[56)]．

[*6]：古典的テスト理論に代わる統計理論であり，テストの難易度に依存しない連続尺度で被験者の能力を測定したり，テスト項目の特性をとらえたりすることができるため，心理特性の評価尺度の開発に応用されている．

[*7]：縦軸に真の陽性率（感度），横軸に偽陽性率（1−特異度）をプロットしたROC曲線によりカットオフ値を同定する手法．

する方法も試みられている．たとえば，NIHが後援するPatient-Reported Outcomes Measurement Information System（PROMIS）は，IRTに基づいて開発された[58]．PROMISは，患者報告による身体的，精神的，社会的健康状態を評価するツールであり，DSM-5マニュアルの第III部に収載された横断的ディメンション的評価は，その一部である．もっとも，こうした手法においても開発する尺度が測定しようとする構成概念の理論的背景を十分に明らかにしなければならない．

　以上のように，現代の診断学は精神と行動の異常を計量的な尺度により評価し，心理統計学的な手法によって分析するさまざまなアプローチを開発しつつある[18]．これはパーソナリティ心理学の方法論に影響を受けている．今後，症候群のクラスター分類や診断基準項目の決定は，従来のように専門家の合意や経験的判断に頼るのではなく，実地に得られた計量的データに基づいて統計学的に決定されるようになるであろう．これを，J.E. Helzer[57]は，従来のように専門家集団の経験と判断を適用するトップダウン方式に対して，ボトムアップ方式と呼んでいる．

　とはいえ，現在のトップダウン方式の診断基準開発から直ちにボトムアップ方式のそれへと移行するとは思われない．伝統的な精神医学の立場と現代の心理学の立場との軋轢もある．当面は過渡的な時期が続くであろう．カテゴリー的診断モデルからディメンション的診断モデルへの移行についても，同様である．臨床家は，カテゴリー的診断モデルのほうに馴れており，ディメンション的モデルを受け入れるには抵抗がある．現実には，臨床的関与に応じて，それぞれのモデルの特徴が反映されるのではないだろうか（表3）[8]．すなわち，ディメンション的モデルは，感受性が高いために，予防医学や転帰追跡研究，たとえば，児童青年期の精神疾患の転帰を調査する長期コホート研究には適している．また遺伝学や脳画像研究には，圧倒的にディメンション的モデルが有用である．一方，特異性の高いカテゴリー的モデルは，個々の精神障害の群間研究（臨床試験）や医療福祉サービスへのアクセスにおいて必要になる．疾患があるのか，ないのかという線引きがサービスを提供する際に求められるからである．

　振り返ってみると，かつてDSM-IIIの開発を促したのも，当時の心理統計学の発展であり，精神病理学的現象の定量的評価というディメンション的モデルの萌芽であった[17]．しかし，その時点では，精神科診断の信頼性の向上が急務であった．その結果，操作的診断基準に基づくカテゴリー的疾患分類が生まれた．その試みは精神科診断学の画期的な前進という大きな成功をもたらしたが，それからDSM-IVを経て，徐々に診断の妥当性に対する関心が高まってきた．そこで提案されたディメンション的モデルを実質突き動かしているのも，現代の心理統計学の進歩である．DSM-5は，その最初のきっかけとなるかもしれない．したがってDSM-IIIからDSM-IVを経てDSM-5に至る流れは決して断絶しているわけではなく，ゆるやかに発展しているとみなすのが適切ではないだろうか[*8]．

---

*8：KupferとRegier，およびDSM-5特別委員会委員のK. Kendlerは，1980年代にすでにDSM-IIIの改訂（DSM-III-R）委員会に加わっている．同じく特別委員会に所属するW. Carpenterに至っては，DSM-IIIの開発に携わった経歴がある．彼ら古参の委員がなおDSM-5開発を指揮した点は，Spitzerが牽引したDSM-III開発の経緯とはまったく趣が異なるように思われる．

表3 カテゴリー的モデルとディメンション的モデルの対比

カテゴリー的モデル	ディメンション的モデル
特異性が高い	感受性が高い
重症精神障害に適する	パーソナリティ障害，発達障害に適する
群間研究（臨床試験）に適する	生物学的研究（遺伝学や脳画像）に適する
精神症状評価に適する	転帰追跡研究に適する
医療福祉サービスへのアクセスに有用	予防（早期発見，早期介入）に有用

（黒木俊秀．専門医のための精神科臨床リュミエール30 精神医学の思想．2012[8]より）

しかし今，精神疾患全体を俯瞰する基本のパラダイムは確実に変わりつつあるのだろう．

　以上，DSM-5全体の構造上の改訂箇所とその背景について，概説した．
　19年ぶりの今般の改訂は，診断の意味や精神疾患そのものの定義について，われわれが改めて問い直す格好の機会であることが理解されよう．精神科診断の妥当性と有用性をめぐる議論からは，DSMの適用を臨床目的と研究目的に分けることも提言されている[26]．診断に臨床的有意味性や有用性を求めることは，医療福祉サービスの利用や政策決定においては重要であるが，科学的な病因研究ではむしろ混乱を招くからである[*9]．過去30年間にDSMの適用範囲が著しく拡大した点にも留意する必要がある．もともとは，精神科入院患者の分類から精神科診断学は始まったが，その後，精神科外来患者からプライマリケアなどの一般医療の患者へと対象が広がり，そして現在は一般人口集団をも視野に入れつつある．それゆえ，個々の精神疾患の概念や診断閾値もかつてとは大きく変わらざるをえない．このことは，われわれにジレンマを生じさせる．今後は，精神医学以外の分野の人々との診断をめぐる対話がさらに重要になるであろう．
　ところで，今回の改訂で最も加筆修正が加えられたのは，マニュアルの解説部分[1]である．各障害カテゴリー別の解説では，従来のDSM-IV-TRの項目に，新たに「危険要因と予後要因」，「自殺の危険性」，「機能的結果」等の項目が追加された．最新の知見を系統的，かつ詳細に網羅しており，実に優れた現代精神医学の教科書である．わが国の臨床家にも，簡易版の"Desk Reference"ではなく，是非，分厚いマニュアルのほうを手に入れることを勧めたい．DSM-5を正しく理解し，日々の診療に役立てるためには，解説部分の精読が不可欠と思われる．

---

*9：近代精神医学の父，P. Pinelは，Cv Linnéの形態に基づく分類学にならって精神疾患を分類したといわれる．今日の植物分類体系は，1990年代に発展した葉緑体DNAの塩基配列に基づく系統発生的分類（APG〈angiosperm phylogeny group〉分類体系）が主流となっている．APG分類では，かつては形態学的分類の基本であった単子葉―双子葉の二大分類が崩れ，従来の双子葉植物は原始的な双子葉類とより進化した真正双子葉類の集合とみなされている．植物愛好家にはなじみ深いカエデやトチノキがムクロジ科に含められたことから，混乱を招いている．これもまた分類における妥当性と有用性の相克であろう．

謝辞

本項の執筆にあたって，北村俊則氏（北村メンタルヘルス研究所），石原孝二氏（東京大学大学院総合文化研究科），山崎真也氏（大阪府立大学人間社会学研究科），および岡本　宙氏（国立病院機構肥前精神医療センター）より貴重な助言と資料提供をいただいたことを深謝申し上げる．本研究は JSPS 科研費 2535390 の助成を受けている．

（黒木俊秀，神庭重信）

● 文献

1) American Psychiatric Association. Diagnostic and Statistical Manual of Mental Disorders, 5 th edition（DSM-5）. Arlington：APP；2013／日本精神神経学会（監），髙橋三郎ほか（訳）. DSM-5 精神疾患の診断・統計マニュアル．東京：医学書院；2014.
2) American Psychiatric Association. Diagnostic and Statistical Manual of Mental Disorders, 4 th edition（DSM-IV）. Washington DC：APA；1994.
3) American Psychiatric Association. Diagnostic and Statistical Manual：Mental Disorders. Washington DC：APA Mental Hospital Service；1952.
4) American Psychiatric Association. Diagnostic and Statistical Manual of Mental Disorders, 3 rd edition（DSM-III）. Washington DC：APA；1980.
5) Kupfer DJ, First MB, Regier DA（eds）. A Research Agenda for DSM-V. Washington DC：APP；2002／黒木俊秀，松尾信一郎，中井久夫（訳）. DSM-V 研究行動計画．東京：みすず書房；2008.
6) Regier DA, Narrow WE, Kuhl EA, et al. The conceptual development of DSM-V. Am J Psychiatry 2009；166：645-650.
7) Frances A, Pincus H, Widiger T, et al. DSM-IV and international communication in psychiatric diagnosis. In：Mezzich JE, Honda Y, Kastrup MC（eds）. Psychiatric Diagnosis：A World Perspective. New York：Springer-Verlag；1994. pp.11-22.
8) 黒木俊秀．DSM と現代の精神医学—どこから来て，どこへ向かうのか．神庭重信，松下正明（編）．専門医のための精神科臨床リュミエール 30 精神医学の思想．東京：中山書店；2012. pp.123-136.
9) Stengel E. Classification of mental disorders. Bull World Health Organ 1959；21：601-663.
10) American Psychiatric Association. Diagnostic and Statistical Manual of Mental Disorders, 2 nd edition（DSM-II）. Washington DC：APA；1968.
11) Kendler KS. An historical framework for psychiatric nosology. Psychol Med 2009；39：1935-1941.
12) Wing JK, Cooper JE, Sartorius N. Measurement and Classification of Psychiatric Symptoms：An Instruction Manual for The PSE and CATEGO Program. London：Cambridge Univ Press；1974.
13) Kendler KS, Muñoz RA, Murphy G. The development of the Feighner criteria：A historical perspective. Am J Psychiatry 2010；167：134-142.
14) Robins E, Guze SB. Establishment of diagnostic validity in psychiatric illness：Its application to schizophrenia. Am J Psychiatry 1970；126：983-987.
15) Feighner JP, Robins E, Guze SB, et al. Diagnostic criteria for use in psychiatric research. Arch Gen Psychiatry 1972；26：57-63.
16) Spitzer RL, Endicott J, Robins E. Critical criteria for psychiatric diagnosis and DSM-III. Am J Psychiatry 1975；132：1187-1192.
17) Blashfield RK. The Classification of Psychopathology：Neo-Kraepelinian and Quantitative Approaches. New York：Plenum Press；1984.
18) 北村俊則．精神科診断学概論—病理所見のない疾患の概念を求めて．東京：北村メンタルヘルス研究所；2013.
19) Andreasen NC, Grove WM, Maurer R. Cluster analysis and the classification of depression. Br J Psychiatry 1980；137：256-265.
20) Spitzer RL, Fleiss JL, Endicott J, et al. Mental Status Schedule：Properties of factor-analytically derived scale. Arch Gen Psychiatry 1967；16：479-493.

21) Cohen J. A coefficient of agreement for nominal scales. Educ Psychol Meas 1960；20：37-46.
22) American Psychiatric Association. Diagnostic and Statistical Manual of Mental Disorders, 3 rd edition, Revised（DSM-III-R）. Washington DC：APA；1987.
23) American Psychiatric Association. Diagnostic and Statistical Manual of Mental Disorders, 4 th edition, Text Revision（DSM-IV-TR）. Washington DC：APA；2000／髙橋三郎ほか（訳）. DSM-IV-TR 精神疾患の診断・統計マニュアル，新訂版．東京：医学書院；2004.
24) Robins LN, Helzer JE, Weissman MM, et al. Lifetime prevalence of specific psychiatric disorders in three sites. Arch Gen Psychiatry 1984；41：949-958.
25) Kessler RC, McGonagle KA, Zhao S, et al. Lifetime and 12-month prevalence of DSM-III-R psychiatric disorders in the United States：Results from the National Comorbidity Survey. Arch Gen Psychiatry 1994；51：8-19.
26) Narrow WE, Kuhl EA. Clinical significance and disorder thresholds in DSM-5：The role of disability and distress. In：Regier DA, Narrow WE, Kuhl EA, et al（eds）. The Conceptual Evolution of DSM-5. Arlington：American Psychiatric Publishing；2011. pp.147-162.
27) Narrow WE, Rae DS, Robins LN, et al. Revised prevalence estimates of mental disorders in the United States：Using a clinical significance criterion to reconcile 2 surveys' estimates. Arch Gen Psychiatry 2002；59：115-123.
28) Spitzer RL, Wakefield JC. DSM-IV diagnostic criterion for clinical significance：Does it help solve the false positive problems？ Am J Psychiatry 1999；156：1856-1864.
29) Merikangas KR, Zhang H, Avenevoli S, et al. Longitudinal trajectories of depression and anxiety in a prospective community study：The Zurich Cohort Study. Arch Gen Psychiatry 2003；60：993-1000.
30) Üstün TB, Sartorius N. Mental Illness in General Health Care：An International Study. New York：John Wiley & Sons；1995.
31) Löwe B, Spitzer RL, Williams JBW, et al. Depression, anxiety and somatization in primary care：Syndrome overlap and functional impairment. Gen Hosp Psychiatry 2008；30：191-199.
32) Das-Munshi J, Goldberg D, Bebbington PE, et al. Public health significance of mixed anxiety and depression：Beyond current classification. Br J Psychiatry 2008；192：171-177.
33) Krueger RF. The structure of common mental disorders. Arch. Gen Psychiatry 1999；56：921-926.
34) Andrews G, Goldberg DP, Krueger RF, et al. Exploring the feasibility of a meta-structure for DSM-V and ICD-11：Could it improve utility and validity？ Psychol Med 2009；39：1993-2000.
35) 村上宣寛，村上千恵子．性格は五次元だった―性格心理学入門．東京：培風館；1999.
36) Jang KL, Livesley WJ, Vernon PA. Heritability of the big five personality dimensions and their facets：A twin study. J Pers 1996；64：577-591.
37) Livesley WJ, Jang KL, Vernon PA. Phenotypic and genetic structure of traits delineating personality disorder. Arch Gen Psychiatry 1998；55：941-948.
38) Lynam DR, Widiger TA. Using the five-factor model to represent the DSM-IV personality disorders：An expert consensus approach. J Abnorm Psychol 2001；110：401-412.
39) Narrow WE, First MB, Sirovatka PJ, et al. Age and Gender Considerations in Psychiatric Diagnosis：A Research Agenda for DSM-V. Arlington：American Psychiatric Publishing；2007.
40) 黒木俊秀．うつ病の神経生物学の潮流―ポストモノアミン仮説のディメンジョン．神庭重信，内海健（編）．「うつ」の構造．東京：弘文堂；2011. pp.124-151.
41) Frances A. Saving Normal：An Insider's Revolt against Out-of-Control Psychiatric Diagnosis, DSM-5, Big Pharma, and the Medicalization of Ordinary Life. New York：Harper Collins；2013／大野　裕（監訳），青木　創（訳）．〈正常〉を救え―精神医学を混乱させる DSM-5 への警告．東京：講談社；2013.
42) 井上弘寿，井上かな，加藤　敏．DSM-5 ドラフト（2011 年 6 月版）における「パーソナリティ障害」．臨床精神医学 2012；41：669-680.
43) 黒木俊秀，神庭重信．DSM-5 を理解するための基礎知識―DSM-5 分類総論．精神経誌 2014；116：78-82.
44) 黒木俊秀．DSM-5 における生涯発達の視点．臨床心理学 2014；14：174-180.
45) Pine DS, Costello EJ, Dahl R, et al. Increasing the developmental focus in DSM-5：Broad issues and

specific potential applications in anxiety. In：Regier DA, Narrow WE, Kuhl EA, et al（eds）. The Conceptual Evolution of DSM-5. Arlington：American Psychiatric Publishing；2011. pp.305-321.

46) Widiger TA, Simonsen E. Alternative dimensional models of personality disorder：Finding a common ground. J Pers Disord 2005；19：110-130.

47) Krueger RF, Derringer J, Markon KE, et al. Initial construction of a maladaptive personality trait model and inventory for DSM-5. Psychol Med 2012；42：1879-1890.

48) Wright AG, Thomas KM, Hopwood CJ, et al. The hierarchical structure of DSM-5 pathological personality traits. J Abnorm Psychol 2012；121：951-957.

49) 黒木俊秀, 岡本 宙. Krueger RFほか．"実証的に導かれたパーソナリティ障害の類型― DSM-5におけるディメンジョンとカテゴリーの架け橋"を読み解く．精神科治療学 2013；28：1521-1526.

50) Kendell R, Jablensky A. Distinguishing between the validity and utility of psychiatric diagnoses. Am J Psychiatry 2003；160：4-12.

51) First MB, Pincus HA, Levine JB, et al. Clinical utility as a criterion for revising psychiatric diagnoses. Am J Psychiatry 2002；161：946-954.

52) Prince M, Glozier N, Sousa R, et al. Measuring disability across physical, mental, and cognitive disorders. In：Regier DA, Narrow WE, Kuhl EA, et al（eds）. The Conceptual Evolution of DSM-5. Arlington：American Psychiatric Publishing；2011. pp.189-227.

53) Paris J. The Intelligent Clinician's Guide to the DSM-5®. New York：Oxford Univ Press；2013.

54) Insel T. Transforming diagnosis. NIMH Director's Blog, April 29, 2013.
http://www.nimh.nih.gov/about/director/2013/transforming-diagnosis.shtml

55) Cuthbert BN, Insel TR. Toward the future of psychiatric diagnosis：The seven pillars of RDoC. BMC Med 2013；11：126.

56) American Psychiatric Association. Statement by David Kupfer, MD. APA News Release, May 3, 2013.

57) Helzer JE. A proposal for incorporating clinically relevant dimensions into DSM-5. In：Regier DA, Narrow WE, Kuhl EA, et al.（eds）. The Conceptual Evolution of DSM-5. Arlington：American Psychiatric Publishing；2011. pp.81-95.

58) Riley WT, Pilkonis P, Cella D. Application of the National Institute of Health Patient-Reported Outcome Measurement Information System（PROMIS®）to mental health research. J Ment Health Policy Econ 2011；14：201-208.

児童精神医学の診断概念と DSM-5
児童精神医学の診断概念の歴史的変遷
DSM-5 と ICD-11 の相違点

児童精神医学の診断概念と DSM-5（DSM-IV 以降）

　児童精神医学がカバーする精神疾患群（Child and Adolescent Mental Disorders：CAMDs）は，DSM-5[1]の改訂ではいくつかの点でかなり大きな変更がなされた．これは，DSM-IV[2]発刊からの20年間のCAMDsに関連する認知神経科学，脳画像，疫学，ゲノムなどの研究成果を反映し，DSM-IVについて批判されていた問題点の一部を克服したものと理解できる．「従来の記述精神医学の時代に片足を，もう片方の足を生物学的精神医学に入れた状態」[3]と形容される今日の児童精神医学の到達点は，病態生理に基づく疾患分類にはまだ遠いものの，臨床的利便性や経済面も考慮した実用性や，今後の検証を待つ研究的要素も含んだ折衷的な産物といえよう．

　児童精神医学を専門とする医師のみならず，一般精神科医，小児科医，そして心理，教育，福祉など子どもと家族にかかわる多領域の専門家にとって，DSM-5は共通言語となるものである．診断に関する不適切な使用や偏見などを最小に抑え，臨床ニーズのある子どもと家族の治療や支援に役立てるためには，用いる診断体系の長所と短所を知っておくことが重要である．本項では，DSM-IV，DSM-IV-TR[4]からDSM-5へのCAMDs全体にかかわる主要な変更点を取り上げ，その背景にあるCAMDsの診断概念の変化やその根拠について概略を述べる．今後，より科学的妥当性の高い診断体系[5,6]に向けて中間地点にある現在，何が課題として残されているかについても言及する．

DSM-5における構成上の再編とその背景

　個別的，具体的な変更は，表1に示す通りである（詳細は本巻に収載された各論を参照のこと）．本項では，DSM-5の注目すべき特徴を3点に絞り，その概略を述べる．

三部構成

　DSM-5は，3つのセクションから成る三部構成となった．第Ⅰ部は序や使用法，第Ⅱ部は診断分類，そして第Ⅲ部は症例の定式化の助けとなりうるアセスメント尺度や文化の多様性を考慮した面接法などがあげられている．

　DSM-5の診断分類の信頼性を調べるフィールドトライアルは，DSM-IVの時と違って構造化面接ではなく，現実の臨床場面に近い設定で実施された[7]．CAMDsのうち検討されたのは，①自閉スペクトラム症/自閉症スペクトラム障害（Autism Spectrum Disorder：ASD），②注意欠如・多動症/注意欠如・多動性障害（Attention-Deficit/Hyperactivity Disorder：ADHD），③回避・制限性食物摂取症/回避・制限性食物摂取障害（Avoidant/Restrictive Food Intake Disorder），④反抗挑発症/反抗挑戦性障害（Oppositional Defiant Disorder），⑤うつ病（DSM-5）/大うつ病性障害（Major Depressive Disorder），⑥重篤気分調節症（Disruptive Mood Dysregulation Disorder：DMDD），⑦混合不安-抑うつ障害，⑧非自殺的な自傷行為（Nonsuicidal Self-Injury）の8種類で，2人の臨床

家が1人の患者を別個に診断した場合の診断一致率は障害単位によってばらつきが大きかった[8]．すなわち，8種類の障害単位のうち，①と②の評価者間信頼性は「とても良い」（$\kappa = 0.60 \sim 0.79$）と最も高く，③と④は「良い」（$\kappa = 0.40 \sim 0.59$），⑤と⑥は「疑わしい」（$\kappa = 0.20 \sim 0.39$），そして⑦と⑧は「ない」（$\kappa < 0.20$）であった[8]．

第Ⅲ部には，初診時の包括的評価の補助として，また治療効果をモニターする際の指標として使うことが推奨されている横断的症状尺度（cross-cutting symptom measures）の成人版とともに児童版（6〜17歳）も掲載されている．まずレベル1の尺度で精査が必要な領域を発見し，閾値を超えた領域に特異的な，レベル2の尺度を用いて問題をより深く調べる（DSM-5のp.735/日本語版．p.732の表，pp.740-741/日本語版．p.735の表参照）[1]．児童用のレベル1の尺度は12の領域（身体症状，睡眠の問題，不注意，抑うつ，怒り，易怒性，躁状態，不安，精神病症状，反復思考と行動，物質使用，自殺念慮/自殺企図）にわたる25項目の質問で構成されている．児童の年齢や障害領域によって評定者（親/保護者，本人，臨床家）別に尺度が用意されている．これらの尺度の検査-再検査信頼性，フィージビリティ，臨床的有用性は，米国でのフィールドトライアルで検証済みであるが，領域によっては臨床家の信頼性は低かった[9]．レベル1の尺度は簡便で広範囲をカバーするように作られているので，プライマリーケアにかかわる臨床家が精神科医への紹介の必要性を判断する際にも有用となる可能性がある．

さらに第Ⅲ部には今後の研究用に，「今後の研究のための病態」が掲載されている．これらは第Ⅱ部に含めるにはエビデンスが不足していると判断された単位群で，そのなかに児童・青年に関連して，減弱精神病症候群（準精神病症候群）（Attenuated Psychosis Syndrome），インターネットゲーム障害，出生前のアルコール曝露に関連する神経行動障害（Neurobehavioral Disorder Associated with Prenatal Alcohol Exposure；ND-PAE），自殺行動障害，非自殺的な自傷行為などが含まれている．ND-PAE，すなわち胎児アルコール症候群は，ICD-10では先天奇形としてコード化されているけれども，精神と行動の障害としてDSMに登場するのは今回初めてである．特徴的な顔貌が必ずしも現れない不完全型がほとんどで，その多くに認知機能や情動，自己制御に問題があり，ADHDの合併も多い．実際，米国ではADHDとして治療されているケースが多いが，薬物治療の反応性が異なり，ADHDとの鑑別の必要性が指摘されている[10]．ここで提案されている診断基準案では，行動障害があれば顔面など身体的特徴がなくても診断可能としている点に注目したい．

DSM-5では，DSM-Ⅳで採用された多軸分類（Ⅰ軸：臨床疾患・臨床的関与の対象となることのある他の状態，Ⅱ軸：人格障害・精神遅滞，Ⅲ軸：一般身体疾患，Ⅳ軸：心理社会的および環境的問題，Ⅴ軸：機能の全体的評定）が使われないこととなった．Ⅰ軸の精神疾患は一般身体疾患や心理社会的問題と独立して存在するのではなく，それらは分かちがたく関連していることから，DSM-5ではⅠ軸，Ⅱ軸，Ⅲ軸を並列にしてセクションⅡに含めている．その一方で，Ⅳ軸の心理社会的および環境的問題やⅤ軸の機能評定については，WHOと共有化をはかるためDSMで独自に作成しない方針が採用された．DSM-ⅣのⅣ軸に含まれていた問題に対してはICDのコード（ICD-9-CMのVコード/

児童精神医学の診断概念と DSM-5（DSM-IV 以降）

表1　DSM-IV から DSM-5 までの児童精神医学領域の障害

DSM-IV (1994)	DSM-IV-TR (2000)	DSM-5 (2013)
通常，幼児期，小児期，または青年期に初めて診断される障害	通常，幼児期，小児期，または青年期に初めて診断される障害	神経発達症群/神経発達障害群
精神遅滞　II軸 　軽度精神遅滞 　中等度精神遅滞 　重度精神遅滞 　最重度精神遅滞 　精神遅滞，重症度は特定不能	精神遅滞 　軽度精神遅滞 　中等度精神遅滞 　重度精神遅滞 　最重度精神遅滞 　精神遅滞，重症度は特定不能	知的能力障害群 　知的能力障害 　　軽度知的能力障害 　　中等度知的能力障害 　　重度知的能力障害 　　最重度知的能力障害 　全般的発達遅延 　特定不能の知的能力障害
学習障害 　読字障害 　算数障害 　書字表出障害 　特定不能の学習障害	学習障害 　読字障害 　算数障害 　書字表出障害 　特定不能の学習障害	限局性学習症/限局性学習障害
運動能力障害 　発達性協調運動障害	運動能力障害 　発達性協調運動障害	運動症群/運動障害群 　発達性協調運動症/発達性協調運動障害 　常同運動症/常同運動障害 　（チック症群/チック障害群）*
コミュニケーション障害 　表出性言語障害 　受容-表出混合性言語障害 　音韻障害（以前は発達性構音障害） 　吃音症 　特定不能のコミュニケーション障害	コミュニケーション障害 　表出性言語障害 　受容-表出混合性言語障害 　音韻障害（以前は発達性構音障害） 　吃音症 　特定不能のコミュニケーション障害	コミュニケーション症群/コミュニケーション障害群 　（言語症/言語障害） 　語音症/語音障害 　小児期発症流暢症（吃音）/小児期発症流暢障害（吃音） 　社会的（語用論的）コミュニケーション症/社会的（語用論的）コミュニケーション障害 　特定不能のコミュニケーション症/特定不能のコミュニケーション障害
広汎性発達障害 　自閉性障害 　Rett障害 　小児期崩壊性障害 　Asperger障害 　特定不能の広汎性発達障害（非定型自閉症を含む）	広汎性発達障害 　自閉性障害 　Rett障害 　小児期崩壊性障害 　Asperger障害 　特定不能の広汎性発達障害（非定型自閉症を含む）	自閉スペクトラム症/自閉症スペクトラム障害
注意欠陥および破壊的行動障害 　注意欠陥/多動性障害 　　混合型 　　不注意優勢型 　　多動性-衝動性優勢型 　　特定不能の注意欠陥/多動性障害 　行為障害 　反抗挑戦性障害 　特定不能の破壊的行動障害	注意欠陥および破壊的行動障害 　注意欠陥/多動性障害 　　混合型 　　不注意優勢型 　　多動性-衝動性優勢型 　　特定不能の注意欠陥/多動性障害 　行為障害 　反抗挑戦性障害 　特定不能の破壊的行動障害	注意欠如・多動症/注意欠如・多動性障害 　混合して存在 (presentation) 　不注意優勢に存在 　多動性・衝動性優勢に存在 　他の特定される注意欠如・多動症/他の特定される注意欠如・多動性障害 　特定不能の注意欠如・多動症/特定不能の注意欠如・多動性障害
幼児期または小児期早期の哺育，摂食障害 　異食症 　反芻性障害 　幼児期または小児期早期の哺育障害	幼児期または小児期早期の哺育，摂食障害 　異食症 　反芻性障害 　幼児期または小児期早期の哺育障害	食行動障害および摂食障害群 　異食症 　反芻症/反芻性障害 　回避・制限性食物摂取症/回避・制限性食物摂取障害

表1 DSM-IV から DSM-5 までの児童精神医学領域の障害（つづき）

DSM-IV (1994)	DSM-IV-TR (2000)	DSM-5 (2013)
チック障害 　Tourette 障害 　慢性運動性または音声チック障害 　一過性チック障害 　特定不能のチック障害	チック障害 　Tourette 障害 　慢性運動性または音声チック障害 　一過性チック障害 　特定不能のチック障害	運動症群／運動障害群＊ チック症群／チック障害群 　Tourette 症／Tourette 障害 　持続性（慢性）運動または音声チック症／持続性（慢性）運動または音声チック障害 　暫定的チック症／暫定的チック障害 　他の特定されるチック症／他の特定されるチック障害 　特定不能のチック症／特定不能のチック障害
排泄障害 　遺糞症 　遺尿症（一般身体疾患によらない）	排泄障害 　遺糞症 　遺尿症（一般身体疾患によらない）	排泄症群 　遺尿症 　遺糞症
幼児期，小児期，または青年期の他の障害 　分離不安障害 　選択性緘黙 　幼児期または小児期早期の反応性愛着障害 　　抑制型 　　脱抑制型 　常同運動障害（以前は常同症/性癖障害） 　特定不能の幼児期，小児期，または青年期の障害	幼児期，小児期，または青年期の他の障害 　分離不安障害 　選択性緘黙 　幼児期または小児期早期の反応性愛着障害 　　抑制型 　　脱抑制型 　常同運動障害（以前は常同症/性癖障害） 　特定不能の幼児期，小児期，または青年期の障害	不安症群／不安障害群 　分離不安症／分離不安障害 　選択性緘黙 強迫症および関連症群／強迫性障害および関連障害群 　抜毛症 　皮膚むしり症 心的外傷およびストレス因関連障害群 　反応性アタッチメント障害／反応性愛着障害 　脱抑制型対人交流障害 　心的外傷後ストレス障害
性障害および性同一性障害	性障害および性同一性障害	性別違和
性同一性障害 　小児の性同一性障害 　青年または成人の性同一性障害	性同一性障害 　小児の性同一性障害 　青年または成人の性同一性障害	小児の性別違和 青年および成人の性別違和
臨床的関与の対象となることのある他の状態	臨床的関与の対象となることのある他の状態	臨床的関与の対象となることのある他の状態
対人関係の問題（親子関係の問題，同胞関係の問題） 虐待または無視に関連した問題（身体的虐待，性的虐待，無視） その他（小児または青年の反社会的行動，境界知能，学業上の問題，同一性の問題）	対人関係の問題（親子関係の問題，同胞関係の問題） 虐待または無視に関連した問題（身体的虐待，性的虐待，無視） その他（小児または青年の反社会的行動，境界知能，学業上の問題，同一性の問題）	対人関係の問題（親子関係の問題，同胞関係の問題，親から離れた養育，両親の不和に影響されている児童） 虐待とネグレクト（身体的虐待，性的虐待，ネグレクト，心理的虐待） その他（小児または青年の反社会的行動，境界知能，学業上や教育上の問題），など

註：斜体で示した障害は，DSM-III から DSM-IV での幼児期から青年期までに発症する障害カテゴリーに含まれない障害（群）である．
　本表での DSM-5 の掲載は DSM-5 内の順番を反映していない．DSM-IV-TR との異同を強調するために，DSM-IV-TR の順番に倣って配置している．
　DSM-5 では児童に診断する可能性のある障害は，複数のカテゴリーにまたがって存在するが，表では DSM-IV-TR からの経緯を示すためにその一部のみ示されている．
＊：神経発達症群／神経発達障害群のなかの運動症群／運動障害群に，発達性協調運動症／発達性協調運動障害と常同運動症／常同運動障害とともに含められている．本表では，上述の理由で分けて表示されている．
（APA. DSM-IV. 1994／日本語版. 1996[2]／APA. DSM-IV-TR. 2000／日本語版. 2002[4]／APA. DSM-5. 2013／日本語版. 2014[1]）をもとに作成）

ICD-10-CM の Z コード）の使用が推奨されている．V 軸でなされていた機能評価には従来用いられていた CGAS（Children's Global Assessment Scale）[11] に代わって，ICF（International Classification of Functioning）[12] の考え方に即して作成された世界保健機関能力低下評価尺度第 2 版（WHODAS II：World Health Organization Disability Assessment Schedule 2.0〈DSM-5．pp.747-748／日本語版．pp.740-742 参照〉）の児童青年版（WHODAS-Child）が使用される予定である（現在世界各地で検証中）[13]．WHODAS-Child は 6 領域（理解と意思伝達，移動，セルフケア，対人関係，家庭／職場／学校での活動，社会参加）36 項目のスコアを合計して得点化（0〜100 点）するもので，簡便かつ領域別得点化や文化ごとに標準化ができるなど，国際比較に使いやすい．この背景には，機能障害は環境要因に左右され，疾患それ自体とは独立していることから，WHO は精神疾患と生活機能／障害とを分離して，それぞれ ICD（International Statistical Classification of Diseases and Related Health Problems）と ICF とで評価する方向で作業を進めている経緯がある．しかしながら，実際の臨床場面ではこの両者を分けにくく，診断基準が機能障害に言及しているケースがある．たとえば，症状レベルでは Asperger 障害の診断基準に合致するが，生活機能レベルでは良好な家庭や職場環境にあって問題のない成人を想定してみる．代償機構がうまく働き，適応スキルを獲得しているような場合，それでも診断は必要かというと，診断や支援を希望しない人が多いと思われる．DSM-5 の ASD の診断基準に，複数の重要な生活場面で機能障害を引き起こしていることを要件とする項目が含まれたのは，こうした事情を考慮しての処置と推測される．ところが機能障害を診断要件としてしまうと，前述の例とは逆に，年少児まではなんとか適応できても周囲からの社会的要請が高くなるにつれて適応が難しくなるような ASD 児の場合には，診断時期が遅れ，早期治療の機会を奪いかねないという問題が生じる．このように，精神疾患と生活機能／障害の関係は複雑で，必ずしも分離が患者に益するとは限らない事態も生じる．DSM-5 では，こうした懸念に対して個々の障害単位の診断基準にさまざまな修正が施されている（例：ASD では発症年齢の上限をなくすなど）．

発達的視点の導入

CAMDs は DSM-IV，DSM-IV-TR では「通常，幼児期，小児期，または青年期に初めて診断される障害」というクラスターに一括されていたが，DSM-5 ではこのクラスターが撤廃され，個々の CAMD は，病因や病態がより均質と考えられるそれぞれ異なるクラスターの下に再配置された．この変更は，現時点で CAMDs を特殊な病態と考える根拠がないこと，ほとんどすべての精神疾患が広い年齢帯を対象とすることなどや，長期的な治療ニーズや予防の観点から，いずれの精神疾患も発達的視点を共有することが重要であるという認識に基づく．そのことは児童期発症限定クラスターの撤廃のほかにも，DSM-5 のすべてのクラスターおよびクラスター内のすべての障害単位が発症年齢順に配置されたこと，各診断単位の解説欄で，経過の説明に発達的観点が強調されたこと（DSM-IV では「経過」というサブタイトルであったが，DSM-5 では「症状の発展と経過」に変更された），などにはっきりとみてとることができる．多くの疾患で初発が児童期にまでさ

かのぼれること，CAMDsはさまざまなリスク要因や保護要因の修飾を受けて長い発達期間中に症状の発現がしばしば変化すること，などのエビデンスが反映されたと考えられる．

具体的には，「神経発達症群/神経発達障害群」クラスターが新しくつくられ，発達期に始まる神経発達の病理，経過，高頻度の合併症状の類似性，認知-情動処理特性，脳病態，バイオマーカー，発症リスク（ゲノム，環境，気質），男性優位な有病率など，共通点の多い障害群を包含している[14]．このクラスターには，知的能力障害群，コミュニケーション症群，ASD，ADHD，限局性学習症，運動症群，他の神経発達症群が含まれ，わが国ではすでに定着している「発達障害」とほぼ同義となった．

CAMDsに関連する，新しい障害単位には，重篤気分調節症（DMDD）や社会的（語用論的）コミュニケーション症があるが，ほとんどデータがないため，今後の研究が注目される．DSM-5で撤廃された広汎性発達障害の下位診断群の行方は，ASDに吸収・統合（自閉性障害，Asperger障害，特定不能の広汎性発達障害），廃止（小児期崩壊性障害），精神障害から既知の状態へ移行（Rett障害）など，エビデンスに基づいて決定された．

いくつかのCAMDsは「通常，幼児期，小児期，または青年期に初めて診断される障害」というクラスターから，それぞれ共通点を示す障害群へ所属を変更した．すなわち，分離不安障害および選択性緘黙は不安症群クラスターに，反応性愛着障害は心的外傷およびストレス因関連障害群クラスターに，異食は食行動障害および摂食障害群クラスターに，排泄障害はそのまま独立し，反抗挑戦性障害および素行障害はADHDと分かれて秩序破壊的・衝動制御・素行症群クラスターへと移動した．

これらの変更は，児童精神医学が一般精神医学と共通言語をもつようになったことを意味し，精神医学がすべてのライフコースにおける精神と行動の障害に取り組むために必要な土俵が整ったと評価できる．おおむね，主診断以外の併存症はDSM-5内の隣接するクラスター内にあるように再配置されたので，見逃しが減ることが予想され，その結果，合併の基盤にある共通のリスク要因を調べる研究に役立つと思われる．その一方で，児童の正常範囲の行動のバリエーションになじみのない一般精神科医によって，安易に成人型精神疾患としてラベリングされる危険性も指摘されている[15]．またCAMDsに日常的にかかわる小児科医，臨床心理士，ソーシャルワーカー，教員など多職種専門家は，精神医学の診断体系全体になじみが薄いため，多職種チームの共通言語として機能するには，いっそうの教育的機会や経験が必要となるであろう．

ディメンショナルアプローチとカテゴリカルアプローチ

一般医学では診断の際，カテゴリカルなアプローチとディメンショナルな（次元的）アプローチが用いられている．前者は，罹患・非罹患に二分する立場で，臨床閾値を超える極端に偏った行動を罹患状態とし，そこに病因の存在が関与することを妥当性の根拠とする．後者は，正常状態と病理的状態のあいだにギャップがなく連続すると想定して定量的に測る立場で，うつ病や不安障害，統合失調症，ASDにおいて明らかになってきたような症状，遺伝要因，病態生理学的および認知心理学的所見における連続性をその根拠とす

る．精神疾患の診断においては，従来，カテゴリー分類が主で，特に精神科医はディメンショナルなアプローチにはあまりなじみがなかったかもしれない．

　DSM-5は既存のカテゴリー分類の枠組みを大きく変えずに，ディメンショナルアプローチを一部，組み合わせて導入したことがその大きな特徴とされている．CAMDsにおいても多くの疾患で症状の重症度はスペクトラムを構成しており，ディメンショナルなアプローチの必要性は指摘されていた[16]．カテゴリー分類の限界として，診断基準に完全に合致しない非定型や臨床閾下の人々の臨床ニーズに対する感度の低さがあげられる．またカテゴリーはライフコースにおいて変わることがしばしばあり，発達的観点からみて流動的な性格をもつこともわかってきた．さらに，カテゴリー分類は各カテゴリーが相互排他的となるようにつくられているため，DSM-IVにはそれぞれのプロトタイプの臨床特徴だけが記述されていた．実際の臨床像の多様性を診断基準に反映させるために，カテゴリーを細分化してより均質なサブタイプに分けることが試みられてきた．その結果，診断基準に完全には合致しないNOS（not otherwise specified）診断が増え，合併障害の複数併記も増えることとなり，元来，目指していたはずの，より均質な群の定義からかえって遠ざかってしまったのである．こうしてカテゴリー間の境界はこれまで考えられていたほど堅牢なものではなく多孔性であることが認識されるようになり，カテゴリー分類に代わって，ディメンショナルなアプローチへのシフトが進んできた．

　神経発達症群の多くの障害ではディメンショナルアプローチへのシフトが他の疾患群よりも明白である．ASD，ADHDおよび限局性学習症のそれぞれの障害単位内のサブタイプは撤廃され，代わりに症状程度を段階的に示すための特定用語（specifier）が設けられている．このことは，診断名が同じであっても各人で異なる治療ニーズを理解するのに役立つかもしれない．神経発達症群では同じ障害群内あるいは複数の障害群をまたいで（たとえば，抑うつ障害群，不安症群，秩序破壊的・衝動制御・素行症群など）の合併頻度が高いことを特徴とする．こうした複雑な臨床像は単なる診断名併記からは把握しづらかったが，それぞれの症状を定量することで各症例の治療ニーズがわかりやすくなるであろう[16]．また障害特異的なマーカーを調べる研究においても，従来，診断群と非罹患対照群の群比較というカテゴリカルアプローチがほとんどであったが，最近では一部のCAMDs研究において，診断群内の多様性を考慮してディメンショナルアプローチによって行動-脳の関連を調べた脳画像研究やゲノム研究も散見されるようになった．これらの両者のアプローチをどの障害に対してどのように使い分け，あるいは組み合わせるのが最善かについては今後の課題である[17]．

　臨床像を明細化するために，DSM-5では多数の特定用語が設けられている．DSM-IV，DSM-IV-TRのそれがサブタイプ分類用であったのと比較すると，用いられ方が異なっている．たとえばASDの特定用語は，現症の重症度，知的障害を伴うかどうか，言語障害を伴うかどうか，既知の医学的または遺伝的病態あるいは環境的要因の関与があるかどうか，他の神経発達症または精神医学的障害あるいは行動障害の併存があるかどうか，緊張病（カタトニア）の併存があるかどうか，を示すためにそれぞれ設けられている．ADHDの特定用語は，現症の優勢な臨床症状はいずれか，寛解状態かどうか，現症の重

症度，を示すために設けられている．

　精神疾患にディメンショナルなアプローチが取り入れられると，有病率に影響するのではないかという懸念がある．カテゴリカルにせよディメンショナルにせよ，閾値設定が鍵となる．閾値が低すぎると過剰診断を招き，いたずらに診断児を増やし，その結果，不適切な薬物治療が増える危険性がある．また高すぎると診断が厳しくなり，治療ニーズのある子どもや家族が治療や支援を受けられないという事態を招きかねない．さらに多くの疾患の経過において，当初，閾下の症状を呈していた子どもが後に臨床閾値を超え，診断基準を満たす状態に変化することはしばしば経験される．こうしたことから，早期治療の観点からあまり厳しい閾値設定は望ましくない．こうしたリスクに対して，DSM-5 は適切な閾値設定をするためにどのような方策をとっているのであろうか．DSM-5 では，DSM-IV 同様，「臨床的に著しい障害をきたしていること」という基準がほとんどの障害に含まれているので，閾値設定のコントロールに効果があるかもしれない．ただし，成人については「臨床的に顕著」基準が入ることで有病率が低くなると報告されている[18]が，児童についてはその影響は不明である．他方の過少診断リスクに対しては，たとえば ASD や ADHD の診断基準の発症年齢の上限が緩められたことで，幼児期情報が不十分な症例でも臨床家の判断で診断しやすくなったと予想される．

今後の課題

　DSM-5 改訂には間に合わなかったが，次の改訂に向けて引き続き検討すべき CAMDs 全体に共通する問題は多く残されている．特に重要と思われるのは，予防的な早期治療に果たす DSM のマニュアルとしての役割について，である．たとえば統合失調症の前駆状態の減弱精神病症候群（準精神病症候群）は第 III 部に採用されているが，その他の CAMDs についても，早期診断・早期治療の科学的妥当性についてさらなるエビデンスに基づいて慎重な検討が必要であろう．同時に，CAMDs について社会全体の理解を深め，治療や研究についての社会の合意の形成が不可欠である．研究を推進していくと同時に，社会と向き合って対話していくことがもっと求められるであろう．

　他の医療分野ではすでに進められている性差医療に関して，特に児童期は性の分化や心理社会的な性の発達の重要な時期であることから，すべての CAMDs に関して性差についてもっと明らかにする研究が待たれる．DSM-5 は，性を身体的なセックスと心理社会的なジェンダーとに区別しているが，これらを分けて検討するのは容易なことではない．また，神経発達症群では有病率や症状プロフィールに性差があることはよく知られているが，女子症例のプロトタイプについてはいまだ明らかではない．とりわけ，女子症例の unmet needs が大きいことを考慮すると，今後の重要な課題である．

　DSM-5 では文化的配慮が強調されている．日本での使用は，言語が違うだけでなく，文化も異なる米国外での使用である．たとえガイドラインに則して忠実に翻訳されたとしても信頼性や妥当性が保障されるとは限らない．多動性，破壊的行為障害などのように，文化的背景によって専門家による評価が異なる障害も存在する[19]．このような違いは，育

児に関する信念や価値観といった症状をとりまく状況の違いによるものなのか，あるいはそもそも異なる地域での症状の現れ方が違うのか，については見解が一致していない[20]．CAMDsを，文化的背景にかかわらず普遍的な生物学的側面と，文化とかかわりの深い文化特異的な側面とに分けて理解できれば，日本の子どもと家族に応じたリスク要因と保護要因が明らかになり，ひいてはニーズに合った治療や支援を提供するのに役立つであろう．そのためには，信頼性と妥当性の検証がなされた国際的に標準的な尺度を使って，日本の子どもたちを対象とした疫学研究や臨床研究，あるいは国際比較研究が活発に行われることが望まれる．

今回の改訂は，現時点の病態理解を取り入れながらも，研究成果と臨床的有用性のバランスをとって，大きく疾患分類のあり方を変えない，いわば折衷となった．次の改訂でさらに理想に近づけるよう，私たちは，DSM-5の長所と短所をきちんと理解し，習熟し，実際的に用い，そして批判的なモニターとフィードバックも忘れないようにすることが大切と思われる．日本での価値は，今後のエビデンスの蓄積に委ねられている．

（神尾陽子）

● 文献

1) American Psychiatric Association. Diagnostic and Statistical Manual of Mental Disorders, 5 th edition（DSM-5）. Arlington VA：APP；2013／日本精神神経学会（監），髙橋三郎ほか（訳）．DSM-5 精神疾患の診断・統計マニュアル．東京：医学書院；2014.
2) American Psychiatric Association. Diagnostic and Statistical Manual of Mental Disorders, 4 th edition（DSM-IV）. Washington DC：APA；1994／髙橋三郎ほか（訳）．DSM-IV 精神疾患の診断・統計マニュアル．東京：医学書院；1996.
3) Leckman JF, Pine DS. Editorial commentary：Challenges and potential of DSM-5 and ICD-11 revisions. J Child Psychol Psychiatry 2012；53：449-453.
4) American Psychiatric Association. Diagnostic and Statistical Manual of Mental Disorders, 4 th edtion, Text Revision（DSM-IV-TR）. Washington DC：APA；2000／髙橋三郎ほか（訳）．DSM-IV-TR 精神疾患の診断・統計マニュアル，新訂版．東京：医学書院；2002.
5) Robins E, Guse SB. Establishment of diagnostic validity in psychiatric illness：Its application to schizophrenia. Am J Psychiatry 1970；126：983-987.
6) 神尾陽子．今日の診断分類とその概念の変化．「精神科治療学」編集委員会（編）．児童・青年期の精神障害治療ガイドライン．精神科治療学 Vol.23 増刊号．東京：星和書店；2008. pp.8-12.
7) Clarke DE, Narrow WE, Regier DA, et al. DSM-5 field trials in the United States and Canada, Part I：Study design, sampling strategy, implementation, and analytic approaches. Am J Psychiatry 2013；170：43-58.
8) Regier DA, Narrow WE, Clarke DE, et al. DSM-5 field trials in the United States and Canada, Part II：Test-retest reliability of selected categorical diagnoses. Am J Psychiatry 2013；170：59-70.
9) Narrow WE, Clarke DE, Kuramoto SJ, et al. DSM-5 field trials in the United States and Canada, Part III：Development and reliability testing of a cross-cutting symptom assessment for DSM-5. Am J Psychiatry 2013；170：71-82.
10) Rich SD. Shifting diagnostic paradigms for improved treatment & surveillance of fetal alcohol spectrum disorder in DSM-V. Child & Adolescent Psychiatry Society of Greater Washington Newsletter. Fall-Winter 2012. pp.4-7.
http://www.susanrich.info/psychoffice/pdf/Article%20on%20Dr%20Moss%20DSMV%20talk.final.pdf
11) Shaffer D, Gould MS, Brasic J, et al. A children's global assessment scale（CGAS）. Arch Gen Psychiatry 1983；40：1228-1231.

12) World Health Organization. International Classification of Functioning, Disabiity and Health：Children and Youth Version. ICF-CY. Geneva：WHO；2007.
13) Scorza P, Stevenson A, Canino G, et al. Validation of the "World Health Organization Disability Assessment Schedule for Children, WHODAS-Child" in Rwanda. PLoS One 2013；8（3）；e57725.
14) Andrews G, Pine DS, Hobbs MJ, et al. Neurodevelopmental disorders：Cluster 2 of the proposed meta-structure for DSM-V and ICD-11. Psychol Med 2009；39：2013-2023.
15) Taylor E. Commentary：The language of diagnosis-reflections on Rutter（2011）. J Child Psychol Psychiatry 2011；52：665-666.
16) Rutter M. Child psychiatric diagnosis and classification：Concepts, findings, challenges and potential. J Child Psychol Psychiatry 2011；52：647-660.
17) Coghill D, Sonuga-Barke EJ. Categories versus dimensions in the classification and conceptualization of child and adolescent mental disorders-implications of recent empirical study. J Child Psychol Psychiatry 2012；53：469-489.
18) Narrow WE, Rae DS, Robins LN, et al. Revised prevalence estimates of mental disorders in the United States：Using a clinical significance criterion to reconcile 2 survey's estimates. Arch Gen Psychiatry 2002；59：115-123.
19) Mann EM, Ikeda Y, Mueller CW, et al. Cross-cultural differences in rating hyperactive-disruptive behaviors in children. Am J Psychiatry 1992；149：1539-1542.
20) Casino G, Alegria M. Psychiatric diagnosis：Is it universal or relative to culture？ J Child Psychol Psychiatry 2008；49：237-250.

児童精神医学の診断概念の歴史的変遷（DSM-IV 導入まで）

　米国精神医学会（American Psychiatric Association：APA）の診断統計マニュアル（Diagnostic and Statistical Manual of Mental Disorders：DSM）は，世界保健機関（World Health Organization：WHO）の国際疾病分類（International Classification of Diseases：ICD）の精神障害に関する章とならんで，国際的な精神障害の診断基準体系として広く使用されてきた．1952 年に出版された第 1 版の DSM-I[1] は，第二次世界大戦中の米国の軍医の臨床活動から新しい精神障害の分類基準が必要となり作成された診断基準集を APA の委員会が改訂し作成したものである．個々の精神障害については，近代米国精神医学に多大な影響を与えた Adolf Meyer の精神障害は人格の心理的・社会的・生物学的因子への反応とする考え方を反映して，すべての精神障害名の最後には"反応（reaction）"がつけられていた．1968 年に出版された第 2 版の DSM-II[2] は，精神障害を反応とする表現は一部を除いて使われなくなり，非器質性精神障害を理解するための特定の理論的枠組みを示唆しない診断名が用いられるようになった．

　1980 年に出版された第 3 版の DSM-III[3] は，1977 年出版の ICD 第 9 版（ICD-9）[4] での精神障害の分類・診断を改訂・拡充して作成され，病因論的仮説に基づく分類を排し，症状の現象学的記述に基づく操作的診断基準によって精神障害を定義し，精神障害を 5 軸で多軸診断する画期的な診断・分類方式を導入した．この方式は改訂を加え，1987 年に出版された第 3 版改訂版の DSM-III-R[5] および 1994 年に出版された第 4 版の DSM-IV[6]（1993 年出版の ICD-10[7] に対応）でも踏襲されてきた．以下には DSM-I から DSM-IV までの児童精神医学領域の診断概念の歴史的変遷を述べる．

DSM 体系の概要

DSM-I

　DSM-I では，精神障害を大きく 3 つのセクション，すなわち 1. 脳組織機能障害に起因するか関連した障害（disorders caused by or associated with impairment of brain tissue function），2. 精神薄弱（mental deficiency〈精神遅滞〉）および 3. 心理的起源をもつ，あるいは明白な身体的原因または脳の構造的変化のない障害（disorders of psychogenic origin or without clearly defined physical cause or structural change in the brain）に分けて呈示した．また第 1 セクションは急性脳障害（acute brain disorders）と慢性脳障害（chronic brain disorders）の 2 つの下位セクションに，第 3 セクションは精神病性障害（psychotic disorders），精神生理学的・自律的および臓器的障害（psychophysiologic autonomic and visceral disorders），精神神経性障害（psychoneurotic disorders〈さまざまな不安を主症状とする精神神経性反応を含む〉），人格障害（personality disorders），一過

性状況性人格障害（transient situational personality disorders）の5下位セクションに分けられた．児童・青年期の精神障害は，それらに特化した下位セクションなどはないが第2セクションと最大のセクションである第3セクションの一部に含まれている．個々の精神障害については，診断基準は示されておらず，一部を除き定義も記されていない．

　第2セクションの精神遅滞は，明らかな器質性脳障害や既知の出生前の原因がない出生時から存在する知的能力の障害として，家族性または遺伝性と原因不明の2下位セクションに分けられ，**表1**に示すようにIQ水準によって軽度，中等度および重度に分類された．このDSM-IでのIQによる重症度分類は，DSM-III以降のものと異なっており，DSM-Iで軽度とされているものはDSM-III以降の分類では境界知能であり，中等度は軽度精神遅滞，重度は中等度精神遅滞から最重度精神遅滞を含むものとなる．

　第3セクションに含まれる児童に関連した障害には，精神病性障害のなかの統合失調症性反応（schizophrenic reaction）のなかの統合失調症性反応小児期型がある．これは青年期前に出現する統合失調症性反応であり，患者の未熟性や可塑性によって他の時期に生じる統合失調症性反応とは臨床像が異なることがあり，自閉症状を呈する小児の障害はここに分類された．また人格障害のなかの特殊症状反応（special symptom reactions〈他の障害には関係しない単一の症状に対する診断名として用いられる〉）のなかに学習障害（learning disturbance），会話の障害（speech disturbance），遺尿症（enuresis），夢中遊行症（somnambulism）がおかれた．

　さらに一過性状況性人格障害のもとには幼児期の適応反応（adjustment reaction of infancy），小児期の適応反応（adjustment reaction of childhood），青年期の適応反応（adjustment reaction of adolescence）がおかれた．幼児期の適応反応は，幼児期に生じる器質性疾患のない心理的起源の一過性の症状反応が含まれ，過度のアパシー，興奮性，哺育や睡眠の障害が多い症状とされた．小児期の適応反応は，直接の状況や内的な情緒的葛藤への小児の一過性の症状反応のみを含み，より持続する明白な障害はほかに分類された．小児期の適応反応は，最も著明な症状に基づいて習癖障害（habit disturbance〈爪嚙み，指しゃぶり，夜尿，自慰，かんしゃくなど〉），行為障害（conduct disturbance〈社会的行為や行動の障害が主症状の一過性の反応であり，怠学，盗み，破壊，残忍性，性的攻撃，アルコール使用などがある〉）および神経症的傾向（neurotic traits〈主として身体的または情緒的な症状で示され，精神神経性反応から区別され，習癖障害とは密接な関係があり，チック，夢中遊行症，吃音，過動，恐怖症などの症状がある〉）の3つに分類された．青年期の適応反応は，衝動や情緒的傾向と関連した自由への希求や動揺の表現である青年の一過性反応を含み，表面的な行動パターンはどの人格または精神神経性の障害にも類似するので，根深い人格傾向障害（deep-seated personality trait disorders）や精神神経性反応との区別が必要とされた．

DSM-II

　DSM-IIは，精神障害を10セクション（1. 精神遅滞〈mental retardation〉，2. 器質性脳症候群〈organic brain syndromes〉，3. 身体的疾患によらない精神病〈psychoses not

表1　DSM-IからDSM-IVまでの児童精神医学領域の障害

DSM-I (1952)[1]	DSM-II (1968)[2]	DSM-III (1980)[3]	DSM-III-R (1987)[5]	DSM-IV (1994)[6]
		幼児期，小児期または青年期に通常発症する障害	幼児期，小児期または青年期に通常発症する障害	幼児期，小児期または青年期に通常初めて診断される障害
精神薄弱 　軽度 (IQ＝70〜85) 　中等度 (IQ＝50〜70) 　重度 (IQ＜50)	精神遅滞 　境界精神遅滞 (IQ＝68〜85) 　軽度精神遅滞 (IQ＝52〜67) 　中等度精神遅滞 (IQ＝36〜51) 　重度精神遅滞 (IQ＝20〜35) 　最重度精神遅滞 (IQ＜20) 　特定不能の精神遅滞 (IQ測定不能)	精神遅滞 　軽度精神遅滞 (IQ＝50〜70) 　中等度精神遅滞 (IQ＝35〜49) 　重度精神遅滞 (IQ＝20〜34) 　最重度精神遅滞 (IQ＜20) 　特定不能の精神遅滞 (IQ測定不能)	精神遅滞 　軽度精神遅滞 (IQ＝50〜55から約70) 　中等度精神遅滞 (IQ＝35〜40から50〜55) 　重度精神遅滞 (IQ＝20〜25から35〜40) 　最重度精神遅滞 (IQ＜20または＜25) 　特定不能の精神遅滞	精神遅滞 　軽度精神遅滞 (IQ＝50〜55から約70) 　中等度精神遅滞 (IQ＝35〜40から50〜55) 　重度精神遅滞 (IQ＝20〜25から35〜40) 　最重度精神遅滞 (IQ＜20または＜25) 　精神遅滞，重症度特定不能 (IQ測定不能)
学習障害	特異的学習障害	特異的発達障害 　発達性読字障害 　発達性計算障害	特異的発達障害 　学習能力障害 　　発達性読字障害 　　発達性計算障害 　　発達性表出性書字障害	学習障害 　読字障害 　算数障害 　書字表出障害 　特定不能の学習障害
			運動能力障害 　発達性協調運動障害	運動能力障害 　発達性協調運動障害
会話の障害	会話の障害	発達性言語障害，表出型 発達性言語障害，受容型 発達性構音障害 混合性特異的発達障害 非定型特異的発達障害	言語と会話の障害 　発達性表出性言語障害 　発達性受容性言語障害 　発達性構音障害 　特定不能の特異的発達障害	コミュニケーション障害 　表出性言語障害 　受容-表出混合性言語障害 　音韻障害
		吃音症	他のどこにも分類されない言語障害 　吃音症 　乱雑言語症	吃音症 特定不能のコミュニケーション障害
統合失調症性反応小児期型	統合失調症小児期型	全般的発達障害 　幼児自閉症 　小児期発症の全般的発達障害 　非定型全般的発達障害	広汎性発達障害 　自閉性障害 　特定不能の広汎性発達障害	広汎性発達障害 　自閉性障害 　Rett障害 　小児期崩壊性障害 　Asperger障害 　特定不能の広汎性発達障害
			他の発達障害 　特定不能の発達障害	
	小児期または青年期の多動性反応	注意欠陥障害 　多動を伴う 　多動を伴わない 　残遺型	破壊的行動障害 注意欠陥/多動性障害 "分類不能の注意欠陥障害"	注意欠陥および破壊的行動障害 注意欠陥/多動性障害 　混合型 　多動性-衝動性優勢型 　不注意優勢型 特定不能の注意欠陥/多動性障害
	小児期または青年期の集団非行反応 小児期または青年期の逃走反応 小児期または青年期の社会化不全攻撃反応	行為障害 　社会化型，非攻撃型 　社会化型，攻撃型 　社会化不全型，非攻撃型 　社会化不全型，攻撃型 　非定型行為障害 "反抗性障害"	行為障害 　集団型 　単独型 　分類不能型 反抗挑戦性障害	行為障害：小児期発症型，青年期発症型 反抗挑戦性障害 特定不能の破壊的行動障害

表1 DSM-IからDSM-IVまでの児童精神医学領域の障害（つづき）

DSM-I (1952)[1]	DSM-II (1968)[2]	DSM-III (1980)[3]	DSM-III-R (1987)[5]	DSM-IV (1994)[6]
	哺育障害	摂食障害 異食症 幼児期の反芻性障害 神経性無食欲症 大食症 非定型摂食障害	摂食障害 異食症 幼児期の反芻性障害 神経性無食欲症 神経性大食症 特定不能の摂食障害	幼児期または小児期早期の哺育，摂食障害 異食症 反芻性障害 幼児期または小児期早期の哺育障害 （神経性無食欲症） （神経性大食症） （特定不能の摂食障害）
	チック	常同運動障害 Tourette 障害 慢性運動性チック障害 一過性チック障害 非定型チック障害 非定型常同運動障害	チック障害 Tourette 障害 慢性運動性または音声チック障害 一過性チック障害 特定不能のチック障害	チック障害 Tourette 障害 慢性運動性または音声チック障害 一過性チック障害 特定不能のチック障害
遺尿症	遺尿症 遺糞症	身体的表出を伴う他の障害 機能性遺尿症 機能性遺糞症	排泄障害 機能性遺尿症 機能性遺糞症	排泄障害 遺尿症 遺糞症
				幼児期，小児期または青年期の他の障害
		分離不安障害 選択性緘黙 幼児期の反応性愛着障害	分離不安障害 選択性緘黙 幼児期または小児期早期の反応性愛着障害 常同症/習癖障害	分離不安障害 選択性緘黙 幼児期または小児期早期の反応性愛着障害 常同運動障害 特定不能の幼児期，小児期または青年期の障害
	小児期または青年期の回避反応 小児期または青年期の過剰不安反応	小児期または青年期の回避性障害 過剰不安障害 小児期または青年期の統合失調質障害	小児期または青年期の回避性障害 過剰不安障害	
		（性同一性障害） 　（小児期の性同一性障害） 　（性転換症） （非定型性同一性障害）	性同一性障害 　小児期の性同一性障害 　性転換症 　青年期または成人期の性同一性障害，非性転換型 　特定不能の性同一性障害	（性同一性障害） 　（小児の性同一性障害） 　（青年または成人の性同一性障害） 　（特定不能の性同一性障害）
夢中遊行症	睡眠の障害	身体的表出を伴う他の障害 睡眠遊行障害 睡眠驚愕障害	（睡眠障害） 　（睡眠時異常行動） 　（睡眠遊行障害） 　（睡眠驚愕障害） 　（夢不安障害） 　（特定不能の睡眠時異常行動）	（睡眠障害） 　（睡眠時随伴症） 　（睡眠時遊行症） 　（夜驚症） 　（悪夢障害） 　（特定不能の睡眠時随伴症）
幼児期の適応反応 小児期の適応反応 青年期の適応反応	幼児期の適応反応 小児期の適応反応 青年期の適応反応	（適応障害：主症状で8型に分類）	（適応障害：主症状で9型に分類）	（適応障害：主症状で6型に分類）
		V61.20 親子の問題 V71.02 小児期または青年期の反社会的行動 V62.89 境界知能（IQ = 71～84） V62.30 学業上の問題 313.82 同一性障害	V61.20 親子の問題 V71.02 小児期または青年期の反社会的行動 V40.00 境界知能 V62.30 学業上の問題 313.82 同一性障害	V61.20 親子関係の問題 V61.8 同胞関係の問題 V71.02 小児期または青年期の反社会的行動 V62.89 境界知能 V62.3 学業上の問題 313.82 同一性の問題

註：DSM-IV の単位障害との関連を示すように配置してあるので，DSM-I から DSM-III-R では各単位障害の配列が本来のものとは異なっている場合が多いことに注意.
　（　）内の障害は，DSM-III から DSM-IV での幼児期から青年期までに発症する障害のセクションに含まれない障害（群）である.
　DSM-III の"反抗性障害"は行為障害の単位障害ではなく，幼児期，小児期または青年期の他の障害の単位障害とされている.
　DSM-III-R では精神遅滞，特異的発達障害，広汎性発達障害および他の発達障害の4下位セクションを発達障害と総称する.
　DSM-III-R の分類不能の注意欠陥障害は，破壊的行動障害ではなく幼児期，小児期または青年期の他の障害のなかの残遺カテゴリーで，精神遅滞や注意欠陥/多動性障害や劣悪な環境によるものでもない著しい不注意の持続する状態である.

attributed to physical conditions listed previously〉，4. 神経症〈neuroses〉，5. 人格障害および他の非精神病性精神障害〈personality disorders and certain other non-psychotic mental disorders〉，6. 精神生理学的障害〈psychophysiologic disorders〉，7. 特殊症状〈special symptoms〉，8. 一過性状況性障害〈transient situational disturbances〉，9. 小児期および青年期の行動障害〈behavior disorders of childhood and adolescence〉，10. 明白な精神科的障害のない状態および非特異的状態〈conditions without manifest psychiatric disorder and non-specific conditions〉〉に分類した．そのなかで児童・青年に関係する障害は，主として精神遅滞と小児期および青年期の行動障害の2セクションに含まれるが，それ以外のセクションにも児童と青年で診断されうる障害が含まれている．個々の精神障害については，簡単な定義が記されているが診断基準は示されていない．

精神遅滞は**表1**に示すように境界精神遅滞，軽度精神遅滞，中等度精神遅滞，重度精神遅滞，最重度精神遅滞および特定不能の精神遅滞に分類された．境界精神遅滞を精神遅滞に含めていることはDSM-III以降の分類と異なるが，軽度から最重度および特定不能の分類はDSM-III以降のものと基本的に同様である（使用した知能検査が異なるためIQ区分はDSM-III以降のものと多少異なる）．

身体的疾患によらない精神病のなかの統合失調症には統合失調症小児期型があり，その内容はDSM-Iのものと同様である．特殊症状のなかの単一下位群である他に分類できない特殊症状（他の障害によらない単一の症状）のなかには，会話の障害（speech disturbance），特異的学習障害（specific learning disturbance），チック（tic），哺育障害（feeding disturbance〈神経性無食欲症など〉），遺糞症，遺尿症が含まれている．一過性状況性障害のなかには，DSM-Iと同様に幼児期の適応反応，小児期の適応反応，青年期の適応反応が含まれる．

小児期および青年期の行動障害は，比較的，幅広い行動・情緒の障害を含むセクションであり，以下の7障害から成っている．すなわち小児期または青年期の多動性反応（過動，おちつきなさ，転導性および短い注意持続で特徴づけられる），小児期または青年期の回避反応（隠棲，孤立，過敏性，内気，臆病および対人関係形成困難で特徴づけられ統合失調症や統合失調質ではない），小児期または青年期の過剰不安反応（慢性不安，過度の非現実的な恐れ，不眠，悪夢および過度の自律神経性反応で神経症とは区別される），小児期または青年期の逃走反応（脅威を感じる状況から逃れるため許可なく何日も家から逃走する），小児期または青年期の社会化不全攻撃反応（公然または非公然の敵意ある不服従，けんか，身体的・言語的攻撃，復讐および破壊性を示す），小児期または青年期の集団非行反応（忠誠を誓う非行グループの価値観，行動および技能を獲得し，共に盗み，怠学および夜遅くまでの外出をする）および小児期または青年期の他の反応（以上のどれでもないが一過性状況性障害より深刻で精神病，神経症や人格障害よりは軽症の障害）である．

••• DSM-III

DSM-IIIでは大きな改訂がなされ，精神障害名には"反応"という表現はなくなり"障害"となり，すべての精神障害には操作的診断基準が整備され，患者の状態を多面的に把握す

る多軸診断方式が初めて採用された．I軸にはほとんどすべての精神障害が含まれ，人格障害（personality disorders）と特異的発達障害（specific developmental disorders）のみがII軸とされた．またIII軸には身体疾患，IV軸には心理社会的ストレスの重症度が，V軸には過去1年間の最高の適応水準が記載される．

　DSM-IIIは17のセクションに精神障害を分類した．それらは，1. 幼児期，小児期または青年期に通常発症する障害（disorders usually first evident in infancy, childhood or adolescence），2. 器質性精神障害（organic mental disorders），3. 物質使用障害（substance use disorders），4. 統合失調症性障害（schizophrenic disorders），5. 妄想性障害（paranoid disorders），6. 他に分類できない精神病性障害（psychotic disorders not elsewhere classified），7. 感情障害（affective disorders），8. 不安障害（anxiety disorders），9. 身体表現性障害（somatoform disorders），10. 解離性障害（dissociative disorders），11. 性心理障害（psychosexual disorders），12. 虚偽性障害（factitious disorders），13. 他に分類できない衝動制御の障害（disorders of impulse control not elsewhere classified），14. 適応障害（adjustment disorders），15. 身体的病態に影響する心理的諸因子（psychological factors affecting physical conditions），16. 人格障害（personality disorders），および17. 精神障害によらないが医学的関与または治療の対象となる状態のためのVコード（V codes for conditions not attributable to a mental disorder that are a focus of attention or treatment）である．このようにDSM-IIIで初めて幼児期から青年期までに通常発症する精神障害がまとめて示されるようになった．またそれ以外のセクションの障害が幼児から青年までに生じた場合には，当該セクションの障害の診断がなされることはいうまでもない．

　DSM-IIIの幼児期，小児期または青年期に通常発症する障害は，① 精神遅滞（mental retardation），② 注意欠陥障害（attention deficit disorder），③ 行為障害（conduct disorder），④ 小児期または青年期の不安障害（anxiety disorders of childhood or adolescence），⑤ 幼児期，小児期または青年期の他の障害（other disorders of infancy, childhood or adolescence），⑥ 摂食障害（eating disorders），⑦ 常同運動障害（stereotyped movement disorders），⑧ 身体的表現を伴う他の障害（other disorders with physical manifestations），⑨ 全般的発達障害（pervasive developmental disorders〈DSM-III-R以後の邦訳は広汎性発達障害〉），⑩ 特異的発達障害（specific developmental disorders）の10下位セクションに分けられた．

　表1に示すようにDSM-IIIでは，DSM-IIで精神遅滞に含められた境界精神遅滞は，境界知能としてVコードの障害とされ精神遅滞から除かれた．またIQによる下位分類は，DSM-III-RとDSM-IVでも踏襲された．

　学習障害やコミュニケーションの障害などはII軸診断の特異的発達障害の群に一括され，発達性読字障害（developmental reading disorder），発達性計算障害（developmental arithmetic disorder），発達性言語障害（developmental language disorder），発達性構音障害（developmental articulation disorder），混合性特異的発達障害（mixed specific developmental disorder），非定型特異的発達障害（atypical specific developmental disorder）の6単位障害を含んでいた．

DSM-IとDSM-IIでは統合失調症の小児期型に分類されていた自閉的な発達障害は，全般的発達障害（DSM-III-R以後は広汎性発達障害）として統合失調症からは分離され，幼児自閉症（infantile autism），小児期発症の全般的発達障害（childhood onset pervasive developmental disorder），非定型全般的発達障害（atypical pervasive developmental disorder）の3単位障害から構成された．

多動な状態は，注意の障害を主症状とする観点から注意欠陥障害とされ，多動を伴うもの，多動を伴わないもの，残遺型の3単位障害をおいた．非行的状態は行為障害として，社会化不全型，攻撃型（undersocialized, aggressive），社会化不全型，非攻撃型（undersocialized, nonaggressive），社会化型，攻撃型（socialized, aggressive），社会化型，非攻撃型（socialized, nonaggressive）および非定型（atypical）の5単位障害に分けられた．

摂食障害は，神経性無食欲症（anorexia nervosa），大食症（bulimia），異食症（pica），幼児期の反芻性障害（rumination disorder of infancy），非定型摂食障害（atypical eating disorder）の5単位障害があった．

常同運動障害は，一過性チック障害（transient tic disorder），慢性運動性チック障害（chronic motor tic disorder），Tourette障害，非定型チック障害（atypical tic disorder），非定型常同運動障害（atypical stereotyped movement disorder）の5単位障害を含む．

身体的表出を伴う他の障害は，吃音症（stuttering），機能性遺尿症（functional enuresis），機能性遺糞症（functional encopresis），睡眠遊行障害（sleepwalking disorder），睡眠驚愕障害（sleep terror disorder）の5単位障害を含む．

不安を主症状とする小児期または青年期の不安障害は，分離不安障害（separation anxiety disorder），小児期または青年期の回避性障害（avoidant disorder of childhood or adolescence），過剰不安障害（overanxious disorder）の3単位障害から成っていた．幼児期，小児期または青年期の他の障害は，幼児期の反応性愛着障害（reactive attachment disorder of infancy），小児期または青年期の統合失調質障害（schizoid disorder of childhood or adolescence），選択性緘黙（elective mutism），反抗性障害（oppositional disorder），同一性障害（identity disorder）の5単位障害を含む．

••• DSM-III-R

DSM-III-Rは，18のセクションに精神障害を分類した．それらは，1. 幼児期，小児期または青年期に通常発症する障害，2. 器質性精神症候群および障害（organic mental syndromes and disorders），3. 精神活性物質使用障害（psychoactive substance use disorders），4. 統合失調症（schizophrenia），5. 妄想性障害（delusional disorder），6. 他に分類できない精神病性障害，7. 気分障害（mood disorders），8. 不安障害，9. 身体表現性障害，10. 解離性障害，11. 性障害（sexual disorders），12. 睡眠障害（sleep disorders），13. 虚偽性障害，14. 他に分類できない衝動制御の障害，15. 適応障害，16. 身体的病態に影響する心理的諸因子，17. 人格障害，および18. 精神障害によらないが医学的関与または治療の対象となる状態のためのVコードである．

幼児期，小児期または青年期に通常発症する障害のセクションは，12の下位セクショ

ンに分けられた．それらは，① 精神遅滞，② 広汎性発達障害（pervasive developmental disorders：PDD），③ 特異的発達障害，④ 他の発達障害（other developmental disorders），⑤ 破壊的行動障害（disruptive behavior disorders），⑥ 小児期または青年期の不安障害，⑦ 摂食障害，⑧ 性同一性障害（gender identity disorders），⑨ チック障害（tic disorders），⑩ 排泄障害（elimination disorders），⑪ 他のどこにも分類されない言語障害（speech disorders not elsewhere classified），⑫ 幼児期，小児期または青年期の他の障害である．

　精神遅滞の IQ に基づく下位分類は DSM-III のそれと同じであるが，DSM-III-R の下位セクションや単位障害には，DSM-III とはかなりの相違がある．その第一は，精神遅滞，PDD，特異的発達障害，他の発達障害の 4 下位セクションをまとめて発達障害（developmental disorders）として II 軸の障害としたことである．また PDD は DSM-III の幼児自閉症よりも発症年齢の幅を広げ，診断基準項目を増やし，診断概念を拡大した自閉性障害（autistic disorder）とそれ以外を一括した特定不能の広汎性発達障害（PDD not otherwise specified：PDD-NOS）の 2 単位障害に分けられた．特異的発達障害は，学習能力障害（academic skills disorders），言語と会話の障害（language and speech disorders），運動能力障害（motor skills disorder）に分けられた．学習能力障害は，新たに書字の障害である発達性表出性書字障害（developmental expressive writing disorder）を加え，発達性読字障害と発達性計算障害の 3 単位障害から成り，言語と会話の障害は，発達性表出性言語障害，発達性受容性言語障害および発達性構音障害の 3 単位障害を含み，運動能力障害には発達性協調運動障害（developmental coordination disorder）の 1 単位障害がおかれている．またその他のカテゴリーとして，特異的発達障害については特定不能の特異的発達障害（specific developmental disorder NOS）があり，他の発達障害のもとには特定不能の発達障害（developmental disorder NOS）がおかれた．

　また破壊的行動障害のグループのもとに注意欠陥/多動性障害，行為障害，反抗挑戦性障害がおかれた．摂食障害は DSM-III と同様の単位障害がおかれ，チック障害は，その単位障害は DSM-III のそれとほぼ同様であるが，独自の下位セクションとなった．小児期または青年期の不安障害の単位障害（分離不安障害，回避性障害，過剰不安障害）は DSM-III のそれらと同じである．

　DSM-III-R では，DSM-III では性心理障害のセクションに含められていた性同一性障害が，幼児期，小児期または青年期に通常発症する障害のセクションに含められた．

DSM-IV

　多軸診断の枠組みで操作的診断基準によって精神障害を診断するという DSM-III 以来の診断基準体系では，20 年の使用経験のある DSM-IV は最も完成された体系である．2000 年にはテキスト改訂版[8]が出版されたが，各診断基準は 1994 年に出版されたものと同じで変更はない．

　DSM-IV は，DSM-III-R と一部で共通性はあるが，名称と分類・構成をかなり改訂した 17 セクションに精神障害を分類した．それらは，1. 幼児期，小児期または青年期に通

常初めて診断される障害（disorders usually first diagnosed in infancy, childhood or adolescence），2. せん妄，認知症，および健忘と他の認知障害（delirium, dementia, and amnestic and other cognitive disorders），3. 一般身体疾患による精神障害（mental disorders due to a general medical condition），4. 物質関連障害（substance-related disorders），5. 統合失調症および他の精神病性障害（schizophrenia and other psychotic disorders），6. 気分障害，7. 不安障害，8. 身体表現性障害，9. 虚偽性障害，10. 解離性障害，11. 性障害および性同一性障害（sexual and gender identity disorders），12. 摂食障害，13. 睡眠障害，14. 他に分類できない衝動制御の障害（impulse-control disorders not elsewhere classified），15. 適応障害，16. 人格障害，および17. 臨床的注目の対象となりうる他の状態（other conditions that may be a focus of clinical attention）である．

　幼児期，小児期または青年期に通常初めて診断される障害のセクションは，① 精神遅滞，② 学習障害，③ 運動能力障害，④ コミュニケーション障害，⑤ PDD，⑥ 注意欠陥および破壊的行動障害（attention-deficit and disruptive behavior disorders），⑦ 幼児期または小児期早期の哺育および摂食障害（feeding and eating disorders in infancy or early childhood），⑧ チック障害，⑨ 排泄障害，⑩ 幼児期，小児期または青年期の他の障害の10下位セクションに分けられた．

　精神遅滞は DSM-III-R と同様に II 軸に分類され，DSM-III-R と同様の IQ 区分に基づく下位分類がなされている．学習障害は読字障害，算数障害，書字表出障害（disorder of written expression），特定不能の学習障害（learning disorder NOS）の4単位障害から成る．運動能力障害は，単一の単位障害である発達性協調運動障害から成る．コミュニケーション障害は，表出性言語障害，受容-表出混合性言語障害，音韻障害，吃音症，特定不能のコミュニケーション障害（communication disorder NOS）から成る．DSM-III-R では受容性言語障害とされていた状態が，表出性の要素も重なることから受容-表出混合性言語障害とされ，また DSM-III-R では乱雑言語症とともに他のどこにも分類されない言語障害に含められていた吃音症がコミュニケーション障害に含められ，乱雑言語症は独立の単位障害ではなくなった．

　PDD は，DSM-III-R の自閉性障害と PDD-NOS から，診断基準を明確化し発症年齢も3歳未満とした自閉性障害と DSM-IV で初めて採用された Rett 障害，小児期崩壊性障害（childhood disintegrative disorder），Asperger 障害の3単位障害および PDD-NOS の5単位障害に分けられた．PDD-NOS は DSM-III-R のそれよりは範囲が狭くなったが診断基準がないことは変わらず，PDD 概念の拡大につながるという問題点を有していた．

　注意欠陥および破壊的行動障害は，注意欠陥/多動性障害（ADHD：混合型，不注意優勢型，多動性-衝動性優勢型），特定不能の ADHD（ADHD-NOS），行為障害，反抗挑戦性障害（oppositional and defiant disorder）および特定不能の破壊的行動障害（disruptive behavior disorder NOS）の5単位障害から成っている．ADHD は不注意と多動性-衝動性の各9項目の診断基準について，少なくとも一方で7歳までに6項目以上あてはまることが診断に必要である．それは満たさないが ADHD 症状で適応上の問題が明確であれば ADHD-NOS と診断されるが，どの程度以上の症状数がその診断に必要かについては明記

がない．また ADHD 症状は PDD にもよく認められるが，DSM-IV では，PDD の診断基準を満たす例では ADHD の診断基準を満たす症状があっても，ADHD を重ねて診断しないというルールがあるが，PDD と ADHD の重複診断を認めることが実際的である．さらに ADHD 症状は成人まで持続する場合が少なくないが，成人での診断基準が DSM-IV にはない．行為障害は，DSM-III-R でのような下位類型はなくなったが，かわりに小児期発症型と青年期発症型に分けられるようになった．

　幼児期または小児期早期の哺育，摂食障害は，異食症，反芻性障害，幼児期または小児期早期の哺育障害の 3 単位障害を含む．チック障害は，Tourette 障害，慢性運動性または音声チック障害，一過性チック障害，特定不能のチック障害の 4 単位障害を含む．また一過性チック障害については，単一エピソードか反復性かを特定するようになった．排泄障害は，遺糞症と遺尿症から成るが，遺糞症は便秘と溢流性失禁を伴うものと伴わないものに分けられ，遺尿症は夜間のみ，昼間のみ，夜間および昼間の 3 型に分けられた．幼児期，小児期または青年期の他の障害は，分離不安障害，選択性緘黙（selective mutism），幼児期または小児期早期の反応性愛着障害（抑制型，脱抑制型），常同運動障害および特定不能の幼児期，小児期または青年期の障害の 5 単位障害から成る．

幼児期から青年期に発症する障害の下位分類と単位障害の変遷

下位分類

　DSM-I には幼児期から青年期に発症する障害を包括するセクションはないが，第 2 セクションの精神薄弱（精神遅滞）が，その一部を担うものである．その他の単位障害は**表 1** の最左列に示すものがある．DSM-II においても精神遅滞のセクションがそれに対応するものとしてあるが，第 9 セクションの小児期および青年期の行動障害が小児期から青年期に発症する障害のセクションとして設けられた．しかし，その単位障害は小児期または青年期における，多動反応，回避反応，過剰不安反応，逃走反応，社会化不全攻撃反応，集団非行反応および他の反応のみである．

　DSM-III では，その 17 のセクションの第 1 セクションが幼児期から青年期に通常発症する障害を分類するセクションとして設けられ，そのもとに 10 の下位セクションと 45 の単位障害がおかれた．また第 10 下位セクションの特異的発達障害は II 軸診断とされた．DSM-III-R では，その 18 のセクションの第 1 セクションが DSM-III と同様に幼児期，小児期または青年期に通常発症する障害とされ，そのもとに 12 の下位セクションと 46 の単位障害がおかれた．また最初の 4 つの下位セクションである精神遅滞，特異的発達障害，PDD および他の発達障害は，発達障害としてまとめられ II 軸診断とされた．DSM-IV では，17 のセクションの第 1 セクションが幼児期，小児期または青年期に通常初めて診断される障害とされ，そのもとに 10 の下位セクションと 39 の単位障害がおかれた．このセクションの障害は，精神遅滞以外はすべて I 軸診断となり，DSM-III-R で採用された発達障害のグループ名は採用されなかった．単位障害の操作的診断基準は DSM-III で

初めて登場し，DSM-III-R と DSM-IV でもそれらが示された．

単位障害

精神遅滞

表 1 の上段に示すように，精神遅滞（知的障害）は，DSM-I では精神薄弱の名称で IQ レベルによって軽度，中等度および重度に分類された．それらは DSM-III 以降の分類ではそれぞれ境界知能，軽度，中等度以下の段階に相当する．DSM-II では精神遅滞は，境界精神遅滞，軽度精神遅滞，中等度精神遅滞，重度精神遅滞，最重度精神遅滞および特定不能の精神遅滞（IQ 測定不能）に分類された．境界知能が精神遅滞に含められたことと IQ 区分の数値が多少異なることを除けば，軽度精神遅滞から特定不能の精神遅滞の分類は DSM-III 以降のそれらと基本的に同じである．DSM-III では，軽度精神遅滞，中等度精神遅滞，重度精神遅滞，最重度精神遅滞および特定不能の精神遅滞の 5 類型に分類され，境界知能（IQ＝71〜84）は精神遅滞から除かれ，精神障害ではないが臨床的関与が必要となりうる状態として V コードに含められた．この精神遅滞の分類は DSM-III-R と DSM-IV でも踏襲された．

学習障害

DSM-I では，心理的起源をもつ，あるいは明白な身体的原因または脳の構造的変化のない障害のなかの人格障害中の特殊症状反応に学習障害がおかれた．DSM-II では特殊症状の単一下位群である他に分類できない特殊症状（他の障害によらない単一の症状）のなかに特異的学習障害がおかれた．DSM-III では特異的発達障害のなかに発達性読字障害と発達性計算障害がおかれた．DSM-III-R では特異的発達障害のなかの学習能力障害に発達性読字障害，発達性計算障害および発達性表出性書字障害の 3 型がおかれ，DSM-IV では特異的発達障害という下位セクションはなくなり，第 2 下位セクションである学習障害のなかに読字障害，算数障害，書字表出障害および特定不能の学習障害がおかれた．

運動能力障害

運動能力障害については，DSM-I から DSM-III までにはそれに対応する障害はなく，DSM-III-R で運動能力障害のなかに発達性協調運動障害がおかれ診断基準が示された．DSM-IV でも運動能力障害のなかに発達性協調運動障害がおかれたが，その診断基準は DSM-III-R のものより詳細である（PDD の診断基準を満たさないこと，精神遅滞がある場合，運動の困難は通常それに伴うものより過剰なこと）．

コミュニケーション障害

コミュニケーション障害については，DSM-I では心理的起源をもつ，あるいは明白な身体的原因または脳の構造的変化のない障害のなかの人格障害中の特殊症状反応に会話の障害がおかれている．DSM-II では特殊症状の単一下位セクションである他に分類できない特殊症状（他の障害によらない単一の症状）のなかに会話の障害がおかれている．

DSM-IIIでは特異的発達障害のなかに発達性言語障害・表出型，発達性言語障害・受容型，発達性構音障害の3型がおかれた．DSM-III-Rでは同じく特異的発達障害のなかの言語と会話の障害に発達性表出性言語障害，発達性受容性言語障害，発達性構音障害の3型と他のどこにも分類されない言語障害に吃音症と乱雑言語症がおかれた．DSM-IVでは特異的発達障害という下位セクションはなく，第4下位セクションであるコミュニケーション障害のなかに表出性言語障害，受容-表出混合性言語障害，音韻障害，吃音症および特定不能のコミュニケーション障害の5単位障害がおかれた．

広汎性発達障害（PDD）

PDDについては，DSM-Iでは統合失調症性反応小児期型とされ，DSM-IIでも統合失調症小児期型とされていた．しかしDSM-IIIでは全般的発達障害（DSM-III-R以降は広汎性発達障害）として統合失調症とは別の障害セクションに分類され，それはDSM-III-RとDSM-IVでも踏襲された．その単位障害は，DSM-IIIでは幼児自閉症，小児期発症の全般的発達障害および非定型全般的発達障害の3つであり，DSM-III-Rでは自閉性障害とPDD-NOSの2つに集約され，DSM-IVでは自閉性障害，Rett障害，小児期崩壊性障害，Asperger障害およびPDD-NOSの5つとなった．

注意欠陥/多動性障害（ADHD）

ADHDについては，DSM-Iではそれに対応する障害はないが，DSM-IIでは小児期および青年期の行動障害のなかに小児期または青年期の多動性反応がおかれ，特に若年の小児で過動，おちつきなさ，転動性亢進，短い注意持続で特徴づけられ，この行動は通常，青年期に消失すると定義された．DSM-IIIでは，注意障害が主体となる障害と考えられ注意欠陥障害とされ，多動を伴う，多動を伴わないおよび残遺型の3型に分けられた．DSM-III-Rでは破壊的行動障害のなかにADHDがおかれたが，幼児期，小児期または青年期の他の障害のなかに残遺カテゴリーとして分類不能の注意欠陥障害（精神遅滞やADHDまたは劣悪な環境によるものではない著しい不注意の持続する状態）がおかれた．DSM-IVでは注意欠陥および破壊的行動障害のなかにADHD（混合型，多動性-衝動性優勢型，不注意優勢型）とADHD-NOSがおかれた．

行為障害

DSM-Iには行為障害に対応する障害はないが，DSM-IIでは小児期および青年期の行動障害のもとに小児期または青年期の集団非行反応，小児期または青年期の逃走反応，小児期または青年期の社会化不全攻撃反応がおかれた．DSM-IIIでは行為障害として，社会化型・非攻撃型，社会化型・攻撃型，社会化不全型・非攻撃型，社会化不全型・攻撃型，非定型行為障害がおかれた．DSM-III-Rでは破壊的行動障害のなかに行為障害（集団型，単独型，分類不能型）および反抗挑戦性障害がおかれた．DSM-IVでは注意欠陥および破壊的行動障害のなかに行為障害（小児期発症型，青年期発症型），反抗挑戦性障害，特定不能の破壊的行動障害（行為，反抗，挑戦性の問題があるが，行為障害や反抗挑

戦性障害の診断基準を満たさない状態) がおかれた.

摂食障害

DSM-I には摂食障害に対応する障害はないが, DSM-II では特殊症状のなかに哺育障害 (神経性無食欲症を含む) がおかれた. DSM-III では, 幼児期, 小児期または青年期に通常発症する障害のもとの摂食障害のなかに異食症, 幼児期の反芻性障害, 神経性無食欲症, 大食症, 非定型摂食障害がおかれた. DSM-III-R でも同じく摂食障害のなかに異食症, 幼児期の反芻性障害, 神経性無食欲症, 神経性大食症, 特定不能の摂食障害がおかれた. しかし DSM-IV では, 幼児期または小児期早期の哺育, 摂食障害のなかに異食症, 反芻性障害, 幼児期または小児期早期の哺育障害がおかれたが, 神経性無食欲症, 神経性大食症および特定不能の摂食障害は, 年齢を問わない摂食障害のセクションに移された.

チック障害

チック障害は DSM-I には採用されていない. DSM-II では特殊症状のもとの他に分類されない特殊症状のなかにチックがある. DSM-III では常同運動障害のなかに Tourette 障害, 慢性運動性チック障害, 一過性チック障害, 非定型チック障害と非定型常同運動障害がおかれた. DSM-III-R ではチック障害のなかに Tourette 障害, 慢性運動性または音声チック障害, 一過性チック障害, 特定不能のチック障害がおかれ, DSM-IV でも同じ 4 単位障害がおかれた.

排泄障害

排泄の問題は, DSM-I では人格障害のもとの特殊症状反応のなかに遺尿症がおかれ, DSM-II では特殊症状のなかに遺尿症と遺糞症がおかれた. DSM-III では, 幼児期, 小児期または青年期に通常発症する障害のもとの身体的表出を伴う他の障害のなかに機能性遺尿症と機能性遺糞症がおかれ, DSM-III-R では幼児期, 小児期または青年期に通常発症する障害のもとの排泄障害のなかに機能性遺尿症と機能性遺糞症がおかれた. DSM-IV では, 幼児期, 小児期または青年期に通常初めて診断される障害のもとの排泄障害のなかに遺尿症と遺糞症がおかれた.

不安障害

若年者の不安障害については, DSM-I にはそれに対応する障害はないが, DSM-II では小児期および青年期の行動障害のなかに小児期または青年期の回避反応および小児期または青年期の過剰不安反応がおかれた. DSM-III と DSM-III-R では小児期または青年期の不安障害のなかに分離不安障害, 小児期または青年期の回避性障害, 過剰不安障害がおかれ, 幼児期, 小児期または青年期の他の障害のなかに幼児期または小児期早期の反応性愛着障害と選択性緘黙がおかれた. DSM-IV では小児期または青年期の不安障害の下位セクションはなくなり, 幼児期, 小児期または青年期の他の障害のなかに分離不安障害が, 幼児期または小児期早期の反応性愛着障害および選択性緘黙とともにおかれた.

DSM-IVでは若年者の他の不安障害については，不安障害のセクションで成人と共通の診断基準によって診断される．

性同一性障害

性同一性の障害については，DSM-IとDSM-IIでは人格障害のなかに性的倒錯（sexual deviation）があるが，より重症度の高い状態を対象としており，性同一性の障害に対応する適切なカテゴリーはない．DSM-IIIでは幼児期，小児期または青年期に通常発症する障害のセクションではなく，性心理障害のセクションのもとの性同一性障害のなかに性転換症，小児期の性同一性障害および非定型性同一性障害の3単位障害がおかれた．DSM-III-Rでは幼児期，小児期または青年期に通常発症する障害のセクションのもとに性同一性障害がおかれ，そのなかに小児期の性同一性障害，性転換症，青年期または成人期の性同一性障害・非性転換型，特定不能の性同一性障害の4単位障害が含められた．しかしDSM-IVでは幼児期，小児期または青年期に通常初めて診断される障害のセクションではなく，性障害および性同一性障害のセクションに性同一性障害がおかれ，そのなかに小児の性同一性障害，青年または成人の性同一性障害，特定不能の性同一性障害の3単位障害が含められた．

睡眠障害

睡眠障害については，DSM-Iでは心理的起源をもつ，あるいは明白な身体的原因または脳の構造的変化のない障害のなかの人格障害中の特殊症状反応に夢中遊行症がおかれた．DSM-IIでは特殊症状のもとの他に分類されない特殊症状のなかに睡眠の障害（disorder of sleep）がおかれた．DSM-IIIで初めて，幼児期，小児期または青年期に通常発症する障害のもとの身体的表出を伴う他の障害のなかに睡眠遊行障害と睡眠驚愕障害がおかれた．DSM-III-Rでは幼児期から青年期の障害のセクションにではなく，睡眠障害のセクションのもとの睡眠時異常行動のなかに睡眠遊行障害と睡眠驚愕障害が夢不安障害と特定不能の睡眠時異常行動とともにおかれ，DSM-IVでも睡眠障害のセクションのなかの睡眠時随伴症に睡眠時遊行症と夜驚症が，悪夢障害と特定不能の睡眠時随伴症とともにおかれた．

適応障害

適応障害については，DSM-Iでは一過性状況性人格障害のもとに幼児期の適応反応，小児期の適応反応，青年期の適応反応がおかれた．DSM-IIでは一過性状況性障害（transient situational disturbances）のもとに幼児期の適応反応（発作的な泣き，食欲の低下と重い社会的ひきこもりで特徴づけられる母親からの離別に関連した悲嘆反応など），小児期の適応反応（夜尿，注意惹起行動や見捨てられ恐怖で表現される同胞出生に関連した嫉妬など），青年期の適応反応（学業不振と関連して，激しいかんしゃく，ふさぎ込み，落胆で示される易怒性と抑うつなど）がおかれた．DSM-IIIでは発症年齢による分類はなくなり，適応障害として発症年齢によらず主症状で下位類型を8型（抑うつ気分を伴う，

不安気分を伴う,混合した情動像を伴う,行為の障害を伴う,情動と行為の混合した障害を伴う,仕事または学業の停滞を伴う,ひきこもりを伴う,非定型病像を伴う)に分類した.この考え方は DSM-III-R と DSM-IV でも踏襲されたが,下位類型は DSM-III-R では9型(不安気分を伴う,抑うつ気分を伴う,行為の障害を伴う,情動と行為の混合した障害を伴う,混合した情動像を伴う,身体的愁訴を伴う,ひきこもりを伴う,仕事または学業の停滞を伴う,特定不能の)があり,DSM-IV では6型(抑うつ気分を伴う,不安を伴う,不安と抑うつ気分の混合を伴う,行為の障害を伴う,情動と行為の混合した障害を伴う,特定不能の)がある.

精神障害ではないが専門家の対応・注目が必要となりうる状態

これらの状態については,DSM-I には対応するカテゴリーはない.DSM-II では明白な精神科的障害のない状態および非特異的状態のセクションが対応するものであるが,特に幼児,小児,青年の問題に特化した状態は含まれていない.DSM-III で初めて V コードとして,精神障害ではないが専門家の対応・注目が必要となりうる状態を診断するようになった.そのなかで幼児期から青年期に関連するものは,親子の問題,小児期または青年期の反社会的行動,境界知能,学業上の問題であり,これらは DSM-III-R では同様に,また DSM-IV では同胞関係の問題(sibling relational problem)を加えて踏襲された.また同一性に関する障害は,DSM-III と DSM-III-R では幼児期,小児期または青年期の他の障害のなかに同様な診断基準をもつ同一性障害(identity disorder)としておかれていたが,DSM-IV では内容とコードは同じで(V コードはない)同一性の問題(identity problem)として,しかし V コード群のなかにおかれた.

DSM 体系は,その第1版の DSM-I が出版されて60年を超える歴史がある国際的な精神障害の診断基準体系である.特に DSM-IV は20年間にわたって使用されてきた DSM 体系のなかでは最も長い歴史のあるものである.その範疇的な精神障害の診断は,次元的な精神障害の診断を重視する DSM-5[9] によって置き換えられるようになった.しかし DSM-5 の評価は,今後の臨床・研究での使用を通して定まるものである.

診断基準にとっては,その信頼性と妥当性が有用性を示す重要な測度である.DSM-5 の単位障害の診断基準の日本語版については,その邦訳が適切なら内容的妥当性は示されたと考えられるので,その信頼性,特に評価者間信頼性の検討が重要課題となる.それが証明されれば臨床と研究において DSM-5 の各診断基準の日本語版の使用が進展していくと思われる.しかし DSM-5 のみで診断をすると,従来からの DSM-IV による診断例との比較が困難になるという問題が生じる.過去から現在までの受診例の臨床統計や現在までに集積された対象例についての研究では,DSM-IV 診断例と DSM-5 診断例が含まれることになり,診断の統一が必要となる.そのような場合,過去の受診例を DSM-5 で再診断できればよいが,それが容易でないことは少なくないはずである.このような困難を回避する適切な方法は,DSM-5 診断と同時に DSM-IV 診断も行うことである.このことによって DSM-5 以前の受診例と以後の受診例の比較検討が可能となり,臨床でも研究にお

いても意味あることとなる．あるいはそのようなデータの蓄積は，決して DSM の最終版ではないはずの DSM-5 の将来の改訂にも役立つものとなるであろう．

（栗田　広）

● 文献

1) American Psychiatric Association. Diagnostic and Statistical Manual：Mental Disorders. Washington DC：APA；1952.
2) American Psychiatric Association. Diagnostic and Statistical Manual of Mental Disorders, 2 nd edition（DSM-II）. Washington DC：APA；1968.
3) American Psychiatric Association. Diagnostic and Statistical Manual of Mental Disorders, 3 rd edition（DSM-III）. Washington DC：APA；1980.
4) World Health Organization. International Classification of Diseases, 1975 Revision. Geneva：WHO；1977.
5) American Psychiatric Association. Diagnostic and Statistical Manual of Mental Disorders, 3 rd edition, Revised（DSM-III-R）. Washington DC：APA；1987.
6) American Psychiatric Association. Diagnostic and Statistical Manual of Mental Disorders, 4 th edition（DSM-IV）. Washington DC：APA；1994.
7) World Health Organization. The ICD-10 Classification of Mental and Behavioural Disorders：Diagnostic Criteria for Research. Geneva：WHO；1993.
8) American Psychiatric Association. Diagnostic and Statistical Manual of Mental Disorders, 4 th edition, Text Revision（DSM-IV-TR）. Washington DC：APA；2000.
9) American Psychiatric Association. Diagnostic and Statistical Manual of Mental Disorders, 5 th edition（DSM-5）. Arlington, VA：APA；2013.

DSM-5 と ICD-11 の相違点

　米国においては，精神科診断において Diagnostic and Statistical Manual of Mental Disorders, 5th edition（DSM-5）が用いられるが，"公式な"公衆衛生上の報告に用いられる診断基準は International Classification of Diseases（ICD）である．世界保健機関（WHO）に加盟している国は，疾患統計を報告する際に ICD を用いて行うことが義務づけられている．一方で，どの版を用いるかは各国に任されており，米国では 2013 年になって初めて ICD-10 を採用した．過去の疾患統計との一貫性を取るために，いまだに ICD-9 を採用している国々もある．

　ICD-11 と DSM-5 は，当初 2012 年に改訂が行われる予定であった．DSM-5 は，2013 年 5 月に遅れ，ICD-11 は，大幅に改訂の作業が遅れ，2017 年の改訂を目指して現在ベータ版によるフィールドトライアルが進行中である．今までの DSM と ICD は交互に改訂され，改訂の内容・方向性が必ずしも一致していなかった．今回の改訂にあたっては，米国精神医学会（APA）および WHO のいずれも当初は，harmonization（融合）と integration（統合）を目指した作業を行うことを強調した．しかし，DSM-5 の改訂そのものが公開された形で行われなかったことと，ICD-11 の改訂が当初の予定よりも大きく遅れてしまったことから，当初期待されたような DSM-5 と ICD-11 の融合が行われる可能性は低くなっている．ただし，今回の改訂では，子どもの領域に関しては，現時点では大きな枠組みのなかでは同じ方向性を示しているものと考えられている．本項では現時点での DSM-5 と ICD-11 の類似点と差異を比較し，DSM-5 と ICD-11 の違いについて論じる．しかし，ICD-11 の改訂作業が大幅に遅れ，2017 年にずれ込んでおり，最終版の ICD-11 と DSM-5 の違いに関しては現時点の予想と大きく異なる可能性はある．

DSM-5 と ICD-11 における Meta-structure の違い

　子どもの精神疾患は，DSM-IV-TR では，「通常，乳児期，小児期，または青年期に初めて診断される障害」，ICD-10 では，「精神遅滞」，「心理的発達の障害」，「小児期および青年期に通常発症する行動および情緒の障害」に分類されていたものが，DSM-5，ICD-11 ともに Neurodevelopmental Disorders（神経発達症群/神経発達障害群）を新しく疾患群として分類し，その他の従来子どもの時に発症するとされていた疾患群は，症候学的に類似する従来成人期に発症するとされていた疾患群にまとめられることになった．この点においては，基本的な疾患の大まかな分類の方針に対しては DSM-5 と ICD-11 の harmonization（融合）が行われた．

　ICD-11 と DSM-5 との相違を考えると，従来と同様に，ICD-11 では疾患の定義と診断のガイドラインから構成され，DSM-5 のような操作的な診断基準を用いた診断にはならないことが現時点では予想される．ICD では，各疾患記述は，定義としての主要な臨床像といくつかの副次的な臨床像を記述し，さらに診断ガイドラインによって，臨床医が確

表1 DSM-5とICD-11の神経発達障害群の比較

DSM-5	ICD-11
Intellectual Disabilities　知的能力障害群	Disorders of intellectual development
Communication Disorders　コミュニケーション症群/コミュニケーション障害群	Developmental speech and language disorders
Autism Spectrum Disorder　自閉スペクトラム症/自閉症スペクトラム障害	Autism spectrum disorder
Specific Learning Disorder　限局性学習症/限局性学習障害	Developmental learning disorders
Motor Disorders　運動症群/運動障害群	Developmental motor coordination disorder
Tic Disorders　チック症群/チック障害群	Chronic developmental tic disorders
Attention Deficit/Hyperactivity Disorder　注意欠如・多動症/注意欠如・多動性障害	Attention deficit disorders
Motor Disorders　運動症群/運動障害群	Stereotyped movement disorder
Other Specified Neurodevelopmental Disorder　他の特定される神経発達症/他の特定される神経発達障害	Other specified neurodevelopmental disorders
Unspecified Neurodevelopmental Disorder　特定不能の神経発達症/特定不能の神経発達障害	Neurodevelopmental disorders, unspecified

(WHO. ICD-11 Beta Draft[1]／APA. DSM-5. 2013/日本語版. 2014[2]をもとに作成)

定診断を行うための症状の数と症状のつりあいを示し，診断を行う形式をICD-11においても踏襲するものと考えられる．2013年5月に改訂されたDSM-5では，従来通りの操作的な診断基準を用いた診断を踏襲しながらもディメンショナルな視点が加えられたり，多軸診断が廃止されたりと大きな変化があった．ICD-11は，bottom down[*1]の診断様式をとり，DSM-5ではbottom up[*2]の診断様式をとる点が大きな違いとなると考えられる．

Neurodevelopmental Disorders（神経発達障害群）におけるDSM-5とICD-11の相違点

　今回の改訂ではDSM-5でもICD-11でも，従来存在しなかった神経発達障害群が，新しい診断カテゴリーとして新設された．現時点では，表1で示すように，構成に違いは認められない．広汎性発達障害において，Autism Spectrum Disorder（ASD）として下位分類が廃止された点は，DSM-5，ICD-11ともに大きな変化である．個々の疾患グループ名をみるとDSM-5とICD-11では相違が認められ，ICD-11では疾患名称にも"developmental"が加わっているものが多く，より発達に重点がおかれていることが示唆される．

　疾患の概念では，DSM-5では，Communication Disorders（コミュニケーション症群/コミュニケーション障害群）と分類されているものがICD-11では，Developmental

---

＊1：bottom downとは，原型（template）となる病像に類似するかどうかで診断を行う．
＊2：bottom upとは，診断項目があり，その項目をチェックし充足することで診断することを指す．

speech and language disorders と分類されている．DSM-5では，コミュニケーション症群に新規に Social (Pragmatic) Communication Disorder（社会的〈語用論的〉コミュニケーション症/社会的〈語用論的〉コミュニケーション障害）が追加された．この DSM-5 の疾患群の記述は，ASD の行動，興味，および活動の限定された反復的で常同的な様式が存在しない疾患群に操作的な診断のうえではきわめて類似しており，従来の特定不能の広汎性発達障害の一部がこの診断に該当することになる．一方，ICD-11 では，現時点ではこの診断名を採用しておらず，今後 ICD-11 と DSM-5 の ASD の診断の範囲が異なる可能性も示唆している．また，ICD-11 では，Developmental speech and language disorders に selective mutism を含み，selective mutism は Anxiety and fear-related disorders と神経発達障害群の両方に位置づけられることになった．この点が，DSM-5 と ICD-11 における，言語およびスピーチについての基本的な概念の違いを示唆するものとなっている．DSM-5 の Specific Learning Disorder（限局性学習症/限局性学習障害）では，従来あった下位分類を廃止し，Specifier（特定用語）によって個々の学習症の特徴を表現しようとしているが，ICD-11 の Developmental learning disorders では，従来どおり下位分類を維持している．学習症では，しばしば他の学習症を併存することがあり，DSM-5 ではより臨床現場での対応に配慮し下位分類としてではなく，特定用語を用いて学習症をより包括的にとらえようとする意図がみられる．

　DSM-5 では，DSM-IV-TR を踏襲し，Attention Deficit/Hyperactivity Disorder（注意欠如・多動症/注意欠如・多動性障害）の名称が継承され，また従来からあった下位分類を廃止し，代わりに特定用語で，current presentation として従来あった下位分類を現在の病像として表現することになった．一方で，成人の注意欠如・多動症の診断基準も定義された．また，ICD-11 では，従来の Hyperkinetic disorders（多動性障害）から，Attention deficit disorders（ADD）と名称を変更し，ADD の下位分類に Attention deficit hyperactivity disorder と Attention deficit disorder without hyperactivity を配置している．ICD-11 の Attention deficit hyperactivity disorder は，DSM-5 の注意欠如・多動症ときわめて類似したものと考えられ，DSM-5 同様，現在の病状により 3 つのタイプに分けられている．ICD-11 では，Attention deficit disorder without hyperactivity を設けることにより，多動・衝動性のまったくないタイプを新たに認めることになっている．この考え方は DSM-5 の草案でも考慮されたものであり，DSM-5 がなしえなかった変更を ICD-11 では行おうとしていることになる．現時点では ICD-11 において成人の ADD をどのように定義するかについての明確な指標は示されていない．

Feeding and Eating Disorders（食行動障害および摂食障害群）の DSM-5 と ICD-11 の相違点

　表 2 で示されるように現時点では，食行動障害および摂食障害群に関しては大きな違いは認められていない．

表2 DSM-5とICD-11の食行動障害および摂食障害群の比較

DSM-5	ICD-11
Anorexia Nervosa　神経性やせ症/神経性無食欲症	Anorexia nervosa
Bulimia Nervosa　神経性過食症/神経性大食症	Bulimia nervosa
Binge-Eating Disorder　過食性障害	Binge eating disorder
Avoidant/Restrictive Food Intake Disorder　回避・制限性食物摂取症/回避・制限性食物摂取障害	Avoidant-restrictive food intake disorder
Pica　異食症	Pica
Rumination Disorder　反芻症/反芻性障害	Rumination-regurgitation disorder
Other Specified Feeding or Eating Disorder　他の特定される食行動障害または摂食障害	Other specified feeding and eating disorders
Unspecified Feeding or Eating Disorder　特定不能の食行動障害または摂食障害	Feeding and eating disorders, unspecified

(WHO. ICD-11 Beta Draft[1]／APA. DSM-5. 2013/日本語版. 2014[2]をもとに作成)

表3 DSM-5とICD-11の秩序破壊的・衝動制御・素行症群の比較

DSM-5	ICD-11
Oppositional Defiant Disorder　反抗挑発症/反抗挑戦性障害	Oppositional defiant disorder[*1]
Conduct Disorder　素行症/素行障害	Conduct-dissocial disorder[*1]
	Other specified disruptive behaviour and dissocial disorders[*1]
	Disruptive behaviour and dissocial disorders, unspecified[*1]
Intermittent Explosive Disorder　間欠爆発症/間欠性爆発性障害	Intermittent explosive disorder[*2]
Pyromania　放火症	Pyromania[*2]
Kleptomania　窃盗症	Kleptomania[*2]
	Pathological gambling[*2]
	Compulsive sexual behaviour disorder[*2]
	Other specified impulse control disorders[*2]
	Impulse control disorders, unspecified[*2]

*1：ICD-11でのDisruptive behaviour and dissocial disorders.
*2：ICD-11でのImpulse control disorders.

(WHO. ICD-11 Beta Draft[1]／APA. DSM-5. 2013/日本語版. 2014[2]をもとに作成)

Disruptive, Impulse-Control, and Conduct Disorders(秩序破壊的・衝動制御・素行症群)におけるDSM-5とICD-11の相違点

　DSM-5の秩序破壊的・衝動制御・素行症群は，ICD-11における対応する概念とは大きな相違がある．DSM-5で秩序破壊的・衝動制御・素行症群とまとめられている疾患群が，ICD-11では，Disruptive behaviour and dissocial disordersとImpulse control disordersの2つの異なる疾患群に分けられている（表3）．ICD-11のDisruptive behaviour and dissocial disorders は，DSM-5 の Oppositional Defiant Disorder（反抗挑発症/反抗挑戦性障害），Conduct Disorder（素行症/素行障害）に該当すると考える．ICD-11 の Impulse control disorders は，DSM-5 の衝動制御の障害を越えて，DSM-5 では物質関連障害および嗜癖性障害群に含まれる Gambling Disorder（ギャンブル障害）や Obsessive-Compulsive and Related Disorders（強迫症および関連症群/強迫性障害および関連障害群）との境界と考えられるような Compulsive sexual behaviour disorder が含まれている．DSM-5 において，秩序破壊的・衝動制御・素行症群を一つの疾患概念としてまとめる妥当性に関しては疑問が残る．一方で，DSM-IV-TR から DSM-5 への改訂では，衝動制御の障害から，強迫症群あるいは嗜癖性障害群に再分類されたものも多く，ICD-11 でも衝動制御の障害から Obsessive-compulsive and related disorders に再分類されたものも多くあったが，DSM-5 と異なり Pathological gambling はそのまま衝動制御の障害として残り，新規に Compulsive sexual behaviour disorder が衝動制御の障害に加えられた．衝動制御の障害，強迫症状，嗜癖の問題は今後 ICD-11 の最終版が発行されるまでに変更が行われる可能性もある．

　DSM-5 と ICD-11 の改訂に向けては融合と統合が期待された．現時点では，大枠では同一の方向へ向けた改訂が行われてきていると考えられるが，詳細をみると必ずしも期待されたような融合が行われていないことが明らかとなっている．今後，ICD-11 の最終が出版される 3 年後の 2017 年までにさらなる融合がなされることを期待する．

（齊藤卓弥）

● 文献

1) ICD-11 Beta Draft.
   http://apps.who.int/classifications/icd11/browse/l-m/en
2) American Psychiatric Association. Diagnostic and Statistical Manual of Mental Disorders, 5 th edition（DSM-5）．Arlington：APP；2013／日本精神神経学会（監），髙橋三郎ほか（訳）．DSM-5 精神疾患の診断・統計マニュアル．東京：医学書院；2014．

I

神経発達症群/神経発達障害群

Neurodevelopmental Disorders

I. 神経発達症群/神経発達障害群
Neurodevelopmental Disorders

知的能力障害群，コミュニケーション症群/コミュニケーション障害群

知的能力障害群 Intellectual Disabilities

　　知能が明らかに低いこと，さまざまな社会生活場面における適応水準が低いこと，およびそれらが発達期に発現することを特徴とするグループである．かつては「精神薄弱（mental deficiency〈英〉；Schwachsinn〈独〉）」と呼ばれたが，その後，医学の領域では長く「精神遅滞（mental retardation）」の用語が用いられてきた．一方，教育や福祉では近年は"intellectual disability"，"developmental disability"，"learning disability"などが用いられることが多くなっていた[1]．なお，英国では，"learning disability"が全般的な認知発達の遅れの意味で用いられ，知的水準に比して読み，書き，計算などの能力に乖離がみられる状態，すなわちDSM-IV-TR[2]の「学習障害（Learning Disorder）」またはICD-10[3]の「学力の特異的発達障害（Specific Developmental Disorders of Scholastic Skills）」に対しては"specific learning disability"の用語が用いられるので，注意が必要である．

　　わが国の法制度では「精神薄弱」が長く用いられてきたが，さまざまな議論を経て，1999年から「知的障害」が用いられるようになった[4]．今回のDSM-5[5]の改訂では「知的能力障害群（Intellectual Disabilities）」が採用されており，近年ではむしろ一般的となっている用語に医学の側から歩み寄る形となっている．

●●● DSMにおける概念と分類の変遷

　　DSM-I[6]では，脳の器質的病変のない生来性の知能の欠陥を「精神薄弱（Mental Deficiency）」に分類した．診断は知能検査によってなされ，さらにIQによって軽度（mild：IQ 70〜85），中度（moderate：IQ 50〜70），重度（severe：IQ 50未満）の下位分類が設定された．

　　DSM-II[7]では，いくつかの重要な改変がなされた．まず，「精神薄弱」の用語が廃止され，「精神遅滞（Mental Retardation）」が初めて採用された．また，DSM-Iでは脳の器質的病変の有無によって異なる分類とされていたのを，1つの分類にまとめた（脳の器質的病変がある場合にはコード番号をつけた）．さらに，診断および下位分類に際しては，知能検査の結果だけでなく社会適応あるいは社会的成熟をも加味した総合的な判断によるとの考え方が初めて採用された．とはいえ，下位分類の診断の目安にはIQ値が具体的に記載された．すなわち，「境界精神遅滞（IQ 68〜85）」，「軽度精神遅滞（IQ 52〜67）」，「中等度精神遅滞（IQ 36〜51）」，「重度精神遅滞（IQ 20〜35）」，「最重度精神遅滞（IQ 20未満）」の下位分類がおかれ，そのほかに「特定不能の精神遅滞」が設けられた．

　　DSM-III[8]では，乳幼児期，児童期，青年期に初めて明らかとなる障害のグループを「知的（intellectual）」，「行動的（behavioral）」，「情緒的（emotional）」，「身体的（physical）」，「発達的（developmental）」の5つに分けた．そのうち「知的」のグループに属する唯一

の分類が「精神遅滞（Mental Retardation）」であった．基本的な類型概念はDSM-IIと同様であり，下位分類は「軽度精神遅滞（IQ 50～70）」，「中等度精神遅滞（IQ 35～49）」，「重度精神遅滞（IQ 20～34）」，「最重度精神遅滞（IQ 20未満）」，「特定不能の精神遅滞」であった．そのほか，「境界知能（borderline intellectual functioning；IQ 71～84）」がVコードにおかれた．

DSM-III-R[9]では，「乳幼児期，児童期，青年期に初めて明らかとなる障害のグループ」のなかに「発達障害（II軸）」がおかれ，そのなかに「精神遅滞（Mental Retardation）」がおかれた．診断基準はおおむねDSM-IIおよびDSM-IIIと同様であったが，下位分類は「軽度精神遅滞（IQ 50～55から約70）」，「中等度精神遅滞（IQ 35～40から50～55）」，「重度精神遅滞（IQ 20～25から35～40）」，「最重度精神遅滞（IQ 20または25未満）」，「特定不能の精神遅滞」と設定された．そのほか，「境界知能（borderline intellectual functioning）」がVコードにおかれた．

DSM-IV[10]およびDSM-IV-TR[2]では，「通常，乳幼児期，児童期，青年期に初めて診断される障害のグループ」に「精神遅滞（Mental Retardation）」がおかれた．診断基準と下位分類はDSM-III-R[9]と同じであり，DSM-III-Rと同様に「境界知能（borderline intellectual functioning）」がVコードにおかれた．

このように，DSM-II[7]以降は一貫して「精神遅滞（Mental Retardation）」の用語が採用され，概念のうえでは知能検査の結果だけでなく学業や職業生活などにおける社会適応をも加味した総合的な判断によって診断することになっていた．ただし，精神遅滞の有無の診断についても，さらには下位分類の診断についても，IQの目安が記載されていたため，多くの現場ではIQのみを指標として精神遅滞の診断を行ったり行政的な処遇の判定を行ったりしていた．診断基準のなかに数値が記載されてしまっていたことが，このような誤った診断行為や判定を助長していた側面があることも否定できない．

●●● DSM-5の分類と診断基準の特徴

DSM-5[5]では，「神経発達症群/神経発達障害群（Neurodevelopmental Disorders）」の分類のなかに「知的能力障害群（Intellectual Disabilities）」があり，そのなかに3つの下位分類が設定された．

知的能力障害（知的発達症/知的発達障害）
Intellectual Disability（Intellectual Developmental Disorder）　　＿．＿（＿．＿）

知的能力障害群の中核をなす分類である．DSM-5ドラフトの段階では一貫して「知的発達症/知的発達障害」であったが，最後になって米国の行政等ですでに一般的に用いられている「知的能力障害（intellectual disability）」が採用され，「知的発達症」は（　）つきで付加される形で残されるという折衷された形になった．

重症度はDSM-IV-TR[2]までのような下位分類ではなく，特定用語（specifier）となっている．この重症度の特定用語の説明として3ページ（DSM-5. pp.34-36/日本語版. pp.34-35[5]）に及ぶ表が掲載されているが，そこにはIQの数値の目安が一切記述されていない．

その要約を**表1**に示す．さらに，次のページから2ページ（DSM-5, pp.37-38/日本語版, pp.35-36[5]）にわたっては，前述の診断基準のA項目でIQ値が目安として記載されていないことの意義とB項目を重視すべきことが力説されている．このように，内容に関してはDSM-II～DSM-IV-TRの考え方からさらに一歩踏み込み，適応機能により注目して診断するよう臨床家に促すという方針が明確になっている．

A項目で規定される知的機能とは，推論，問題解決，企画，抽象的思考，判断，教示や経験からの学習，実用的理解などから構成され，なかでも言語理解，ワーキングメモリ，感覚的推論，量的推論，抽象的思考，認知能力に力点がおかれる．これらを評価するうえで知能検査が必要であることは否定されていないが，（平均から2標準偏差の偏倚に測定誤差を加味した）IQ 65〜75を単純に境界線としてはならないと書かれてある．

その理由の一つとして，DSM-5ではIQ値がいろいろな要因の影響を受けることをあげている．たとえば，同じ知能検査でも，時代とともに全体的に高値にシフトすることが知られている（Flynn効果）．また，簡便法や集団法のテストを行った場合や，個々の領域におけるサブテストのスコアの乖離が大きい場合，全体のIQ値が不適切となる．コミュニケーション，運動，感覚などに異常がみられる障害では，スコアに影響を及ぼす可能性がある．このような場合，1つのIQ値よりも個々のサブテストのスコアのほうが有用である．

IQ値は現実の生活場面における推論と実用能力の評価には必ずしも十分とはいえない．IQ 70以上でも適応行動の獲得が大きく損なわれ，もっと低いIQの人と同程度ということもある．したがって，IQはあくまで目安にすぎず，臨床的な総合判断が必要である．

適応機能について，DSM-5では，個人の自立と社会的責任に関するコミュニティの標準を基準として，「概念」，「社会性」，「実用」の3つの領域に分けて目安を述べている．「概念（学力）」領域は，記憶，言語，読字，書字，数学，実用的知識，問題解決，新奇場面における判断などから成る．「社会性」領域は，他者の思考・感覚・経験への意識，共感，対人コミュニケーション・スキル，交友能力，社会的判断などから成る．「実用」領域は，身辺処理，仕事，金銭管理，余暇，行動の自己管理，学校や仕事における課題の管理など，生活場面における学習と自己管理から成る．これらの領域の1つでも支援を要するほどの支障があり，それが診断基準A（知能の欠陥）と直接の関係があると判断され，さらに診断基準C（発達期からの発症）を満たす場合に，知的能力障害（知的発達症）と診断される．

全般的発達遅延 Global Developmental Delay　　315.8（F88）

5歳未満の子どもで，知的機能の発達の遅れがみられるが，年齢が低すぎるなどの理由で標準化された心理評価が遂行できない場合に用いられる診断である．後に一定の期間を空けてから再評価すべきであると記載されている．

特定不能の知的能力障害（特定不能の知的発達症/特定不能の知的発達障害）
Unspecified Intellectual Disability（Intellectual Developmental Disorder）　　319（F79）

5歳を超えた人で，盲やろうなどの感覚障害，運動障害，問題行動，併存する精神障害

表1 知的能力障害(知的発達症)の重症度

重症度	概念	社会性	実用
軽度	幼児期は異常が目立たない．学童期〜成人期には，1〜2の領域で学業不振がみられ支援を要する．成人期には学力の機能的使用や抽象的思考，実行機能，短期記憶に障害がある．同年齢の人たちに比べて問題へのアプローチや解決が具体的である	定型発達の同年齢の人たちに比べて対人交流が未熟である．コミュニケーション，会話，言語が具体的または未熟である．年齢相応の感情や行動の制御が難しい．対人場面でのリスク理解や判断が未熟で他者にだまされやすい	食材の買い物，移動，家事や子育て，栄養を考えた食事の準備，預貯金や金銭管理，余暇の調整などで支援を要する．概念的スキルを要しない仕事で雇用されることがある．健康管理や法律的決定，結婚や出産において支援を要する
中等度	概念的スキルの遅れが顕著である．幼児期には言語や学業の前段階のスキルの発達が遅い．学童期には学業不振が顕著である．成人期には，学力は小学生レベルで，仕事や個人の生活に必要な学力の使用のすべてにおいて支援を要する．日常生活において概念的な課題を行う際に持続的な支援を要する	対人コミュニケーション行動に顕著な差異がみられる．言葉は話せるが，複雑なことは話せない．対人関係や，ときに恋愛関係を結ぶことはできるが，対人的なサインを正確に理解しないときがある．対人的な判断や意志決定能力には限界があり，支援を要する．コミュニケーションや対人関係の障害のため，定型発達の人たちと友人関係を形成することは難しい．仕事における対人関係とコミュニケーションに支援を要する	食事，着替え，排泄，衛生などの身辺処理はできるが，教えるのに時間がかかり，促しが必要である．家事全般も同様に，成人レベルに達するには教えるのに時間がかかる．概念やコミュニケーション・スキルを要しない仕事は可能であるが，スケジュールや移動などには同僚や上司からの多大な支援を要する．余暇スキルは発達するが，時間をかけた支援と学習を要する．一部に不適応行動を示し，対人関係上の問題となる
重度	概念的スキルの獲得が困難である．文書や数量，時間，金銭の理解が困難である．生活全体の問題解決に多大な支援を要する	話し言葉は1〜2語文で，他の手段によって補われる．会話やコミュニケーションは「今，ここで」に限られる．言語は説明よりも対人コミュニケーションとして用いられる．簡単な会話とジェスチャーはわかる	食事，着替え，入浴，排泄など，日常生活動作全般で支援を要する．継続的なスーパービジョンが必要で，責任ある決断はできない．成人期には，家事，余暇，仕事において常に支援と介助を要する．すべてのスキルの獲得に多大な教示と継続的な支援を要する．自傷などの不適応行動が一部にみられる
最重度	概念的スキルは象徴過程よりも物理的世界．マッチングや並べ替え程度の視覚運動スキルを獲得することがある．しかし，運動や感覚の障害が併存する場合は，そのために物の機能的使用が阻まれることがある	象徴的コミュニケーションがきわめて限られている．単純な教示やジェスチャーは理解できることがある．要求や感情は非言語的，非象徴的コミュニケーションによる．なじみのある家族や介助者との関係は楽しみ，ジェスチャーや感情表現を用いて交流する．感覚や身体の障害が併存する場合，対人行動が阻まれることがある	日常の身体的ケア，健康，安全の全般において介助を要する．重篤な身体障害がなければ皿を運ぶなどの家事を手伝うことができる場合がある．高度で継続的な支援のもとで物を扱う単純動作を行う形で仕事に参加できる場合がある．余暇活動は音楽や映画鑑賞，散歩，水遊びなどであるが，すべて他者の支援を要する．身体や感覚の障害がしばしば家庭，余暇，職業生活の支障となる．不適応行動が一部にみられる

(APA. DSM-5. pp.34-36, 2013/日本語版. pp.34-35, 2014[5])より要約)

などのために知的障害の重症度の評価が十分に行えない場合に用いられる診断である．後に一定の期間を空けてから再評価すべきであると記載されている．

DSM-5における改訂の意義

今回のDSM-5における改訂は，総じていえば知的障害の臨床上の実用的観点に即したものであると評価できる．

名称の変更

近年，英語圏の教育や福祉では「知的障害（intellectual disability）」を用いることが一般的であった．DSMでは，DSM-II以来一貫して「精神遅滞（Mental Retardation）」が採用されていたが，DSM-5で初めて名称が変更された．ドラフトでは「知的発達症/知的発達障害（Intellectual Developmental Disorder）」とされており，神経発達症群に含める意図を明確に示していたものと思われる．しかし，いざ本編が出版されると，「知的発達症/知的発達障害」は（　）内の表記となり，近年一般になじみ深い名称となっている「知的能力障害（Intellectual Disability）」が採用された．

適応機能の重視

これまでも，知的能力障害の診断は知的機能と適応機能の両面から総合的に診断すべきであることは明記されていた．しかし，ICDもDSMも診断基準の記載にIQ値の目安が明記されていたために，多くの現場で知的能力障害の判断の誤用があったことが指摘される．そのほとんどは医療現場ではなく福祉や教育の判定業務においてであるが，適応機能の問題をまったく加味せずにIQ値のみで知的能力障害の有無や重症度の判定を行っている公的機関は枚挙にいとまがない．今回，DSM-5において，あえてIQ値の目安を示さなかったことは，こうした愚挙を少しでもくい止め，より現実に即し各ケースに必要な福祉や特別支援教育のサービスを保障すべきことを積極的に示したものであるといえる．近く行われるICDの改訂においても，今回のDSM-5の改訂を参考にすべきである．

臨床における活用

表1に要約を掲載したように，今回の改訂では「概念」，「社会性」，「実用」の3領域における知的機能と適応機能を目安として知的障害の有無および重症度を診断することになる．

臨床の現場で知的能力障害を診断するときには，心理検査の所見と生活のさまざまな場面における適応機能に関する情報をなるべく詳細に収集する．IQ値にとらわれすぎることは厳に戒めなければならないが，かといって無視してはならない．標準化された知能検査は知的障害の診断を進めるうえで重要な要素の一つである．知的能力障害が疑われる場合は，「田中-Binet式知能検査V」が比較的用いやすい．軽度知的能力障害かそれより高い知的水準の場合，領域ごとの個人内乖離を評価できるWechsler成人用知能検査（WAIS）/Wechsler児童用知能検査（WISC）も有用である．適応機能については，「新版S-M社会生活能力検査」などを補助的に用いるとよい．

領域間の乖離がみられる場合の診断は留意が必要である．支援ニーズを考えると，最も

適応機能の低い領域を目安として診断すべきである．たとえば，自閉スペクトラム症のケースでは，WAIS/WISCで全IQが70以上，場合によっては85以上あったとしても，「社会性」の領域における適応機能は軽度〜中等度の知的能力障害と同等のレベルであることがまれではない．このような場合，総合的に知的能力障害と診断することをためらってはならない．

成人期の支援ニーズを目安にいえば，抽象化した推論は困難だが，衣食住に関する基本的な日常生活動作は自立しており軽作業の業種なら就労できる可能性があるのが軽度，基本的な日常生活動作の多くで丁寧な教示が必要で一般就労は困難だが十分なスーパービジョンの得られる環境であれば単純作業や軽作業は可能であるのが中等度，概念的な理解力と表出力は幼児程度で基本的な日常生活動作の多くで部分的な介助を要するのが重度，象徴的な言語理解が困難で基本的な日常生活動作の多くで全面介助に近い状態が最重度となる．それらを念頭におきながら，各ライフステージにおける知的障害の重症度の水準を想定し，診断していく．

コミュニケーション症群/コミュニケーション障害群
Communication Disorders

全般的な知的機能の遅れでは説明できないようなコミュニケーション機能の何らかの異常がみられるグループである．「コミュニケーション障害」というグループ名はDSM-IV以来のものであるが，DSM-5ではコミュニケーションを「言語（language）」，「発話（speech）」，「社会的コミュニケーション（social communication）」に分け，言語の障害として「言語症/言語障害（Language Disorder）」，発話の障害として「語音症/語音障害（Speech Sound Disorder）」および「小児期発症流暢症（吃音）/小児期発症流暢障害（吃音）（Childhood-Onset Fluency Disorder〈Stuttering〉）」，社会的コミュニケーションの障害として「社会的（語用論的）コミュニケーション症/社会的（語用論的）コミュニケーション障害（Social〈Pragmatic〉Communication Disorder）」を設定している．さらに，これらの残遺カテゴリーとして「特定不能のコミュニケーション症/特定不能のコミュニケーション障害（Unspecified Communication Disorder）」が設定されている．

DSMにおける概念と分類の変遷

DSM-Iでは，「パーソナリティ障害（Personality Disorders）」の「特定の症状反応（Special Symptom Reactions）」の下位分類に「言語障害（Speech Disturbance）」が，「一過性状況性パーソナリティ障害（Transient Situational Personality Disorders）」の下位分類の「児童期の適応反応（Adjustment Reaction of Childhood）」の下位分類に「神経症傾向（Neurotic Traits）」があり，そのなかに吃音症（Stammering）が含まれていた．

DSM-IIでは，「特定の症状（Special Symptoms）」の下位分類である「他に分類されない特定の症状（Special Symptoms Not Elsewhere Classified）」の下位分類に「言語障害（Speech Disturbance）」があるが，吃音症はどこにも記載されていなかった．

DSM-IIIでは,「通常は乳幼児期,児童期あるいは思春期に発症する障害(Disorders Usually First Evident in Infancy, Childhood or Adolescence)」が知的(intellectual),行動的(behavioral),情緒的(emotional),身体的(physical),発達的(developmental)の5領域に分類された.このうち,発達的領域のなかの「特異的発達障害(Specific Developmental Disorders)」だけはパーソナリティ障害(Personality Disorders)とともにⅡ軸におかれ,その下位分類に「発達性言語障害(Developmental Language Disorder)」と「発達性構音障害(Developmental Articulation Disorder)」が設けられた.前者はさらに「表出型(Expressive Type)」と「受容型(Receptive Type)」に分けられた.また,身体的領域(Ⅰ軸)のなかの「身体的表出を伴う他の障害(Other Disorders with Physical Manifestations)」の下位分類の一つに「吃音症(Stuttering)」がおかれた.

DSM-III-Rでは,「幼児期,小児期または青年期に発症する障害(Disorders Usually First Evident in Infancy, Childhood, or Adolescence)」のうち「発達障害(Developmental Disorders)」はすべてⅡ軸となり,そのなかに精神遅滞,広汎性発達障害,特異的発達障害が含められた.「特異的発達障害(Specific Developmental Disorders)」のなかに「言語と発話の障害(Language and Speech Disorders)」がおかれ,その下位分類に「発達性構音障害(Developmental Articulation Disorder)」と「発達性表出言語障害(Developmental Expressive Language Disorder)」および「発達性受容性言語障害(Developmental Receptive Language Disorder)」がおかれた.また,「他に分類されない発話障害(Speech Disorders Not Elsewhere Classified)」のなかに「早口言語症(Cluttering)」と「吃音症(Stuttering)」が含められている.

DSM-IVおよびDSM-IV-TRでは,「通常,幼児期,小児期または青年期に初めて診断される障害(Disorders Usually First Diagnosed in Infancy, Childhood, or Adolescence)」の下位分類を特にグループ分けせずにおき,そのうち「コミュニケーション障害(Communication Disorders)」のなかに「表出言語障害(Expressive Language Disorder,)」,「受容-表出混合性言語障害(Mixed Receptive-Expressive Language Disorder)」,「音韻障害(Phonological Disorder)」,「吃音症(Stuttering)」,「特定不能のコミュニケーション障害(Communication Disorder Not Otherwise Specified)」の下位分類がおかれた.

••• DSM-5の分類と診断基準の特徴

DSM-5では,「神経発達症群/神経発達障害群(Neurodevelopmental Disorders)」の分類のなかに「コミュニケーション症群/コミュニケーション障害群(Communication Disorders)」があり,そのなかに5つの下位分類が設定された.

言語症/言語障害 Language Disorder　　　　　　　　　　　315.39(F80.9)

言語以外の認知能力に比して語彙,構文,文章を理解する能力あるいは表出する能力の欠陥によって,発達期から記号としての言語(話し言葉,書き言葉,サイン言語など)の獲得と使用が困難な状態である.理解能力と表出能力とが並行して障害されている場合もあれば,理解能力には異常がみられず表出能力のみ異常がみられるという形で両者のあい

だで乖離がみられる場合もある．

　乳幼児期の発達をみると，始語の時期が通常より遅れ，語彙の拡大や複雑な構文の理解と表出の時期も遅れることが多い．その結果，同年齢の子どもたちに比べて短くて単純な構文の言語表現にとどまり，文法的な間違いも多い．適切な言葉を思いつけない，言葉の定義をきちんと理解していない，同義語を知らない，同じ言葉の他の意味を知らないなどの特徴もみられる．ただし，状況依存的な判断のできない場面では言語の理解ができていなくても，日常生活のなかでは前後の状況や会話の流れなどから直観的にうまく話を合わせてしまうという代償的行動を身につけることが多い．このため，言語障害の存在が見落とされている子どもは多いと思われる．

　DSM-5への改訂では，理解能力と表出能力とのあいだの乖離の有無によって分類あるいは下位分類していたこれまでのDSM-IIIからDSM-IV-TRまでの流れとは異なる方針がとられた．すなわち，「受容性（混合性受容-表出性）言語障害」と「表出性言語障害」などの分類を廃し，まとめて「言語障害」という1つの分類としている．診断基準の記載もシンプルになっており，A項目では語彙，構文，文章のいずれかの理解あるいは産出の欠陥による言語の獲得と使用の持続的な困難さとなっている．B項目ではコミュニケーション，社会参加，学業，職業などに支障があること，C項目では発達の早い時期から症状がみられることが述べられている．D項目は除外診断について述べられており，聴力その他の感覚異常，運動機能障害，その他の医学的あるいは神経学的疾患や知的障害では言語の異常が説明できないとされている．

語音症/語音障害 Speech Sound Disorder　　　　　　　　　　　　　　　　　315.39（F80.0）

　発話音声の産出に持続的な困難さがあるために会話に支障をきたす状態である．発話音声の産出には，音韻に関する知識と筋群をうまく連動させてその音韻を発する能力が必要であり，これらのどこかに何らかの異常があるためにうまく発話できない．単一の疾患ではなく，発話音声の産出の障害という現象を引き起こすメカニズムには複数あると考えられている．

小児期発症流暢症（吃音）/小児期発症流暢障害（吃音）
Childhood-Onset Fluency Disorder（Stuttering）　　　　　　　　　　　315.35（F80.81）

　DSM-5における診断基準は表2のように記載されている．

社会的（語用論的）コミュニケーション症/社会的（語用論的）コミュニケーション障害
Social（Pragmatic）Communication Disorder　　　　　　　　　　　　315.39（F80.89）

　DSM-5で初めて採用された分類である（表3）．

特定不能のコミュニケーション症/特定不能のコミュニケーション障害
Unspecified Communication Disorder　　　　　　　　　　　　　　　　307.9（F80.9）

　コミュニケーションの異常によって何らかの適応機能の支障がみられるものの，特定の

表2　DSM-5における小児期発症流暢症（吃音）の診断基準

A. 会話の正常な流暢性と時間的構成における困難，その人の年齢や言語技能に不相応で，長期間にわたって続き，以下の1つ（またはそれ以上）のことがしばしば明らかに起こることにより特徴づけられる．
　(1) 音声と音節の繰り返し
　(2) 子音と母音の音声の延長
　(3) 単語が途切れること（例：1つの単語の中での休止）
　(4) 聞き取れる，または無言状態での停止（発声を伴ったまたは伴わない会話の休止）
　(5) 遠回しの言い方（問題の言葉を避けて他の単語を使う）
　(6) 過剰な身体的緊張とともに発せられる言葉
　(7) 単語節の単語の反復（例：「I-I-I-I see him」）
B. その障害は，話すことの不安，または効果的なコミュニケーション，社会参加，学業的または職業的遂行能力の制限のどれか1つ，またはその複数の組み合わせを引き起こす．
C. 症状の始まりは発達期早期である〔注：遅発性の症例は307.0（F98.5）成人期発症流暢症と診断される〕．
D. その障害は，言語運動または感覚器の欠陥，神経損傷（例：脳血管障害，脳腫瘍，頭部外傷）に関連する非流暢性，または他の医学的疾患によるものではなく，他の精神疾患ではうまく説明されない．

（APA, DSM-5：315.35(F80.81), pp.45-46, 2013/日本語版, pp.44-45, 2014[5]より）

表3　DSM-5における社会的（語用論的）コミュニケーション症の診断基準

A. 言語的および非言語的なコミュニケーションの社会的使用における持続的な困難さで，以下のうちすべてによって明らかになる．
　(1) 社会的状況に適切な様式で，挨拶や情報を共有するといった社会的な目的でコミュニケーションを用いることの欠陥
　(2) 遊び場と教室とで喋り方を変える，相手が大人か子どもかで話し方を変える，過度に堅苦しい言葉を避けるなど，状況や聞き手の要求に合わせてコミュニケーションを変える能力の障害
　(3) 会話で相づちを打つ，誤解されたときに言い換える，相互関係を調整するための言語的および非言語的な合図の使い方を理解するなど，会話や話術のルールに従うことの困難さ
　(4) 明確に示されていないこと（例：推測すること）や，字義どおりでなかったりあいまいであったりする言葉の意味（例：慣用句，ユーモア，隠喩，解釈の状況によっては複数の意味をもつ語）を理解することの困難さ
B. それらの欠陥は，効果的なコミュニケーション，社会参加，社会的関係，学業成績，および職業的遂行能力の1つまたは複数に機能的制限をもたらす．
C. 症状は発達期早期より出現している（しかし，能力の限界を超えた社会的コミュニケーションが要求されるまでは，その欠陥は完全には明らかにならないかもしれない）
D. その症状は他の医学的または神経疾患，および言語の構造や文法の領域における能力の低さによるものでなく，自閉スペクトラム症，知的能力障害（知的発達症），全般的発達遅延，および他の精神疾患ではうまく説明されない．

（APA, DSM-5：315.39(F80.89), pp.47-48, 2013/日本語版, pp.46-47, 2014[5]より）

コミュニケーション症やその他の神経発達症の診断に該当しない場合，この診断に分類する．

カテゴリーの存在意義の曖昧さ

　本項は，「神経発達症群」に含まれるカテゴリーのなかでも，最も議論の余地が残されたカテゴリーである．「コミュニケーションに関する何らかの異常を認める」という共通点があることを根拠に1つのカテゴリーにまとめられたものの，ここに収められている障害群を同じ分類に含めることには，多くの異論があると思われる．
　言葉を含むコミュニケーション機能の発達は，乳幼児期の発達のなかでも親にとって最

も関心のある領域の一つである．実際，2〜3歳までに発達の問題で専門機関を訪れるケースの大半は，親の主訴に「言葉の遅れ」など何らかの言語発達の異常が含まれる．しかし，これらのケースの精査を進めると，機能の異常が言語に限局しているケースはむしろごく少数であり，大半は全般的な知的発達の遅れや自閉スペクトラム症に伴う言語の異常であることが判明する．

　従来，脳の器質的疾患，聴覚障害，全般的な知能の遅れ，劣悪な環境による未学習などの要因が否定されるにもかかわらず言語発達の特異的な遅れを認める状態は「発達性言語障害（developmental language disorder）」と呼ばれることが多かった[11]．子どもの精神発達の指標として最も検出しやすい言語を鍵概念として，発達における障害像を描こうとしたことの意義は高い．しかし，児童期に自閉症と診断された群と発達性言語障害と診断された群の成人期までの比較追跡調査を行ったRutterらのグループは，発達性言語障害と診断された子どもたちの多くが加齢とともに自閉症と重複する状態像を示すようになることを報告し，発達障害と自閉症の概念の重なり合いがあることを指摘している[12]．実際，DSM-5の「自閉スペクトラム症」の診断基準では，言語障害を伴う場合を特記項目（specifier）として扱っている．逆にいえば，自閉スペクトラム症の特記項目としての言語障害以外に言語障害のみの単独診断例がどの程度存在するのかが，今後注目される．

　同様の議論が，今回新たに登場した「社会的（語用論的）コミュニケーション症」にもあてはまる．語用論的発達の研究領域では，以前から「語義-語用症候群（semantic-pragmatic syndrome）」あるいは「語義-語用性障害（semantic-pragmatic disorder）」などの用語が提唱されていた．一方，この概念は自閉スペクトラム症とかなり重なり合いがあることが想定される．Bishop[13]は，自閉症，Asperger症候群，語義-語用症候群の関係を図1のように説明している．しかし，「記号としての言語の記憶がよいものの，社会的文脈のなかで適切に言語を理解し用いることが難しい」という特徴がありながら，興味の偏りや行動のパターン化がまったくみられない，という人が，どの程度存在し，どのくらい臨床的に治療や支援の対象となるのかは，よくわかっていない．また，Bishop[13]（図1）のような関係でこの概念をとらえるのであれば，これは自閉スペクトラム症から分離してコミュニケーション障害のカテゴリーに含めるのではなく，自閉スペクトラム症に内包させるべきとの考え方もありうる．治療の側面からみて，基本的な対応方針が自閉スペクトラム症のそれとほぼ同じであることからも，分類の位置づけに関する議論の余地の残るところである．

　DSM-5の「自閉スペクトラム症」の診断基準では，従来DSM-Ⅳで何らかの広汎性発達障害（自閉性障害，Asperger障害，PDD-NOSなど）と診断されたケースは，DSM-5では自閉スペクトラム症と診断するとの注釈がついている[5]．すなわち，DSM-Ⅳの「広汎性発達障害」とDSM-5の「自閉スペクトラム症」は，その外延が同じである．とすると，DSM-Ⅳ-TRまでは診断がつけられなかった症例のなかに，DSM-5で「社会的（語用論的）コミュニケーション症」と診断されるケースがあるということになる．これが，従来は必要な支援が適切な形で保障されなかった一群の人たちに診断という福音をもたらすことになるのか，それとも障害概念のいたずらな拡大を生むことになるのか，今後の推移を慎重

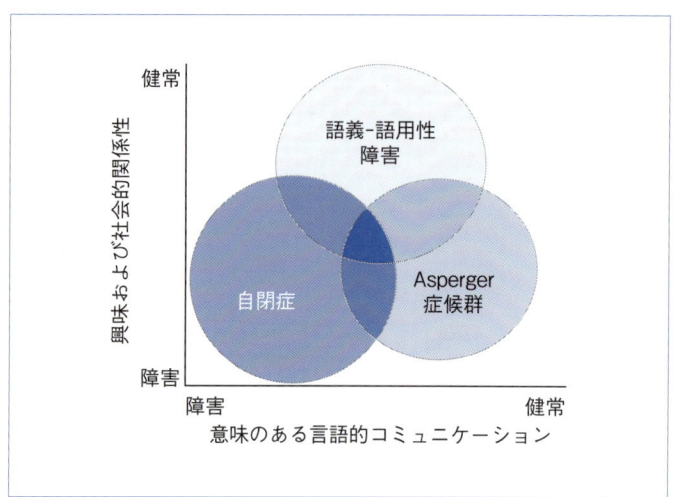

図1 自閉症，Asperger症候群，語義-語用性障害の関係
（Bishop DV. Br J Disord Commun 1989[13]より）

に見守る必要がある．

　一方，語音症と小児期発症流暢症（吃音）は，いずれも発話の内容ではなく運動的側面の機能の異常に基づく障害である．これらの症状は，単独で精神障害として精神科医療の対象になることはめったにないが，他の発達障害に併存してみられることがしばしばあり，そのような症例を精神科医が診療する機会は多い．いずれも何らかの生物学的要因が関連すると考えられているが，環境などから受ける心理社会的要因によって症状が増減することもあり，両者の要因の相互作用による病態と考えられている．

　これらも自閉スペクトラム症の人たちに併存してみられることが知られているものの，言語症や社会的（語用論的）コミュニケーション症ほど自閉スペクトラム症と密接な関係があるとはいえない．これらは単独で出現するケースがむしろ多い．また，自然治癒例も多い．

　以上のように，「コミュニケーションに何らかの異常がみられる」という共通項はあるものの，自閉スペクトラム症に近い群（言語症と社会的（語用論的）コミュニケーション症）と運動的側面の機能異常ととらえられる群（語音症と小児期発症流暢症〈吃音〉）とを1つのグループに入れることには，多くの課題が残されている．

臨床における活用

　言語症，語音症，小児期発症流暢症（吃音）の機能異常の改善を目的とした治療は，言語聴覚士による言語療法を主体として行われることが多く，精神科医療のなかで行われることのほうがむしろ少ないかもしれない．しかし，機能改善を目指した訓練によってこれらの機能異常が完全に正常化する確率は100％ではない．したがって，単に機能改善だけを目指すのではなく，機能異常が成人期に固定して残る可能性も想定し，総合的なリハビリテーションの視点から支援を行う必要がある．精神医学的な側面としては，他者の話が十分に理解できない，思っていることが発話としてうまく表現できない，構音や発声の異常が気になり他者と話す意欲が低下してしまう．これらの要因から自己評価が低い状態に

なってしまう，などの問題への対応が必要となる．

社会的（語用論的）コミュニケーション症の治療は，基本的には自閉スペクトラム症のそれに準ずる．「コミュニケーション症ではあるが自閉スペクトラム症ではない」という理由で適切な治療や福祉的・教育的配慮を受けられないということがあってはならない．

〔本田秀夫〕

● 文献

1) Schalock RL, Luckasson RA, Shogren KA. The renaming of mental retardation : Understanding the change to the term intellectual disability. Intellect Dev Disabil 2007 ; 45 : 116-124.
2) American Psychiatric Association. Diagnostic and Statistical Manual of Mental Disorders, 4 th edition, Text Revision (DSM-IV-TR). Washington DC : APA ; 2000 ／髙橋三郎ほか（訳）．DSM-IV-TR 精神疾患の診断・統計マニュアル，新訂版．東京：医学書院；2002.
3) World Health Organization. The ICD-10 Classification of Mental and Behavioural Disorders : Diagnostic Criteria for Research. Geneva : WHO ; 1993.
4) 小出　進．「精神薄弱」に替わる用語の問題．ノーマライゼーション障害者の福祉 1995；15（173）：34-37.
5) American Psychiatric Association. Diagnostic and Statistical Manual of Mental Disorders, 5 th edition (DSM-5). Arlington VA : APP ; 2013 ／日本精神神経学会（監），髙橋三郎ほか（訳）．DSM-5 精神疾患の診断・統計マニュアル．東京：医学書院；2014.
6) American Psychiatric Association. Diagnostic and Statistical Manual : Mental Disorders. Washington DC : APA ; 1952.
7) American Psychiatric Association. Diagnostic and Statistical Manual of Mental Disorders, 2 nd edition (DSM-II). Washington DC : APA ; 1968.
8) American Psychiatric Association. Diagnostic and Statistical Manual of Mental Disorders, 3 rd edition (DSM-III). Washington DC : APA ; 1980.
9) American Psychiatric Association. Diagnostic and Statistical Manual of Mental Disorders, 3 rd edition, Revised (DSM-III-R). Washington DC : APA ; 1987.
10) American Psychiatric Association. Diagnostic and Statistical Manual of Mental Disorders, 4 th edition (DSM-IV). Washington DC : APA ; 1994.
11) Rapin I. Practitioner review : Developmental language disorders : A clinical update. J Child Psychol Psychiatry 1996 ; 37 : 643-655.
12) Mawhood L, Howlin P, Rutter M. Autism and developmental receptive language disorder : A comparative follow-up in early adult life. I : Cognitive and language outcomes. J Child Psychol Psychiatry 2000 ; 41 : 547-559.
13) Bishop DV. Autism, Asperger's syndrome and semantic-pragmatic disorder : Where are the boundaries? Br J Disord Commun 1989 ; 24 : 107-121.

● 参考文献

・Rutter M, Taylor E(eds). Child and Adolescent Psychiatry, 4 th edition. Oxford : Blackwell ; 2002 ／長尾圭造，宮本信也（監訳）．児童青年精神医学．東京：明石書店；2007.

I. 神経発達症群/神経発達障害群
Neurodevelopmental Disorders

自閉スペクトラム症/自閉症スペクトラム障害
Autism Spectrum Disorder　　　　　　　　　　　　　　　　　　　　　　299.00（F84.0）

　自閉スペクトラム症（ASD）カテゴリーは，DSM-5の改訂で大きな変更があった診断単位であったため，ドラフト発表から大きくメディアで取り上げられた．すでに広汎性発達障害（PDD）の診断のある人々や家族のなかには，DSM-5診断でははずれてしまうのではないかという懸念があった．一方，欧米でのフィールドトライアルやシミュレーションからは，PDD診断のすべてではないがおおむねASD診断が引き継ぐだろうと予測された[1,2]．わが国での影響はまだわからないが，本項では，DSM-5での変更点とその背景，そして，今後，実際に使用する際に留意すべき点について概説する．

DSMにおける定義と分類の変遷

　自閉症の最初の報告者であるLeo Kanner[3]の児童症例たち，すなわち，生まれた時から人や状況に普通の方法でかかわりをもてず，同一性保持の強迫性欲求を有する子どもたちは，その約10年後に出版されたDSM-I[4]では統合失調症の一亜型に位置づけられ，統合失調症性反応小児期型（schizophrenic reaction, childhood type）として登場することとなった（本巻「児童精神医学の診断概念の歴史的変遷（DSM-IV導入まで）」〈p.34〉を参照のこと）．1968年のDSM-II[5]においても同様に精神病カテゴリーに含められていた．さらに1950年代から1960年代にかけての米国の精神医学界においては，自閉症の病因に関して精神分析学派の提唱する心因説が優勢だったため，冷蔵庫のように冷たい母親の養育が原因とされる風潮がつくられた．

　こうした概念は1980年のDSM-III[6]以降，大きく変わった．1970年代に入って，英国を中心に双生児・家族研究や言語・認知研究が精力的になされた結果，自閉症は統合失調症とは独立した障害単位であることが確認され，さらに心因説は否定され遺伝的要因が想定される神経生物学的病態として再定義されることとなった[7]．こうした「コペルニクス的転回」[8]と形容されたパラダイムシフトを反映して，自閉症はDSM-IIIで初めて精神病のカテゴリーからはずれ，新たに導入された全般性発達障害（pervasive developmental disorders：PDD）という新しいカテゴリー下に，幼児自閉症（infantile autism）として位置づけられた．その診断基準は，A. 30か月までの発症，B. 対人反応性の広汎な欠如，C. 言語発達の明白な障害，D. 話し言葉を有する場合，即時および遅延反響言語，暗喩的言語使用，代名詞の反転などの特異なパターンがあること，E. 環境のさまざまな側面に対する奇妙な反応（例：変化への抵抗，生物/非生物の物体への異常なまでの興味や執着），F. 統合失調症でみられる妄想，幻覚，連合弛緩，支離滅裂がないこと，とKanner[3]やRutter[9]の定義に準じ，3領域（対人交流の障害，話し言葉の特異性，反復的儀式的行動）に集約された．幼児自閉症の名前が示すように，本来，明確に決めにくい発症年齢の上限を30か月としたため，狭く限定的な定義となった．一方，幼児期自閉症以外のPDDの下

位診断は，小児期発症 PDD（childhood-onset PDD），そして Wing と Gould[10] の疫学研究に基づいて非定型 PDD（atypical PDD）が設けられた．さらに，以前は診断基準を満たしたが現在は満たさなくなった状態に対して「残遺型（residual）」という形容詞を冠して，残遺型幼児自閉症や残遺型小児期発症 PDD も PDD に含められた．こうして閾値と閾下の境界があいまいだったことから，必然的に PDD は拡大していった．その結果，3 領域の症状を特徴とする中核的自閉症と，自閉症の診断基準には一致しないが多くの自閉症的特徴を有する亜型を含む拡張した PDD という概念構造は，DSM-III から DSM-IV-TR まで 3 度の改訂を経て引き継がれた[11,12]．

　DSM-III-R[13] は，幼児自閉症から「幼児期」の限定がなくなり，発症時期の上限についての記載が削除された．自閉性障害（autistic disorder）と名称が変更されたのに伴い，対象の年齢にかかわらず現症に基づいた診断が可能になった．自閉性障害以外の PDD 下位カテゴリーは，特定不能の PDD（PDD not otherwise specified：PDD-NOS）のみで，DSM-III-R の PDD はこれらの 2 つの下位カテゴリーから構成された．Wing と Gould[10] の疫学研究の結果に基づいて，高機能群を診断に含めるために症状の記述は発達水準による症状の変化を考慮した，より具体的なものになった．3 領域は 16 の症状群（A. 対人相互反応の質的障害〈5 項目〉，B. 言語的，非言語的コミュニケーションと想像的活動の質的障害〈6 項目〉，C. 活動や興味の著名な限局的パターン〈5 項目〉）がリストアップされ，診断に必須ではない E 項目には，異常な感覚反応や学習能力の不均衡，統合や般化の困難などが含まれた．自閉性障害は 3 領域から少なくとも 8 項目（A から 2 項目，B，C から各 1 項目）を，PDD-NOS は C の限局的行動の有無にかかわらず，A の対人領域と B のコミュニケーション領域の症状があれば診断された．症状の定義が具体的になった結果，実際に臨床場面で診断されているよりも多くの人々が DSM-III-R を適用して自閉症と診断されるようになったこと，さらに PDD-NOS の導入で必ずしも 3 領域の症状をもたない人々が PDD と診断されるようになったことにより，PDD 診断の増大を導いた．

　DSM-IV[14] では，PDD の 3 領域は 12 の症状群〔(1) 対人相互反応の質的障害〈4 項目〉，(2) コミュニケーションの質的障害〈4 項目〉，(3) 行動，興味，活動の限局的，反復的，常同的パターン〈4 項目〉〕に整理され，自閉性障害は 12 項目中少なくとも 6 項目〔(1) から 2 項目，(2)，(3) から各 1 項目〕を満たすことと，3 歳までの症状発現が要件となった．自閉症診断の拡大を緩和することが狙いであった．それ以外の大きな変更点としては，PDD 下位カテゴリーに Asperger 障害，Rett 障害，小児期崩壊性障害（childhood disintegrative disorder）が追加された．Asperger 障害は，ICD-10[15] に初出した Asperger 症候群に準じて定義された．対人的領域（A 項目）と限局的反復行動（C 項目）は必須だが，コミュニケーション領域（B 項目）を必須としなかったため，後に臨床家や研究者から批判を受けた．また，DSM-IV の PDD-NOS の記述は，A（対人）or B（コミュニケーション）or C（限局的反復行動）と誤って印刷されたため，ますます診断の拡大を招いた．DSM-IV-TR[16] では A and B or C と訂正され，対人的領域の障害のない PDD の可能性を排除したが，PDD-NOS の定義は明確ではなかったので診断閾下との境界が不鮮明であるという問題点は残った．PDD-NOS の有病率[17] は PDD 中最も高い一方，Asperger 障害は 1 万人

あたり3人未満[17]とその有病率は非常に低く，日常臨床でよく出会うWing[18]の描いた臨床像の実態とはギャップがあった．

DSM-5における新しい定義と分類[19]

自閉症と関連する神経発達症群/神経発達障害群の改訂作業は，専門家から構成された神経発達障害のワークグループが行った．

全体的な変更点

第1に，5つの下位カテゴリーを包含したDSM-IVのPDDは，下位カテゴリーをもたないASDカテゴリーに置き換えられた．DSM-IVでは症状の数と程度によって，自閉性障害，Asperger障害，PDD-NOSの順に重症度は軽くなるよう位置づけられたが，これらの下位カテゴリーが量的に違うだけでなく質的にも異なる独立した障害単位であることを支持するに足るエビデンスはないと判断された．遺伝子レベルで病因が同定されたRett障害は，必ずしも全ケースに自閉症的行動がみられるわけではないことから，カテゴリーとしてはASDから排除された．ただし，ASDに合致する症状を有するRett障害ケースは，「特定の遺伝的病態と関連する」という特定用語（specifier）を付けたうえでASDと診断する．広汎な領域にわたって退行する小児期崩壊性障害は，独立した神経学的病態である可能性があるものの，症例数が少ないことや退行現象自体のバリエーションが大きく確立しにくいことから，カテゴリーとしてはASDから削除された．こうしてDSM-5のASDはその原因のいかんにかかわらず，行動特徴によって自閉スペクトラム症として一括された．

第2に，これまで自閉症の中核症状とみなされていた対人，コミュニケーション，限局的反復行動の3領域が，2領域（対人コミュニケーション，限局的反復行動）に統合，再編された．そして，ASDと診断するには症状がこの2領域の要件を満たさなくてはならない．Aの対人コミュニケーションおよび対人相互交流の領域からは，対人-情緒的な相互性の障害，非言語的コミュニケーションの障害，発達水準に相応した仲間関係を築くことの障害の3項目すべての項目を，Bの限局的反復行動の領域からは，常同反復的な言語・運動・物の使用，儀式的パターン，限局的で固着した興味，感覚反応の亢進/低下の4項目中少なくとも2項目を，A，B合わせて計5項目を最低限満たす必要がある．したがって，ASDは伝統的な3徴候を必ず有することになり，PDD-NOSの一部にみられたような限局的反復行動のないASD亜型はもはや存在しない．

第3に，DSM-IVまでは症状が顕著かどうかという観点から各項目の該当/非該当を判断していたのに対して，DSM-5では現在の支援ニーズの観点から現症の重症度（severity）をA，B各領域ごとに評定する．レベル1は，「支援を必要とする」，レベル2は，「十分な（substantial）支援を要する」，レベル3は，「非常に十分な（very substantial）支援を要する」，と3段階で評価し，それぞれのレベルの具体例が記載されている．ASDが症状程度の連続するスペクトラムであることは十分実証されており[20,21]，症状程度が発

達過程において変動しうることをふまえて，次元的（ディメンショナルな）アプローチが適用された好例である．

第4に，発症時期の年齢の上限が撤廃された．近年の早期診断のエビデンスをふまえて，C項目では「症状は発達早期に存在していなければならない」と明言しながらも，「社会的要求が能力の限界を超えるまでは症状は完全に明らかにならないかもしれない」と，成人期に症状が顕在化しているが，児童期の決定的な情報が得られないようなケースへの対応を想定して，臨床家が柔軟に判断できる余地を残している．本文中にも，現症が診断基準を満たしていれば，発達歴が入手できないからといって診断を除外してはならないと明記されている（DSM-5. p.56/日本語版. p.55）[19]．

第5に，前述の重症度についての特定のほかに，知的障害の有無やその程度，言語障害の有無やその程度，既知の医学的または遺伝的病態，あるいは環境的要因の関与，他の神経発達障害，精神医学的障害，あるいは行動障害の併存，緊張病（カタトニア）の併存についても特定することが求められている．ASDの人々の約70％が少なくとも1つ以上の精神医学的障害を合併しているというエビデンスをもとに，DSM-IVでは二重診断を禁じていた注意欠如・多動症や発達性協調運動症との併存が認められた．言語障害については，ASDの診断基準からはずれたことによって，併存する場合には改めて特定する必要が生じた．

個別の変更点

対人コミュニケーション領域：この領域に含まれる，対人-情緒的な相互性の障害，非言語的コミュニケーションの障害，発達水準に相応した仲間関係を築くことの障害の3項目は，DSM-IVの対人的領域4項目中3項目と同一である．ただし，DSM-IVでは1項目でも満たせばPDDと診断可能だったのに対して，DSM-5では3項目すべてを満たす必要がある．つまり，より自閉症的な対人的障害の性質を明確にしたといえる．さらに，評価者が症状をとりこぼしなく拾えるよう，発達水準に応じた具体的な例があげられている．たとえば，3番目の仲間関係の障害の項目では，「さまざまな社会的状況に合った行動に調整することの困難さ」といった，知的水準の高い成人を想定した記述と同時に，「仲間に対する興味の欠如」といった年少児にもよくみられる特徴があげられている．

限局的反復行動：この領域に含まれる，常同的または反復的な身体の運動，物の使用，儀式的行動様式，限局され執着する興味の3項目は，DSM-IVの同領域の4項目が再配置されて構成される．DSM-IVではコミュニケーション領域の1項目であった言語の常同反復使用（反響言語や特異的な言い回しなど）は，その使用パターンという点で当該領域に移動した．診断基準として初登場したのは，4番目の感覚刺激に対する過敏さまたは鈍感さである．感覚の異常はASDにしばしば存在することが知られていたものの客観的にとらえにくかった．儀式的行動様式がしばしば感覚刺激への異常反応と関連することがわかってきたことから，新たに診断基準に含められることにつながった．適切に評価するためには，丁寧な聴取や行動観察が必要となるのはいうまでもない．以上4項目中2項目を満たす必要がある．

●●● 移行に際しての問題点とその対応策

　DSM-5のドラフトが公表されて以来，ASD診断基準をめぐって当事者，専門家のあいだに反響を呼び，さまざまな議論がなされてきた[22,23]．一つには，冒頭で述べたように，削除されるAsperger障害やPDD-NOSと診断された人々がDSM-5に移行した後，サービスを受けられなくなるのではないか，という懸念からであった．振り返りの診断シミュレーションによると，DSM-5のASDは，DSM-IVやDSM-IV-TRあるいはICD-10と比べて，特異度は向上する反面，感度は低くなるようである[1]．ただし振り返りで検証しているので，実際にはどのような影響が生じるかはまだ不明なところが多い．とは言え，DSM-5への移行に伴ってPDDと診断されているケースのうち少数の人々は診断を失うことが想定されるため，DSM-5は次のような対応策を講じている．

　第1に，診断基準に「DSM-IVで自閉性障害，Asperger障害，PDD-NOSの診断が十分確定しているものにはASDの診断が下される」と明記されている（DSM-5．p.51/日本語版．p.50）[19]．これまでサービスを受けていた人がDSM-5の改訂後，受けられなくなるといった事態を防ぐためである．

　第2に，対人コミュニケーションの著明な障害を有するが，限局的反復行動の問題のない人（PDD-NOSの診断を受けていた人の一部）は，DSM-5では，ASDの代わりに，コミュニケーション障害のなかに設けられた新しい障害単位「社会的（語用論的）コミュニケーション症（Social〈Pragmatic〉Communication Disorder：SCD）」（本巻p.63を参照のこと）がカバーする．

　第3に重症度に関して，「記述的な重症度区分は，サービスを受ける資格やその提供を決定するために用いるべきではなく，その区分はその個人の状態水準に応じて，その個人の優先事項と目標についての議論によってのみ作成されうるものである」と述べられている（DSM-5．p.51/日本語版．p.50）[19]．ここには，サービス提供は個別の決定事項であり，手順を踏んだ話し合いの末，判断されるべきであるというDSM-5の哲学にかかわる記載がなされている．さらに症状程度は状況や時期によって変動するものなので，レベル1に満たない閾下と判断されることもありうる，と述べられていることに注目したい（DSM-5．p.51/日本語版．p.50）[19]．

DSM-5の使用上の留意点[19]

　DSM-5のASDカテゴリーは，多様性の大きいASDをいったん一つにしてしまってから，多面的な特定用語を記録することで個別的特徴を明細化しようとする試みである．臨床的には個別ニーズが明らかになり，学術的には神経生物学的な背景病態に迫ることが可能となる．特定用語を記録するには，適切な検査や十分な行動観察に加え，診察室の外の日常生活の困難を丁寧に聴き取る努力をしないと難しい．今日までの知識の集大成であるDSM-5は，診断行為そのものの質を問うものでもある．量的な重症度の適切な評価には，日本人集団で標準化された，高い信頼性と妥当性の検証された評価ツールを用いると有用

であろう．そのようにして得られた良質の臨床情報は，当事者に対してもスペクトラム性という視点から自分の問題として受け入れやすくなり，自己理解を肯定的に促すことが期待される．

DSM-5のASD診断をめぐって提起された強い懸念の背景には，長く続く自閉症に対するネガティブなイメージやスティグマが潜んでいる可能性もある．オーストラリアで行われた意識調査[24]は，専門家のなかにも自閉症に対してAsperger障害より強いスティグマがあったことを報告している．このことはAsperger障害の診断名がなくなることへの抵抗感と無関係ではないだろう．Asperger障害の代わりに，自閉症診断を避けて，新しくできたばかりの社会的（語用論的）コミュニケーション症の診断が不適切に増えすぎることは適切な治療計画の点からも警戒しておく必要がある．

全体的にDSM-5のASDは自閉症の3徴候に忠実な概念となった．このことから，厳しくなったと解釈する向きもあるだろうが，DSM-5本文にあげられた例を用いて丁寧に尋ねれば，これまで見過ごしていた症状を新たに発見できるかもしれない．

DSM-5のASDカテゴリーの診断基準には，これまでのカテゴリー評価では拾えなかったような軽微な症状を評価しやすくなるよう，発達水準を考慮した例が含まれている．下位カテゴリーが撤廃されたことで，下位カテゴリー間の鑑別に悩む必要はなくなった．その代わり，個々の臨床像を下位カテゴリーに依存せずに示すために，包括的評価に基づいて2領域の重症度，言語，知能，医学的・遺伝学的・環境要因の関連，併存症など複数の特定用語を明細化しなくてはならない．つまり，ASDの多様性を反映できる余地がある分，「ASDかどうか」だけでなく，標準化されたツールを用いて定量化することで，「どのようなASDなのか」を評価する努力と工夫が診断する側に求められているといえるであろう．

（神尾陽子）

● 文献

1) Huerta M, Bishop SL, Duncan A, et al. Application of DSM-5 criteria for autism spectrum disorder to three samples of children with DSM-IV diagnoses of pervasive developmental disorders. Am J Psychiatry 2012；169：1056-1064.
2) Regier DA, Narrow WE, Clarke DE, et al. DSM-5 field trials in the United States and Canada, Part II：Test-retest reliability of selected categorical diagnoses. Am J Psychiatry 2013；170：59-70.
3) Kanner L. Autistic disturbances of affective contact. Nerv Child 1943；2：217-250.
4) American Psychiatric Association. Diagnostic and Statistical Manual：Mental Disorders. Washington DC：APA；1952.
5) American Psychiatric Association. Diagnostic and Statistical Manual of Mental Disorders, 2 nd edition（DSM-II）. Washington DC：APA；1968.
6) American Psychiatric Association. Diagnostic and Statistical Manual of Mental Disorders, 3 rd edition（DSM-III）. Washington DC：APA；1980.
7) 神尾陽子．自閉症概念の変遷と今日の動向．児童青年精神医学とその近接領域（学会発足50周年記念特集号）2009；50：124-129.
8) 中根 晃．自閉症研究．東京：金剛出版；1978.

9) Rutter M. Diagnosis and definition of childhood autism. J Autism Child Schizophr 1978；8：139-161.
10) Wing L, Gould J. Severe impairments of social interaction and associated abnormalities in children：Epidemiology and classification. J Autism Dev Disord 1979；9：11-29.
11) 髙木隆郎，石坂好樹．自閉症概念の拡大．髙木隆郎（編）．自閉症―幼児期精神病から発達障害へ．東京：星和書店；2009．pp.15-34.
12) Volkmar FR, Paul R, Klin A. Issues in the classification of autism and related conditions. In：Volkmar FR, Paul R, Klin A. et al（eds）. Handbook of Autism and Pervasive Developmental Disorders：Vol.1 Diagnosis, Development, Neurobiology, and Behavior. New Jersey：Wiley；2005. pp.5-41.
13) American Psychiatric Association. Diagnostic and Statistical Manual of Mental Disorders, 3 rd edition, Revised（DSM-III-R）. Washington DC：APA；1987.
14) American Psychiatric Association. Diagnostic and Statistical Manual of Mental Disorders, 4 th edition（DSM-IV）. Washington DC：APA；1994／髙橋三郎ほか（訳）．DSM-IV 精神疾患の診断・統計マニュアル．東京：医学書院；1996.
15) World Health Organization. The ICD-10 Classification of Mental and Behavioural Disorders：Diagnostic Criteria for Research. Geneva：WHO；1993.
16) American Psychiatric Association. Diagnostic and Statistical Manual of Mental Disorders, 4 th edition, Text Revision（DSM-IV-TR）. Washington DC：APA；2000／髙橋三郎ほか（訳）．DSM-IV-TR 精神疾患の診断・統計マニュアル，新訂版．東京：医学書院；2002.
17) Fombonne E. Epidemiological surveys of autism and other pervasive developmental disorders：An update. J Autism Dev Disord 2003；33：365-382.
18) Wing L. Asperger syndrome：A clinical account. Psychol Med 1981；11：115-129.
19) American Psychiatric Association. Diagnostic and Statistical Manual of Mental Disorders, 5th edition（DSM-5）. Arlington VA：APP；2013／日本精神神経学会（監），髙橋三郎ほか（訳）．DSM-5 精神疾患の診断・統計マニュアル．東京：医学書院；2014.
20) Constantino JN, Todd RD. Autistic traits in the generalpopulation：A twin study. Arch Gen Psychiatry 2003；60：524-530.
21) Kamio Y, Inada N, Moriwaki A, et al. Quantitative autistic traits ascertained in a national survey of 22,529 Japanese schoolchildren. Acta Psychiatr Scand 2013；128（1）：45-53.
22) McPartland JC, Reichow B, Volkmar FR. Sensitivity and specificity of proposed DSM-5 diagnostic criteria for autism spectrum disorder. J Am Acad Child Adolesc Psychiatry 2012；51：368-383.
23) Swedo SE, Baird G, Cook Jr EH, et al. Commentary from the DSM-5 workgroup on neurodevelopmental disorders. J Am Acad Child Adolesc Psychiatry 2012；51：347-349.
24) Kite DM, Gullifer J, Tyson GA. Views on the diagnostic labels of autism and Aspergers's disorder and the proposed changes in the DSM. J Autism Dev Disord 2013；43：1692-1700.

I. 神経発達症群/神経発達障害群
Neurodevelopmental Disorders

注意欠如・多動症/注意欠如・多動性障害
Attention-Deficit/Hyperactivity Disorder

　注意欠如・多動症（ADHD）は不注意，多動性，衝動性という中核症状によって特徴づけられ，心理・社会的な環境要因が，器質的要因に働きかけ悪循環となる bio-psycho-socio-ecological disorder である．近年，遺伝学研究をはじめ，神経機能画像検査，認知機能検査などの発展から ADHD の生物学的基盤を示唆する結果が次々に報告されているものの，ADHD の病態は十分には解明されていない．ルーツをたどれば，ADHD がこの名前で登場したのは DSM-III-R[1]（1987 年）からであり，主に子どもの精神医療の場で注目された．しかし時代は流れ，近年では大人の精神医療においても活発に議論されるようになっている．今回，世界で標準的に用いられている米国精神医学会が編集する DSM-5[2] が発表され，ADHD に関しても一部が改訂された．これは ADHD が新たな一歩を踏み出す分岐点となりうる．そこで本項では，はじめに ADHD の歴史を振り返り，次に最近の主な ADHD の争点や DSM-5 における変更点にふれ，最後に ADHD の未来のためにわれわれがどのように DSM-5 を活用していけばよいのか考えたい．

ADHD の診断をめぐる歴史

　ADHD はこれまでさまざまな診断用語が用いられており，疾患概念も時代により変化している．まず医学的に初めて登場したのは，1902 年に愚行を繰り返す感情的で多動症状をもつ子どもについて，Still による講義記録が *Lancet* に掲載されたことにさかのぼる．ここでは早期に発症した軽度で検出されていない脳損傷が原因だと記された[3]．また 1917 年には北米で脳炎が大流行し，その脳炎後の後遺症研究で子どもたちが衝動的で多動症状を呈することがわかり，「脳炎後行動障害（postencephalitic behavior disorder）」と報告された．その後には他の外傷やてんかんでも同様の症候を呈することがわかり「脳外傷症候群（brain damage syndrome）」と呼ばれるようになり，さらに損傷の程度が軽い場合に引き起こされると考えられるようになったことから「微細脳機能不全症候群（minimal brain dysfunction syndrome：MBD）」という概念が広まった．

　しかし明らかな脳機能障害は同定されず，MBD 概念は批判されるようになった．そして原因ではなく「症状」が注目されるようになった．1968 年には DSM-II[4] にて「多動（hyperactivity）」が正式な概念となり，「子どもの多動性反応（Hyperkinetic Reaction of Childhood）」と紹介され，器質的な脳損傷が原因の場合は除外された．また次第に，多動を示す子どもは注意力の低下も伴いやすいことがわかり，注意の持続と衝動性の制御の欠如が中核課題ではないかと論じられるようになった．この頃から注目される症状が「多動」から「注意障害」へと変化し，1980 年に発表された DSM-III[5] では「注意欠陥障害，多動を伴う/多動を伴わない（Attention Deficit Disorder with and without Hyperactivity：ADD）」と分類された．しかし 1987 年の DSM-III-R では「注意欠陥多動性障害（Attention-

Deficit Hyperactivity Disorder)」となり，やや「多動」に重点が戻り，また，不注意，多動，衝動性を区別しないで評価するという変更が加えられた．

1990年代以降は，成人例が注目されるようになり，生物学的な理解が進んだ．また女児の場合に多動性よりも注意の問題をより強く示すため過小診断されやすいという報告があったことも後押しし，1994年に発表されたDSM-IV[6]では再び多動を重視する考えは衰退した．不注意症状9項目，多動性-衝動性9項目を分けて評価し，その組み合わせによって不注意優勢型，多動性-衝動性優勢型，混合型の3種類の下位分類を定義した．現在までわれわれが活用してきた2000年に発表されたDSM-IV-TR[7]では，一部成人のADHDについての情報が加えられた．

DSMは国際的に使用されている診断基準であり，DSM-IIIが発表されて以降その診断基準が世界中に普及し，医師間の診断の一致率が高まったことで精神科医療の信頼性を高めることができた．そして生物学的研究をはじめ，より精度の高い研究や調査が行われるようになった．これらの結果に基づいてDSMは改良され続けており，ADHDに関してもその概念が変遷している．次は近年の知見をふまえ，現在のADHD診断が抱える課題を考えたい．

DSM-IV時代のADHD─診断をめぐる問題

定型発達との連続性について

近年，カテゴリカルではなくディメンショナルな視点で精神疾患をとらえようという動きがあり，ADHDに関しても，その症状と定型発達との連続性に関して議論されることがある．この問題に言及した報告で，Lubkeらは7歳，10歳，12歳の双子男児を対象にChild Behavior Check List（CBCL）を施行し，注意の問題が量的な違いであるのか，カテゴリーの問題なのかfactor mixture model（FMM）解析を用いて検討した．その結果，注意の問題には量的な連続性があり，ADHD児における注意の障害はその連続体の極値を示したことを報告し，ADHDの診断にはこの連続性の概念を取り入れるべきだと主張している[8]．このようにADHDを定型発達とのスペクトラムととらえる考え方が広まりつつあるが，そのように考えると定型発達とADHDの境界はより曖昧となる．最近カナダのオンライン誌で，Morrowらは同国の年度末にあたる12月生まれのADHD診断率は，1月生まれと比べて男児で1.3倍，女児で1.7倍となり，同じく高い確率で12月生まれの児童に薬物療法が施行されていたと報告している[9]．これは同学年で最年少の場合，それゆえの未成熟さをADHDととらえられた可能性を示している．ほかにも年齢や性別，人種の違いによって診断にバイアスがかかりやすいという報告は多い．そもそも定型発達自体にさまざまなバリエーションがあり，時代や文化社会的背景に影響される．さらにその定型発達との連続性があるがゆえ，ADHDか否かの線引きが難しいということに留意しなければ，過剰診断や過小診断などの問題は避けられないであろう．

症状によるサブタイプに関する議論

ADHDはDSM-IV-TRでは不注意，多動性-衝動性という別々の症状を評価し，その傾向によって不注意優勢型，多動性-衝動性優勢型，混合型に分けられている．ただ，近年のさまざまな疫学研究や遺伝学的研究から現時点でサブタイプの妥当性を支持するエビデンスは少ない．たとえば，年齢を重ねるごとに多動性，衝動性は症候的に寛解しやすいものの，不注意の症状が持続しやすいことなどが指摘されており，経過によってサブタイプが変わりやすいことがわかっている[10]．また現在わが国では治療薬としてアトモキセチンとメチルフェニデート徐放剤の2剤が認められているが，これらの効果を比較した試験のなかで，不注意と多動性-衝動性の症状の違いがこれらの薬剤を使い分ける指標にはならないということが示された[11]．

発達障害か否か

これまで発達障害の正式な医学的定義は定まっていなかったものの，わが国では2005年に施行された発達障害者支援法において，ADHDはその代表的な疾患の一つに掲げられるなど，主に福祉の領域ですでにADHDは発達障害として認知されているような流れがあった．しかし世界では，衝動と行動に関連する障害の一つと考えられ，DSMと同じく世界的に用いられているICD-10[12]では「行動および情緒の障害」に分類されるなど，広汎性発達障害などの「心理的発達の障害」とは区別されている．ADHDは小児期に特有の病態としてとらえられ，成人期にはほとんどみられないと考えられていたのである．

近年，遺伝学的な研究や神経画像検査が飛躍的に進歩したことで，ADHDにはドパミンをはじめとするモノアミン受容体やトランスポーターの遺伝子多型が関与していることや，皮質下領域を中心にドパミン神経系の機能低下がみられることが明らかになってきた．Faraoneらは分子遺伝学的研究から，ADHDの発症リスク遺伝子としてドパミントランスポーター（dopamine transporter：*DAT*），ドパミン受容体D4，D5（D4 dopamine receptor：*DRD4*，D5 dopamine receptor：*DRD5*）など7つの遺伝子の関与を指摘し，双生児研究のメタ解析からADHDの平均遺伝率を76％と推定した[13]．これは統合失調症や双極性障害に匹敵する高い遺伝率である．また複数の遺伝リスクに加え，胎内で母親の喫煙に曝露されることでより発症リスクが高まるという報告もあり[14]，ADHDが遺伝的要因と環境要因によって規定される多因子疾患であると考えられている．その他，脳内の各部位に解剖学的，機能的変化もみつかっており，生物学的基盤をもった発達障害であると認められるようになってきた．また近年，成人期にもADHDが存在することがさかんに論じられるようになったが，ADHDを発達障害と理解すると，成人になってからも何らかの症候やそれに伴う機能障害があると考えることは自然である．

成人期ADHDとは？―児童期との連続性について

成人期ADHDについて，児童期と同じようにとらえてよいのかという議論がある．近年，ADHD症状の背景には抑制機能，報酬系機能やタイミングなどの神経心理学的機能

の障害が示唆され，脳機能画像に関する研究もさかんに行われている．成人期 ADHD を対象とした研究においても，前頭前野，側坐核，小脳などの機能不全が報告されている．しかし，Hart らが行った抑制課題と注意課題を用いた functional magnetic resonance imaging（fMRI）研究のメタ解析のなかで，年齢による影響に関して児童期 ADHD では補足運動野と大脳基底核においてコントロール群よりその活動性が低下していたが，成人期 ADHD では前頭前皮質-視床における機能障害がより顕著であった[15]．これは単純に児童期と成人期が同様の神経生物学的病態であると考えることに疑問を投げかける結果かもしれない．

しかし成人期 ADHD を考える場合，本質的な ADHD の多様性だけではなく小児期の過ごし方や治療的介入の有無によっても多様な病態像を呈する可能性がある．まず，児童期に診断され，何らかの支援を受けながら成人となったケースがある．児童期 ADHD の長期追跡について，Faraone らは，32 の調査で ADHD 症状の症候的持続，症状的持続を分けて評価するメタ分析を行った．その結果，DSM-IV の診断基準を完全に満たしていると定義すると，25 歳時に ADHD が持続しているのは 15 ％であるが，ADHD の部分寛解の定義をあてはめると，持続率は 65 ％であったと報告した[16]．また Biederman らは，128 人の ADHD 男児を 4 年間追跡し，60 ％で症候的寛解に至るものの，その半数は閾値下の ADHD 症状を示し，機能的寛解は全体の 10 ％に満たなかったと報告している[10]．これらより，まず経過のなかで少なくとも表面的に観察される症状や行動上の問題は減少する傾向があるといえる．実際に ADHD 症状の発現が減少している可能性や，あるいは何らかの代償手段を獲得したことで観察されにくくなった結果とも考えられる．しかし，一見 ADHD 症状が軽減しているようにみえても，生活への支障は持続していることが示された．これは本質的な ADHD 症状は実際には残存しているものの，その表現型が児童期とは違ったものに変わっている可能性も示唆される．

次に，児童期から ADHD 症状が顕在化していたにもかかわらず，診断されずに成人となったケースも存在する．この場合に ADHD と診断することはよりいっそう難しいことが指摘されている．理由の一つは，児童期の ADHD 徴候を振り返ることが難しいことにある．過去と現在において基準を満たすことが求められるが，複数の場面での幼少期の情報を成人になってから正確に収集することは難しい．なかでも症状の顕在化年齢に関する規定がより診断を難しくしている．DSM-III から「徴候が 7 歳以前に存在」することが条件となり，DSM-IV では「徴候による機能障害が 7 歳以前に存在」とより厳しい基準になった．しかし，Faraone らは 7 歳以降に ADHD 症状が初めて確認された場合にも，それまでに ADHD の診断基準を満たす場合と比較してその併存障害や機能障害，治療反応性などの特徴に差がないこと，さらに多くは 12 歳以前に ADHD 症状がみられることを報告するなど，この「7 歳以前に存在する」という年齢基準に疑問を投げかけた[17]．また二つめの理由は，二次的な精神障害などの併存症によって，より中核の ADHD 症状がみえにくくなっている可能性が考えられる．児童期に診断されていない場合ほど支持的な環境が得にくく，自尊心の低下が起こりやすい可能性がある．二次障害や併存症に関しては後述の「併在症，鑑別に関する難しさ」で検討する．

なお，成人期 ADHD を検討するうえでもう一つ考えなければならないのは，ADHD が青年期に顕在化するケースも想定されることである．生来 ADHD 特性をもちながら，青年期や成人期になり負荷が加わったときにはじめて生活への支障が顕在化するという可能性は否定できない．これは ADHD を定型発達との連続性でとらえることでより理解しやすいであろう．

併存症，鑑別に関する難しさ

ADHD の診断にあたり，他の精神障害との併存や鑑別が問題になることは多い．なぜなら ADHD が多くの他の精神障害と併存しやすく，併存症による影響を受けやすいことや，別の疾患や状況によっても不注意，多動，衝動性症状を示す場合があるからである．齊藤らは ADHD の併存症に関して，行動障害群，情緒障害群，神経性習癖群，発達障害群の4つに大別し検討している[18]．行動障害群は，「破壊的行動障害マーチ（disruptive behavior disorders march：DBD マーチ）[18]」と称され，葛藤が外に向かう悪循環から一部が反抗挑戦症や素行症，また反社会性パーソナリティ障害に進展する群を指す．また情緒障害群は自尊心の低下から内に向かう悪循環が生じ，不安症群や気分障害，依存性や境界性パーソナリティ障害に進展する群を指している．いずれも，ADHD の生活への障害から導かれる二次障害ととらえてよい併存症である．なお，最近の ADHD の前方視的経過追跡調査のなかで，Biederman らは ADHD 男児の10年追跡にて，major psychopathology（気分障害，双極性障害，精神病状態），不安症群，反社会的障害，発達障害，物質依存障害が認められ，これらの生涯有病率が対照群と比較して有意に高かったと報告した[19]．成人期でもその二次障害を含めた併存症の多さが示された．

また，併存症のなかで近年よく取り上げられる話題の一つが，ADHD と広汎性発達障害（pervasive developmental disorder：PDD．または自閉スペクトラム症〈autism spectrum disorder：ASD〉）との関連である．DSM-IV-TR では両者の症状項目を満たす場合，PDD の診断を優先させる．しかし実際の臨床では ADHD と PDD が併存しているとしか考えられず，治療介入としても両者の視点からのアプローチが必要なケースが多いことはよく指摘されている．わが国では Yoshida らが，PDD の 67.9％に ADHD 症状を認めたと報告した[20]．また最近の疫学調査では，10～14歳の112人の ASD のなかで 28.2％が ADHD の診断基準を満たしたと報告された[21]．また Murray は ADHD のなかにも ASD 症状がみられることがあること，両者を認める場合に社会機能や適応能力，実行機能がより低下している傾向があること，ADHD 症状に対する薬物治療は効果があるものの，ADHD 単独の場合と同等には効果がみられないことや副作用が多いことなどに言及している[22]．さらに認知機能に関する報告では，ADHD において ASD 症状がより強いほど，より反抗的な態度や行為症状，不安症状の重症度が高く，知能指数やワーキングメモリーの機能がより低いこと，運動機能の障害も認めることなどが報告された[23]．ASD 症状を伴う場合とそうでない場合で同じ神経病理であるのかという疑問もあり，近年，遺伝子や環境因子，またその相互作用における ASD，ADHD の重なりや相違点についてもさまざまな議論が活発になっている[24]．

その他，双極性障害との併存についての課題もある．ADHD と双極性障害にはその症状に類似点があり，また特に小児期の双極性障害の場合，気分変動よりも不機嫌さや易刺激性などの情動症状やそれに伴う破壊的行動が目立つことなどからその鑑別が困難であり，主に北米などで ADHD と双極性障害の併存が診断されやすい．遺伝的素因に重なりがあるという可能性も報告されているが，過剰診断の問題や中枢神経刺激薬の副作用の問題も指摘されている．成人における大規模な疫学調査（National Comorbidity Survey Replication：NCS-R）でも，成人期 ADHD の 18.6 ％にうつ病（DSM-5），19.4 ％に双極性障害が認められたと報告された．なお，この調査では成人期 ADHD の他の併存症に関しても言及されているが，注目すべきはその多くが併存症に対する治療は受けていたものの，ADHD に関しては治療されていないことがわかったということである[25]．

最後に ADHD と鑑別すべき疾患についてであるが，ADHD 以外にも ADHD 様症状を呈する疾患や環境，状況がある．現在 ADHD はその症状から診断するしかなく，さらに ADHD 自体が心理社会的要因の影響も受ける多因子疾患であることを考えるとその鑑別は容易ではないものの，愛着や虐待の問題などとの鑑別は重要である．その他，甲状腺機能亢進症などの身体疾患によっても多動や不注意症状が引き起こされることがあることも知っておかねばならない．

このような議論があるなかで，何度も検討を重ねられ DSM-5 が発表された．次に ADHD に関する主な DSM-IV-TR からの変更点を項目別に簡単にまとめる．

DSM-5 における主な変更点[2]

上位概念の変化

「神経発達症群/神経発達障害群（Neurodevelopmental Disorders）」という上位概念が新設され，ADHD は ASD や「知的能力障害群（Intellectual disabilities）」などと同じくこの概念に包含された．

項目 A

「不注意」と「多動-衝動性」のそれぞれ 9 項目を評価し，少なくとも 6 か月以上 6 項目を満たすかどうかを評価する点は変わりない．ただ，それぞれのクライテリアに具体的な「例」が加えられた．それは成人期における症状の表現型に留意したものとなっている．さらに 17 歳以上においては 5 項目を満たすことで診断できるなど，成人期における診断基準が緩和された．また，症状が反抗心や敵意があるために起こっていることではなく，課題や説明が理解できないために起こっているわけでもないという注釈が強調されている．

項目 B

症状の発現年齢に関して，7 歳から 12 歳に引き上げられた．また 12 歳までにいくつか

の不注意，多動-衝動性症状がみられることが条件であり，症状による "impairment" を引き起こしていることは必須ではなくなった．

項目C

2場面以上で，いくつかの症状が確認される必要があることは変わりないが，症状による "impairment" を引き起こしていることは必須ではなくなった．

また，場面に関して成人期を想定した例が加えられた．

項目D

変更なし．

項目E

ADHDの鑑別疾患としてあげられていた「広汎性発達障害」が削除された．

また「物質中毒または離脱」では説明できない症状であることがつけ加えられた．

その他，現在の状態象を明確化するための評価

症状の表現型

これまでの下位分類に関して，不注意，多動-衝動性の2つの症状数の違いから混合型，不注意優勢型，多動-衝動性優勢型と3タイプに分類することは変わりないが，下位分類ではなくあくまで現在の表現型を示すのみとなった．

部分寛解について

過去に基準を満たし現在には満たさない場合に分類されるが，思春期や成人期に関する注釈はなくなった．

重症度について

ディメンショナルな視点から，症状および機能障害の程度により重症度を3段階で評価することが新たに加わった．

その他，ADHD症状や機能障害はみられるものの，診断項目数を完全には満たさないような場合には「他の特定される注意欠如・多動症（Other Specified Attention-Deficit/Hyperactivity Disorder）」，情報不足などによって診断項目数を満たさない場合には「特定不能の注意欠如・多動症（Unspecified Attention-Deficit/Hyperactivity Disorder）」という診断が設けられた．

ADHDに関する改変の要旨は，成人期のADHDを診断するという視点をより発展させたこと，ASDとの併存を認めたことである．これは，診断名が変更される，下位分類が大幅に変更されるなどといったダイナミックな変更とはいえない．しかしわずかな変更で

あってもその与える影響は予想以上に大きくなることもある．次にDSM-5がもたらしうる影響や，われわれがどのようなことに留意してDSM-5を用いるべきかを考えたい．

DSM-5時代のADHD

　DSM-5における変更は結果的にADHDの診断基準を緩めることとなった．最も考えられることはADHD有病率の増加である．今回DSM-5に記載された子どものADHD有病率は5％で，これはDSM-IV-TRに記載された3～7％という結果と大きな差はなかった．これは近年のDSMにおける子どものADHD診断が比較的安定したものであったといえるかもしれない．また今回施行されたフィールド・トライアルでは，少なくとも子どもにおけるDSM-5を用いたADHDの有病率はほぼDSM-IVと変わりなく，また他疾患と比較しても高い信頼性が確認された[26]．しかし，症状の発現年齢に関する基準が緩和されたことや，前述したようなASDにおけるADHD症状がみられる割合を考慮すると，実際には少し増加するのではないかと考える．また成人に関してはこれまでDSMにてその有病率が言及されることはなかった．近年のさまざまな報告から児童期の30～60％程度が成人後もADHD症状が継続すると考えられており，Kesslerらは米国の疫学調査にて有病率4.4％とし[25]，Fayyadらは10か国におけるDSM-IVを使用した成人のADHDの有病率を3.4％と報告した[27]．またSimonらは，欧米での調査によるメタアナリシスの結果，有病率は約0.5％から4.6％と幅があることを指摘し，推定される有病率は2.5％と報告した[28]．なお，DSM-5で採用された成人期ADHDの有病率は2.5％である．DSM-5の導入により成人では，子ども以上に有病率の増加が予測される．

　なおわが国における疫学調査で，成人期ADHDに関して中村らは浜松市でサンプリング調査を行った．その結果，研究デザインの限界点から過小評価されている可能性を指摘しながらも有病率の推定値は1.67％とし，不注意優勢型の割合が高く，男女差がなかったことを報告した．世界で報告されている有病率との差に関しては，わが国における成人期ADHDの過小診断の可能性を指摘した[29]．実際，わが国における臨床場面で，現在成人期ADHDの診断や治療が十分に行えているとはいえないように感じる．子どものADHDでさえ，わが国で普及し一般的に論じられるようになったのはここ十数年の話である．特にそれ以前に児童期を過ごしたADHD患者は，その生活のしづらさの理由を「だらしない，わがまま，努力不足」と他者からだけではなく自分でも自身を責め続けながら生活するしかなかった．このような患者に，表面的な抑うつや不安に対応するだけではなく，その生きづらさの背景にあるADHD特性を見出し，正当な診断を与えることができることの意義は大きい．ADHDという視点をもつことで，子どもだけではなく成人期臨床の幅もずいぶん広がるであろう．成人期にもADHDが存在するのだという認識を強化させ，またその特徴をより明確にしたDSM-5の功績は大きいのではないかと考える．

　また，成人期ADHDの診断精度が上がり，さらにこれまで認められていなかったASDとの併存例などに関する研究が増えると，よりADHDの本質的な理解が進むのではないかと思われる．遺伝学的研究や神経認知研究などが進むことで新たな診断体系やサブタイ

プの存在が明らかとなり，治療薬の開発，早期介入により予防なども期待できるかもしれない．近年のADHDに関する話題がやや成人期に偏ってしまう傾向があるが，児童期からの保護的で丁寧な介入がまずは基本であろう．

しかし診断基準が緩和されるということは，同時に誤診や過剰診断を引き起こすというリスクを伴う．まず誤診を避けるためには，他の精神疾患由来の亢進した衝動性や不注意をADHDによる症状と混同しないように注意しなければならない．他の疾患の存在を疑う視点をもつことに加え，当然のことであるが幼少期からの生活史を丁寧に確認していく必要がある．次に過剰診断の問題に関しては，ADHD特性は否定できないものの，正常発達ととらえるべき場合にでも診断してしまうことへの危険性である．その診断がレッテル貼りやスティグマとなる問題はもちろんであるが，免罪符として扱われることも懸念される．DSMは医療の場だけではなく，学校や司法の場でもその影響力は大きい．予測できない場面や用途にその診断名が使われる可能性にも注意が必要である．またこの問題への対策としては，その症状を多面的に吟味することに加え，その年代や時代背景，おかれた環境を十分に考慮したうえでまずは定型発達そのものに精通することが必要である．

さらにADHDと診断できる場合でも，その症状を原疾患の二次的症状ととらえ，あくまで原疾患の治療を優先させたほうがよいケースもあることに留意しなければならない．たとえば，ASDにADHD症状を伴う場合に，ASDの特性から生じる不注意や多動性という視点でアプローチすることのほうが有効である可能性もある．症状の背景の成り立ちを一つひとつ丁寧に評価していくことが何より重要である．

最後に薬物治療にかかわる問題がある．ADHDは発達障害のなかでも比較的薬物治療の有効性が確立されていることもあり，心理社会的治療が手薄になりがちとなり，安易に薬物療法を導入される傾向がみられる．現在，わが国でも成人期ADHDに対して新たに薬物治療の適応が拡大している．適切に使用することで，成人期ADHDの治療に光がさすであろうが，薬物治療に後押しされるかたちで成人期ADHDの診断が広がることは避けなければならない．

DSM-5が導入され，ADHDも他の疾患と同様に新たな幕開けを迎える．先人たちから築き上げられた知見をもとに，現時点での最良と判断される基準ではあるが，あくまで発展途上であり，完成形ではない．そのことを忘れずに，明るいADHDの未来を信じ，真摯に日々の診療や研究に臨みたい．

（中西葉子，飯田順三）

● 文献

1) American Psychiatric Association. Diagnostic and Statistical Manual of Mental Disorders, 3 rd edition, Revised（DSM-III-R）. Washington DC：APA；1987.
2) American Psychiatric Association. Diagnostic and Statistical Manual of Mental Disorders, 5 th edition（DSM-5）. Arlington VA：APP；2013／日本精神神経学会（監），髙橋三郎ほか（訳）. DSM-5 精神疾患の診断・統計マニュアル. 東京：医学書院；2014.
3) Still GF. Some abnormal psychical conditions in children. Lancet 1902；I：1008-1012, 1077-1082,

1163-1168.
4) American Psychiatric Association. Diagnostic and Statistical Manual of Mental Disorders, 2 nd edition (DSM-II). Washington DC：APA；1968.
5) American Psychiatric Association. Diagnostic and Statistical Manual of Mental Disorders, 3 rd edition (DSM-III). Washington DC：APA；1980.
6) American Psychiatric Association. Diagnostic and Statistical Manual of Mental Disorders, 4 th edition (DSM-IV). Washington DC：APA；1994.
7) American Psychiatric Association. Diagnostic and Statistical Manual of Mental Disorders, 4 th edition, Text Revision (DSM-IV-TR). Washington DC：APA；2000／髙橋三郎ほか（訳）．DSM-IV-TR 精神疾患の診断・統計マニュアル，新訂版．東京：医学書院；2002.
8) Lubke GH, Hudziak JJ, Derkas EM, et al. Maternal ratings of attention problems in ADHD：Evidence for the existence of a continuum. J Am Acad Child Adolesc Psychiatry 2009；48：1085-1093.
9) Morrow RL, Garland EJ, Wright JM, et al. Influence of relative age on diagnosis and treatment of attention-deficit/hyperactivity disorder in children. CMAJ 2012；184：755-762.
10) Biederman J, Mick E, Faraone SV. Age-dependent decline of symptoms of attention deficit hyperactivity disorder：Impact of remission definition and symptom type. Am J Psychiatry 2000；157：816-818.
11) Newcorn JH, Kratochvil CJ, Allen AJ, et al. Atomoxetine and osmotically released methylphenidate for the treatment of attention deficit hyperactivity disorder：Acute comparison and differential response. Am J Psychiatry 2008；165：721-730.
12) World Health Organization. The ICD-10 Classification of Mental and Behavioural Disorders：Clinical Description and Diagnostic Guidelines. Geneva：WHO；1993.
13) Faraone SV, Perlis RH, Doyle AE, et al. Molecular genetics of attention-deficit/hyperactivity disorder. Biol Psychiatry 2005；57（11）：1313-1323.
14) Neuman RJ, Lobos E, Rich W, et al. Prenatal smoking exposure and dopaminergic genotypes interact to cause a severe ADHD subtype. Biol Psychiatry 2007；61（12）：1320-1328.
15) Hart H, Radua J, Nakao T, et al. Meta-analysis of functional magnetic resonance imaging studies of inhibition and attention in attention-deficit/hyperactivity disorder：Exploring task-specific, stimulant medication, and age effects. JAMA 2013；70（2）：185-198.
16) Faraone SV, Biederman J, Mick E, et al. The age-dependent decline of attention deficit hyperactivity disorder：A meta-analysis of follow up studies. Psychol Med 2006；36：159-165.
17) Faraone SV, Biederman J, Spencer T, et al. Diagnosing adult attention deficit hyperactivity disorder：Are late onset and subthreshold diagnoses valid? Am J Psychiatry 2006；163：1720-1729.
18) 齊藤万比古．注意欠陥／多動性障害（AD/HD）の診断・治療ガイドラインについて．精神神経学雑誌 2005；107：167-179.
19) Biederman LJ, Monuteaux MC, Mick E, et al. Young adult outcome of attention deficit hyperactivity disorder：A controlled 10-year follow-up study. Psychol Med 2006；36：167-179.
20) Yoshida Y, Uchiyama T. The clinical necessity for assessing attention deficit/hyperactivity disorder (AD/HD) symptoms in children with high-fnctioning pervasive developmental disorder (PDD). Eur Child Adolesc Psychiatry 2004；13：307-314.
21) Simonoff E, Pickles A, Charman T, et al. Psychiatric disorders in children with autism spectrum disorders：Prevalence, comorbidity, and associated factors in a population-derived sample. J Am Acad Child Adolesc Psychiatry 2008；47：921-929.
22) Murray MJ. Attention-deficit/hyperactivity disorder in the context of autism spectrum disorders. Curr Psychiatry Rep 2010；12（5）：382-388.
23) Cooper M, Martin J, Langley K, et al. Autistic traits in children with ADHD index clinical and cognitive problems. Eur Child Adolesc Psychiatry 2014；23：23-34.
24) Taurines R, Schwenck C, Westerwald E, et al. ADHD and autism：Differential diagnosis or overlapping traits? A selective review. Atten Defic Hyperact Disord 2012；4：115-139.
25) Kessler RC, Adler L, Barkley R, The prevalence and correlates of adult ADHD in the United States：Results from the national comorbidity survey replication. Am J Psychiatry 2006；163：716-723.
26) Regier D, Narrow WE, Clarke DE, DSM-5 field trials in the United States and Canada, Part II：

Test-retest reliability of selected categorical diagnoses. Am J Psychiatry 2013 ; 170 : 59-70.
27) Fayyad J, De Graaf R, Kessler R, et al. Crossnational prevalence and correlates of adult attention-deficit hyperactivity disorder. Br J Psychiatry 2007 ; 190 : 402-409.
28) Simon V, Czobor P, Balint S, et al. Prevalence and correlates of adult attention-deficit hyperactivity disorder : Meta-analysis. Br J Psychiatry 2009 ; 194 : 204-211.
29) 中村和彦, 大西将史, 内山　敏ほか. おとなの ADHD 疫学調査. 精神科治療学 2013 ; 28 (2) : 155-162.

限局性学習症/限局性学習障害
Specific Learning Disorder

限局性学習症とは

学習および学習したスキルを用いることに著明な困難をもち，そのために学業や仕事，日常生活に著しい支障をきたす障害である．DSM-5の定義上，その困難さは一過性ではなく，少なくとも6か月間その困難が持続している．

DSM-IV-TR から DSM-5 への変更点

米国精神医学会（American Psychiatric Association：APA）の診断基準 Diagnostic Statistical Manual, 4th edition, Text Revision（DSM-IV-TR）では，学習障害として，読字障害・算数障害・書字表出障害，特定不能の学習障害の診断を最初からつけることとしていた[1]．しかし，これらは合併することが明らかとなっており[2]，患者の困難さを評価するうえで読字障害・算数障害・書字表出障害のいずれか単独の疾患名にこだわる必然性がなかった．

DSM-IV-TR の改訂版である DSM-5 からは，学習の困難さを広くとらえて，読字，文章理解，書字，文章記述，数の操作，数学的推論のどれか一つにでも学習上の困難があれば，まず限局性学習症の診断をつける．そのうえで，その学習上の困難さが何かを特定していく．この際に，複数の学習の困難さや他の精神疾患が併存することがありうる．DSM-5では，まず，学習や学業スキルの習得に著しい困難さがあり，それが6か月以上続いているかどうかをみることとしている（診断基準A）[3]．ここでいう学習や学業スキル習得の困難さとは，単語を読むときに不正確だったりゆっくりだったり，努力を要することと，読んだ内容の意味を理解すること・書き取り・文章で表現することが苦手なこと（例：文の中に文法や句読点の間違いがたくさんある，段落を分けるのが下手，書いている内容が不明瞭など），数の操作・計算ができないこと（例：数の概念がわからない，大きさがわからない，同年代の児ができるような暗算が指を使って行わなければできない），数学的推論ができないこと（例：量の問題を考えるのに，数学的な概念・手続きを使うことができない），である[3]．これらの著しい困難さは，以下で述べるような標準化された検査で測定するが，17歳以上では，標準化された検査の代わりとして学校時代の成績表など学習の困難さを示す書類をもとにしてもよい．

また，学習困難は学校時代にわかるが，軽度の困難さであれば別の能力などで代償されうるので，小学校低学年のうちはそれほど目立たないことが多い．小学校中学年〜高学年になり，学習内容が積み重なり，かつ，高度な内容も入ってくるようになると，その時点でようやく本人の困難さを代償する能力を超えてしまい学習困難が顕在化することも多い．この点は，診断基準Cに今回明記されている．

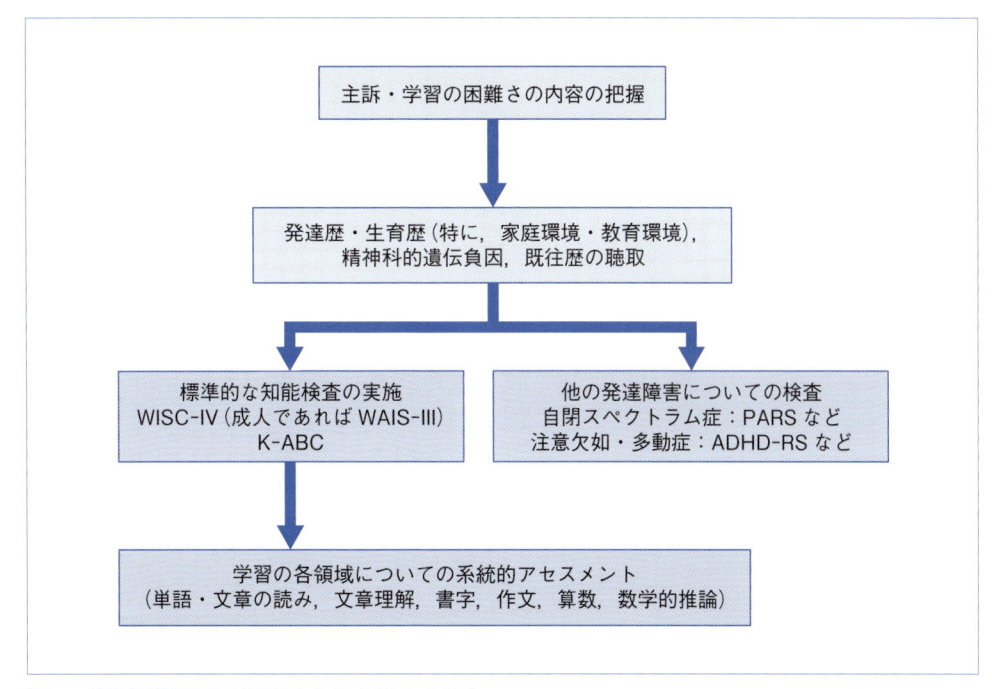

```
                    ┌──────────────────────────┐
                    │ 主訴・学習の困難さの内容の把握 │
                    └────────────┬─────────────┘
                                 ▼
                ┌──────────────────────────────────┐
                │ 発達歴・生育歴（特に，家庭環境・教育環境），│
                │   精神科的遺伝負因，既往歴の聴取         │
                └───────┬──────────────────┬───────┘
                        ▼                  ▼
        ┌─────────────────────────┐  ┌─────────────────────────┐
        │ 標準的な知能検査の実施      │  │ 他の発達障害についての検査  │
        │ WISC-IV（成人であればWAIS-III）│  │ 自閉スペクトラム症：PARSなど│
        │ K-ABC                   │  │ 注意欠如・多動症：ADHD-RSなど│
        └────────────┬────────────┘  └─────────────────────────┘
                     ▼
        ┌───────────────────────────────────────────┐
        │ 学習の各領域についての系統的アセスメント          │
        │ （単語・文章の読み，文章理解，書字，作文，算数，数学的推論）│
        └───────────────────────────────────────────┘
```

図1 限局性学習症の診断のための検査の流れ

DSM-IV-TRでは，診断基準Cで「感覚器の欠陥が存在する場合，学習の困難さは通常それに伴うものより過剰である」，コード番号をつけるうえでの注意として，一般身体疾患あるいは感覚器の欠陥が存在するならば，その疾患をIII軸コード番号をつけて記録しておくこと，という条項があった[1]．DSM-5では多軸評定がなくなり，それに伴い，診断基準Dに，知的障害，視覚・聴覚が矯正されていないこと，他の精神疾患・神経疾患，心理社会的な逆境，学業の指導が慣れていない言語で行われていること，不適切な教育指導によるものではない，という診断項目が追加となっている．教育をうける環境によるものではないということが明記された[2]．

DSM-5における限局性学習症の診断の流れ

生育歴，発達歴，精神科的既往歴，身体疾患の既往歴，家族歴，教育環境，学校での成績，認知検査，心理検査の結果をもとに総合的に判断する（図1）．

① 学習の困難さがあることを問診で確認

それに伴い，発達歴，生育歴，家庭環境，精神医学的遺伝負因（とりわけ，限局性学習症，注意欠如・多動症〈ADHD〉，自閉スペクトラム症の有無），教育環境，既往歴を詳細に聴取する．限局性学習症，注意欠如・多動症，自閉スペクトラム症についての精神医学的遺伝負因の有無については，保護者に聞いても不明なことが多い．しかし，保護者との面接のなかで，保護者やその配偶者がそのような問題を有していないかを推測することが重要である．

② 標準的な知能検査の実施

5〜16歳であればWechsler児童用知能検査第4版（Wechsler Intelligence Scale for Child 4th edition：WISC-IV）[4]，16歳以上であればWechsler成人用知能検査第3版（Wechsler Adult Intelligence Scale 3rd edition：WAIS III）[5]を用いるのがよい．これらの知能検査により，全般的知能が正常（IQ≧70）であることを確認する．ただし，精神発達に遅れがなくても70≦IQ≦85の場合は，通常学級において児が授業についていくのに困難を感じることが多いことに注意する．ほかには，K-ABC II[6,7]，Rey複雑図形[8,9]，抽象語理解力検査[10,11]，音韻操作課題[12]，自動急速命名（Rapid Automatized Naming：RAN）[13,14]などを適宜実施する．

③ 学習の困難が，限局性学習症でない他の問題に起因していないかどうかの確認

視覚・聴覚：読み・書きに影響を及ぼしうるので，これら感覚器の問題が疑われるときは，それぞれ眼科・耳鼻咽喉科でアセスメントを受ける必要がある．

他の精神疾患：精神疾患があると学習が困難になる．併存する精神疾患の有無を同時に確認する．とりわけ，自閉スペクトラム症や注意欠如・多動症は，限局性学習症に合併しやすく，かつ，それら疾患の症状により心理社会的問題をもちやすいので臨床上注意が必要である．

神経疾患：てんかん，Williams症候群，Gerstman症候群，脆弱X症候群など．

心理社会的問題：教育の機会を得にくい低所得家庭・親の養育不全・親の精神疾患など，本人の読字能力の発達を妨げるようなものが存在していないか，注意する．

第一言語で教えられていないことによる理解の問題：帰国子女の場合は注意する．第一言語獲得の臨界期以前に帰国していれば，長期的な経過のなかで言語の遅れを取り戻し，学習の問題は克服されていく．途中から日本に移住した在日外国人の児の場合も，日本語獲得とともに，国語（日本語）学習の困難さは克服されていく．

不適切な教育的指導：もし学校環境の問題として，学習の困難さを生じているとすれば，時に，保護者の了解のもと，学校と連携をもつことが必要になることもありうる．

限局性学習症の系統的検査

WISC-IV，K-ABC IIといった知能検査で，まず認知発達全般を把握する．次に，有している学習の困難さの詳細なプロフィールについて系統的に調べる（表1）．

学習障害を主訴に受診することは現在の日本の医療では比較的少ない．自閉スペクトラム症や注意欠如・多動症の児は学習障害も合併していることが多いので，発達障害の児を診察する児童精神科医・小児科医は，児の主訴のほかに，学習障害を合併していないか注意することが重要である．

日本の臨床現場で，限局性学習症の検査と合わせて行う検査で有用なものとして，自閉

表1 学習困難の系統的検査

① 単語・文の読み
- 小学生のための読み書きスクリーニング検査，単音連続読み検査，単語速読検査，短文音読検査，K-ABC「言葉の読み」
- 語彙：絵画語彙検査（PVT-R）
- 音韻認識課題：音削除課題，逆唱課題，音同定課題
- 自動急速命名（RAN）

② 読んだものの意味の理解
- 小学生のための読み書きスクリーニング検査，K-ABC「文の理解」，抽象語理解力検査

③ つづり
- 小学生のための読み書きスクリーニング検査
- 形態認知の検査：WISC-IVで，特に知覚推理指標（積木模様，絵の概念，行列推理，絵の完成）
- Developmental Test of Visual Perception 2nd ed（DTVP-2）：視覚認知をみる検査で，目と手の協応，空間における位置，模写，図と地弁別，空間関係，視覚形態完成，視覚運動速度，形の恒常性の8つの下位検査から成る
- 模写：Reyの複雑図形検査
- 視空間ワーキングメモリ：スパンボードテスト

④ 文章
- 学校で作文や書き取りの成績
- ノートのとり方，書字や作文のサンプルを見て，つづり方・構文・文法を確認する

⑤ 数字の読み，数的事実の知識（足し算，引き算，九九，九九での割り算），筆算手続きの知識
- 数の概念を習得しているか
  WISC-IVにて，ワーキングメモリ指標（数唱，語音整列，算数）・処理速度指標（符号・記号探し）の低さが参考になる
  「特異的発達障害診断・治療のための実践ガイドライン」[15]の「算数障害の症状評価のための課題」が有用である（課題例としては，数字の読み，数的事実の知識，筆算手続きの知識）

⑥ 算数的推論の障害の評価
- 計算障害がなくて，算数の文章題の困難をきたしている場合，算数的推論の障害からきている可能性を考える．この場合，文字または文章が読めていない可能性やそれら両方の可能性がないかについても考える必要がある．文字や文章が読めていない可能性については，読字障害についての検査を行う
- 「特異的発達障害診断・治療のための実践ガイドライン」の算数思考課題が有用である（課題例としては，「集合の要素の不必要な属性を捨象し，必要な属性に注目して，カテゴリー分類によるクラス化を行う．次にそこに働いている属性をすべて捨象し，外部から導入した新しい操作としての系列下の原理を介入させ，数の演算操作を行う」，「集合に速さや長さなどの両概念を持ち込むことにより，推移律により演繹的に順序関係を推論する」，「数の大小関係と時間という数量概念について，それらの関係を，可逆思考により推論する．さらに，その推論から数の演算操作を行う」[15]

スペクトラム症の検査では，広汎性発達障害日本自閉症協会評定尺度（Pervasive Developmental Disorders Autism Society Japan Rating Scale：PARS），注意欠如・多動症の検査では「診断・対応のためのADHD評価スケール」（Attention Deficit Hyperactivity Disorder Rating Scale：ADHD-RS）がある．

診断の際の注意点

注意欠如・多動症，コミュニケーション症群，発達性協調運動症，自閉スペクトラム症を合併することが多い．また，不安症，うつ病，双極性障害などの精神障害の合併例も多い．もし，学習の困難さが，これら併存する問題からのみ由来するものであれば，限局性

学習症の診断はつけない．

　DSM-5では，診断基準Aで何らかの学習の困難さがある（「限局性学習症」である）と認定した場合，次に診断基準Bで，その学習の困難さがどのようなものかを具体的に特定する．

　診断基準Bでは，読字の不全，書字表出の不全，数学の不全，のどれにあてはまるかを特定する．

　さらに，その程度を特定する．軽度，中等度，重度から選ぶ．

軽度：いくつかの学習領域で困難さをもってはいるものの，適切な環境のなかでサポートが得られれば，もっている機能で代償できる．

中等度：いくつかの学習領域で著明な困難さをもっており，学校生活のなかで，濃厚な介入がないと学習が困難な状況である．

重度：重篤な学習スキルの困難さがあり，ほとんどの学校生活のなかで濃厚な介入がないと学習が困難な状況である．しかも，濃厚な介入があっても，すべての課題を効率的にこなすのは不可能かもしれないほどである．

　以下，診断基準Bの読字の不全，書字表出の不全，数学の不全について詳しく述べる．

限局性学習症の細分類

限局性学習症―読字の不全を伴うもの

定義

　単語の読字の正確さ，読字の速さや流暢さ，読んだものの理解のいずれかで著しい困難さをもつ．

病因

神経心理学的要因

　読字の問題の神経心理学的要因を説明するいくつかの仮説があるが，どれも決定的なエビデンスはない．

① 音韻障害仮説（phonological deficit theory）：読字の問題は音韻処理の不全によるものとする説である[16,17]．この説では，読字の困難をもつ児は，音韻読字経路（phonological reading pathway）[18]を確立できていないとする．音韻障害仮説は，言語性の短期記憶や長期記憶，文字・符号・色・物の名前を言うのが遅かったり，言葉を見つけるのが難しかったりすることを説明しうる．この仮説をさらに発展させたのが，phonological-core variable-difference modelである[19]．このモデルでは，音韻処理の苦手さが読字能力の弱さにつながっており，IQは関係ないとしている．このモデルは，言語に関係なくあてはまると考えられている[20,21]．

② 自動化仮説（automatization hypothesis）：読字の問題をもつ人が，ゆっくりとであれば読めるが流暢には読めないことを説明する仮説である．認知処理をすばやく行うた

めに十分に慣れているものについては自動化して処理する仕組みがあり，その働きに特に小脳が重要な役割を果たすとされているが，この仮説では小脳の障害のためすばやく認知処理を行うために自動化されているようなプロセスに問題があるとされている[22]．この仮説の特徴は，運動を含む認知処理全般の自動化が原因であるとしているところである．しかし，運動機能に問題ない読字困難症例を説明できないところに問題がある．

③ 視覚障害説：多くの読字障害症例では，正常な視覚をもっているにもかかわらず，動体視覚やコントラストに対する敏感さの検査で異常を呈する[23]．視覚障害説では，これらの問題が視覚システムのなかの大細胞に問題があるとする．視覚の問題は，読字障害の原因と推定されている[24]が，エビデンスは確立していない[25]．

④ 聴覚障害説：この仮説は，読字困難の音韻処理の困難さが，基本的な聴覚処理の障害に起因するとしている[26]．とりわけ子音の知覚に問題があるとし，それが音韻認知の発達に影響を及ぼしているとする[27]．この説には批判的な見解もある[28]．

一方で，健常な読みの発達を説明するモデルとして，音韻（phonology：speech）-意味（semantics：meaning）-つづり（orthography：print）の三項関係から成る三角モデル（triangle model）がある[29,30]．このモデルでは読みの発達において，最初に音韻意識（音韻をとらえられる能力）を確立し，その後，文字の知識を獲得していく[31]．単語の語彙力や文法が読みの流暢さを規定し，さらには，内容理解の基礎となる[32]．そして著者の意図を推測したり理解したりするような高度な能力が発達していく[33]．読字障害をもっているときに，読みの発達のどの部分で問題があるかを把握するうえで，この三角モデルにあてはめて考えることは有用である．

遺伝的要因

読字の障害は遺伝性が強いことがわかっている[34,35]．しかし，同時に遺伝子と環境の相互作用も考えなければならない[36]．一度決定された遺伝子発現の状態が，環境の刺激で影響を受けて変化し，通常とは異なる遺伝子発現の状態になりうる．親が読字に障害をもち，本を読むのが苦手であると，子どもに本を読む機会を与えることが減ってしまい，子どもに読字の障害がなくても本を読むことが苦手になってしまう可能性がある．その逆に，親が本好きであると，子どもにも本を読むことを促すかもしれない．その場合，子どもの読書能力が上がりうる．

遺伝子研究では，6番染色体短腕（6p）に読字の障害と強い関連をもつ部位があることが明らかとなっている[37]．ほかには，1番，2番，3番，11番，15番，18番染色体にも関連部位がある[38]．6p領域の*KIAA0319*[39]，15q21領域の*DYX1C1*[40]，6p21領域の*DCDC2*[41]が関係しているという報告がある．民族，国により使用言語が異なるため，読字障害に対する日本独自の遺伝的研究が進むことが望まれる．

読字障害の疫学

米国の大規模疫学出生コホート調査による疫学研究によれば，読字障害の有病率は5.3〜

11.8％と推定されている[42]．読字障害の割合は，イスラエルでは6.5％[43]，オランダでは9％[44]などと，言語によって異なる．日本では，有病率は非常に低く，0.98％という報告がある[45]．性差に関しては，男性のほうが女性よりも多い（2〜3倍）という報告が多い[46-48]が，性差はないとするものもある[49]．

限局性学習症—書字表出の不全を伴うもの

定義

つづりの正確さ，文法や句読点の正確さ，文章の明瞭さや構成のいずれかに著しい困難さをもつ．書字のスキルは，筆記と作文を含む．筆記は，単語を書くこと（手で書くこと，またはキーボードを打つプロセスを含む），作文は，トピックを選び，書くための目的，誰を対象にするかを選ぶこと，様式を選ぶこと，考えをつくりだしそれをまとめるプロセスに分けられる．書字表出はこれらのどこかに問題を生じている．

臨床症状

主な症状は下記のようなものである．

- 書くことを嫌がったり，避けたりする．作文で，単語を抜かしたり不完全な文を書いたりする．単語のつづりの困難さによる二次的な問題として，作文中の漢字が少なくてひらがなが多い．文章のまとまりがない（句読点がおかしい，文章のつなぎ方がおかしい，文章の構成，テーマなどがおかしいなど）．
- 読みづらい文字を書く．
- 長音・促音などを省く（例：「りょうり」→「りょり」，「サッカー」→「サカー」），あるいは誤った位置に書く．
- 拗音を誤る（別の音へ置き換えてしまう．例：「キャ」→「キョ」）．
- 実在しない文字の組み合わせを作る（例：「きゃ」→「かゃ」）．
- 助詞の表記を誤る（例：「〜は」→「〜わ」，「〜を」→「〜お」）．
- 一つの単語のなかにひらがなとカタカナが混じる．
- 長音の表記方法をひらがなとカタカナで混同する（例：「おとうさん」→「おとーさん」，「ケーキ」→「ケエキ」）．
- 同じ読み方をする別の漢字を書いてしまう（例：「作文」→「作分」）．
- 送り仮名を誤る（例：「多い」→「多おい」）．
- つづりが鏡文字になる．
- 字の部首を他の部首と混同する．
- 似たような形や音の文字を混同する（例：「ワンマン」→「ワソマソ」）

書字表出の不全の疫学

書字表出の障害の有病率については，系統的な研究は行われていないが，一般の読字障害や学習障害の有病率に近いのではないか（すなわち学童児童の6％くらい）と推測されている[50]．全米教育統計センターのデータでは，12〜18％の生徒が，書字表出の困難を

もっているとしている[51].

書字表出の病因論
神経学的要因
　書字は，書写（transcription），文生成（text generation），実行機能（executive function）の3つの要素から構成されるというモデルがある[52]．書写は音韻の短期記憶が関係し，文生成は言語性ワーキングメモリが関係する[53]．書字の障害をアセスメントする際に，これら3つのどの要素に問題をもっているかを考えることは有用である．また，視覚的に入力されている文字をつづり字に出力する能力（orthographic coding）が，手指の巧緻性以上に大きな影響を及ぼす[54]．

遺伝要因
　書字の困難さの家族歴があると，書字の困難さをもちやすいことが遺伝学的研究から明らかとなっている[55,56]．書字の困難さは，15番染色体に，つづりの正しさは6番染色体に関係がある可能性が示唆されている．後者は，主に音韻の問題から由来する可能性がある．書字の表出の関連遺伝子としては，15qの*DYX1C1*，6pの*KIAA0319*，*DCDC2*，3qの*ROBO1*がある[57]．

周産期の要因
　超早産（28週以下）や超低出生体重（1,000g未満）が書字表出の障害のハイリスク要因であることがわかっている[58,59]．

合併症
　書字表出障害に合併しやすいものとして，他の学習症（読字障害，算数障害），発達性協調運動症，コミュニケーション症（混合受動表出障害），知的能力障害（知的発達症）がある．注意欠如・多動症は最も頻度の高い併存合併症である．ソーシャルスキルや自尊感情，仲間との関係の問題が，書字表出障害に伴いうる問題である[60]．読字に問題がなくつづりの間違いや書字の問題がある注意欠如・多動症の子どもは，運動のプランニングに必要な注意の問題である可能性を示唆する研究もある[61]．

検査
　読み書きの症状チェック表[15]，LDI-R（Learning Disabilities Inventory-Revised）が利用できる．その他，書字の評価スケール，学校で作文や書き取りの成績，ノートのとり方，書字や作文のサンプルの確認，書いた文章の字のつづり方，構文の確認などが参考になる．

鑑別診断
　書字表出の不全の診断自体は小学校2〜3年生頃までは難しい．運動やつづりや書字の困難をもっているかどうかはその時期くらいまでは判断が困難であるからである．知的能力障害（知的発達症），微細運動の障害，視覚の問題，コミュニケーションの問題，注意

欠如・多動症はすべて書字表出の困難さをきたしうるため，診断の際には書字表出の背景にそれらの問題の有無を念頭におく必要がある．つづりや書字の困難さが，注意欠如・多動症の不注意からくるものであるとするなら，書字表出障害にはならない．

限局性学習症─算数の障害を伴うもの

定義
数感覚（number sense：数・量の大小についての感覚），数学的事実（arithmetic facts：1桁同士の加減乗除）の記憶，計算の正確さまたは流暢性，数学的推理に著しい困難さをもつものである．

病因
神経心理学的要因
算数の困難さを説明するものとして，4ステップ発達モデルという概念が近年注目されている[62]．第1ステップは数の大きさの理解で，幼児期に発達する．そして，第2ステップとして幼児期以後の就学前期にはそれを言語で理解するようになる．第3ステップは数字を覚えるところで，これは就学前期から小学生期初めに発達する．そしてその後，第4ステップとして，ワーキングメモリが発達するに従い，数の心的イメージが左から右に向かって値が大きくなる数列として心的空間内にマッピングされる（心的数直線）ようになっていく．

算数の障害の家族歴がある児は，第1ステップでつまずく．そこを通過した児でも，音韻・言語に問題があると，第2ステップでつまずく．さらに，第1・2ステップを通過しても，ワーキングメモリに問題があると，心的イメージに問題があったり，頭の中で数の処理をするのに困難をもったりするため，第3ステップや第4ステップでつまずく．算数の障害のアセスメントの際に，このモデルのどの部分に問題があるかを考えることは有用である．

神経学的要因
脳画像研究では，両側の下部頭頂葉（とりわけ，下部頭頂間溝），下前頭回，右中前頭回の脳活動が計算に関係することがわかっている[63]．また，計算の障害が，空間ワーキングメモリと関係する右下部頭頂間溝，右島，右下部前頭葉の活動の障害と関連するとの報告もある[64]．

遺伝要因
児に数学についての学習障害があると，その児の母の66％が，父の40％が，同胞の53％が同様の障害をもっているとの報告がある[65]．数学の不全にかかわる遺伝子や遺伝的マーカーはまだ明らかになっていない．

環境要因
心理社会的に大変な状況があったり，学校教育の問題があったりすることも数学の能力の発達に重要である[66,67]．たとえば，低収入の家では幼児期に教育が不十分になりがちで，数の概念の発達が悪く，小学校入学後，スタート時からハンディキャップを負うこと

になる．そのような家庭では，小学校入学後も教育が行き届かないことが多い．また，学校や教師の問題で子どもの算数の能力の発達が阻害されることもありうる．

感情の要因

不安が強かったり，勉強に意欲が出なかったりする状況では，数学の勉強もはかどらず，結果として，数学のスキルの習得がおぼつかなくなる[68]．

「限局的学習障害―算数の障害を伴うもの」の疫学

「限局的学習障害―算数の障害を伴うもの」の有病率は5～6％とされている[69]．そして，高率に注意欠如・多動症や読字の障害（ディスレキシア），不安症と合併するとされている[70,71]．純粋な算数の障害や読字の障害は少なく，合併することが多いため，DSM-5からは，まず学習症の診断をつけることになっている．他の学習症と違う特徴は，有病率に性差がないことである[72]．

検査

知能検査によって，まず児の知的レベルをチェックする．算数の障害が知的能力障害（知的発達症）によるものでないことを確認する必要がある．標準化された数学の学力テストをする必要がある．処理能力の検査として，ワーキングメモリ・処理速度のアセスメントが重要であるが，これらは WISC-IV で測定できる．

合併症

他の学習障害（特異的言語不全，読字障害），遺伝疾患（たとえば脆弱 X 症候群，Down 症候群，Williams 症候群，Gerstman 症候群），神経疾患（てんかんなど），精神障害（注意欠如・多動症，双極性障害など）と合併しやすい[71,73]．算数障害の予後には，不注意，低い IQ，5年生の時の算数障害の重症度，書字の問題が関係するとの報告がある[74]．

二次障害の予防

限局性学習症は，児の学校生活においてきわめて深刻な心理的影響を及ぼしうる．本人が一生懸命勉強を頑張っても，本人の認知的な問題から，課題を達成できなかったり，授業についていけなかったりする．また，同級生からのからかいやいじめの対象ともなりやすい．限局性学習症は，現在の日本の教育・医療の環境では，見過ごされることも多く，本人の学習の困難さが周囲からわかってもらえず，単なる怠けや精神力のなさと受け止められることもある．そのような状態が続くと，本人は「どうせ自分は何をやってもだめだ」という学習性無力[75]の状態になり，抑うつ状態となることもある．これが，不登校・ひきこもりにつながることもある[76]．このような限局性学習症に伴う二次障害を防ぐためにも，児にかかわる教育者・医療者は早期に本人の学習上の認知的問題を見つけ，早期に対応していくことが望まれる．

（立花良之）

●文献

1) American Psychiatric Association. Diagnostic and Statistical Manual of Mental Disorders, 4th edition, Text Revision（DSM-IV-TR）. Washington DC：APA；2000／髙橋三郎ほか（訳）. DSM-IV-TR 精神疾患の診断・統計マニュアル，新訂版．東京：医学書院；2002.
2) Landerl K, Moll K. Comorbidity of learning disorders：Prevalence and familial transmission. J Child Psychol Psychiatry 2010；51（3）：287-294.
3) American Psychiatric Association. Diagnostic and Statistical Manual of Mental Disorders, 5th edition（DSM-5）. Arlington VA：APP；2013／日本精神神経学会（監），髙橋三郎ほか（訳）. DSM-5 精神疾患の診断・統計マニュアル．東京：医学書院；2014.
4) Wechsler D. Wechsler Intelligence Scale for Children, 4th edition（WISC-IV）. San Antonio, TX：Psychological Corporation；2003.
5) Wechsler D. WAIS-III, Wechsler Adult Intelligence Scale：Administration and Scoring Manual. San Antonio, TX：Psychological Corporation；1997.
6) Lichtenberger EO, Sotelo-Dynega M. The Kaufman Assessment Battery for Children 2nd Edition. In：Practitioner's Guide to Assessing Intelligence and Achievemen. Hoboken：Wiley；2009. p.61.
7) 藤田和弘，石隈利紀，青山真二．日本版 KABC-II の理論的背景と尺度の構成．K-ABC アセスメント研究 2011；13：89-99.
8) Boone KB. The Boston Qualitative Scoring System for the Rey-Osterrieth Complex Figure. J Clni Exp Neuropsychol 2000；22（3）：430-432.
9) 服部淳子，加藤義信，山口桂子ほか．日本の小学生の視覚認知能力の発達的評価─ Rey-Osterrieth Complex Figure Test の妥当性について．愛知県立看護大学紀要 2000；6：19-25.
10) 春原則子，金子真人．標準抽象語理解力検査（宇野彰，監修）．東京：インテルナ出版；2002.
11) 春原則子，宇野　彰，金子真人ほか．標準抽象語理解力検査の小児への適用．音声言語医学 2007；48（2）：112-117.
12) 井上知洋，東原文子，岡崎慎治ほか．読み困難児におけるひらがな読字能力と音韻処理能力の関連性の検討．特殊教育学研究 2012；49（5）：435-444.
13) Wolf M, Bowers PG. Naming-speed processes and developmental reading disabilities：an introduction to the special issue on the double-deficit hypothesis. J Learn Disabil 2000；33：322-324.
14) 金子真人，宇野　彰，春原則子ほか．就学前 6 歳児における小学校 1 年ひらがな音読困難児の予測可能性について─ Rapid Automatized Naming（RAN）検査を用いて．音声言語医学 2007；48（3）：210-214.
15) 稲垣真澄ほか（編）．特異的発達障害診断・治療のための実践ガイドライン．東京：診断と治療社；2010.
16) Harm MW, Seidenberg MS. Phonology, reading acquisition, and dyslexia：Insights from connectionist models. Psychol Rev 1999；106（3）：491-528.
17) Ramus F, Rosen S, Dakin SC, et al. Theories of developmental dyslexia：Insights from a multiple case study of dyslexic adults. Brain 2003；126（4）：841-865.
18) Snowling MJ. Dyslexia. Oxford：Blackwell；2000.
19) Stanovich KE, Siegel LS. Phenotypic performance profile of children with reading disabilities：A regression-based test of the phonological-core variable-difference model. J Educ Psychol 1994；86（1）：24-27.
20) Goulandris NE. Dyslexia in different languages：Cross-linguistic comparisons. London：Whurr Publishers；2003.
21) Caravolas M. The nature and causes of dyslexia in different languages. In：Snowling MJ, Hulme C（eds）. The Science of Reading：A Handbook. Oxford：Wiley-Blackwell；2007.
22) Nicolson RI, Fawcett AJ, Dean P. Developmental dyslexia：The cerebellar deficit hypothesis. Trends Neurosci 2001；24（9）：508-511.
23) Skoyles J, Skottun BC. On the prevalence of magnocellular deficits in the visual system of non-dyslexic individuals. Brain Lang 2004；88（1）：79-82.
24) Facoetti A, Turatto M, Lorusso ML, et al. Orienting of visual attention in dyslexia：Evidence for

asymmetric hemispheric control of attention. Exp Brain Res 2001 ; 138（1）: 46-53.
25) Valdois S, Bosse ML, Tainturier MJ. The cognitive deficits responsible for developmental dyslexia : Review of evidence for a selective visual attentional disorder. Dyslexia 2004 ; 10（4）: 339-363.
26) Tallal P. Auditory temporal perception, phonics, and reading disabilities in children. Brain Lang 1980 ; 9（2）: 182-198.
27) Mody M, Studdert-Kennedy M, Brady S. Speech perception deficits in poor readers : Auditory processing or phonological coding? J Exp Child Psychol 1997 ; 64（2）: 199-231.
28) Studdert-Kennedy M, Mody M. Auditory temporal perception deficits in the reading-impaired : A critical review of the evidence. Psychon Bull Rev 1995 ; 2（4）: 508-514.
29) Seidenberg MS, McClelland JL. A distributed, developmental model of word recognition and naming. Psychol Rev 1989 ; 96（4）: 523-568.
30) Plaut DC, McClelland JL, Seidenberg MS, et al. Understanding normal and impaired word reading : Computational principles in quasi-regular domains. Psychol Rev 1996 ; 103（1）: 56-115.
31) Bowey JA. Predicting Individual Differences in Learning to Read. In : Snowling MJ, Hulme C(eds). The Science of Reading : A Handbook. Oxford : Wiley-Blackwell ; 2007.
32) Muter V, Hulme C, Snowling MJ, et al. Phonemes, rimes, vocabulary, and grammatical skills as foundations of early reading development : evidence from a longitudinal study. Dev Psychol 2004 ; 40（5）: 665-681.
33) Yuill N, Oakhill J. Children's Problems in Text Comprehension : An Experimental Investigation. Cambridge : Cambridge Univ Press ; 1991.
34) Lyytinen H, Erskine J, Tolvanen A, et al. Trajectories of reading development : A follow-up from birth to school age of children with and without risk for dyslexia. Merrill-Palmer Q 2006 ; 52 : 514-546.
35) Snowling MJ, Gallagher A, Frith U. Family risk of dyslexia is continuous : Individual differences in the precursors of reading skill. Child Dev 2003 ; 74（2）: 358-373.
36) Rutter M. Genes and Behavior : Nature-Nurture Interplay Explained. Oxford : Blackwell ; 2006.
37) Fisher SE, DeFries JC. Developmental dyslexia : Genetic Dissection of a Complex Cognitive Trait. Nat Rev Neurosci 2002 ; 3（10）: 767-780.
38) Grigorenko EL. A conservative meta-analysis of linkage and linkage-association studies of developmental dyslexia. Sci Stud Read 2005 ; 9（3）: 285-316.
39) Cope N, Harold D, Hill G, et al. Strong evidence that *KIAA0319* on chromosome 6p is a susceptibility gene for developmental dyslexia. Am J Hum Genet 2005 ; 76（4）: 581-591.
40) Taipale M, Kaminen N, Nopola-Hemmi J, et al. A candidate gene for developmental dyslexia encodes a nuclear tetratricopeptide repeat domain protein dynamically regulated in brain. Proc Natl Acad Sci U S A 2003 ; 100（20）: 11553-11558.
41) Meng H, Smith SD, Hager K, et al. DCDC2 is associated with reading disability and modulates neuronal development in the brain. Proc Natl Acad Sci U S A 2005 ; 102（47）: 17053-17058.
42) Katusic SK, Colligan RC, Weaver AL, et al. The forgotten learning disability : Epidemiology of written-language disorder in a population-based birth cohort（1976-1982）, Rochester, Minnesota. Pediatrics 2009 ; 123（5）: 1306-1313.
43) Gross-Tsur V, Manor O, Shalev RS. Developmental dyscalculia : Prevalence and demographic features. Dev Med Child Neurol 1996 ; 38（1）: 25-33.
44) van Bon WH, Bouwmans M, Broeders IN. The prevalence of poor reading in Dutch special elementary education. J Learn Disabil 2006 ; 39（6）: 482-495.
45) Makita K. The rarity of reading disability in Japanese children. Am J Orthopsychiatry 1968 ; 38(4): 599-614.
46) Rutter M, Caspi A, Fergusson D, et al. Sex differences in developmental reading disability. JAMA 2004 ; 291（16）: 2007-2012.
47) Flannery KA, Liederman J, Daly L, et al. Male prevalence for reading disability is found in a large sample of black and white children free from ascertainment bias. J Int Neuropsychol Soc 2000 ; 6（04）: 433-442.

48) Katusic SK, Colligan RC, Barbaresi WJ, et al. Incidence of reading disability in a population-based birth cohort, 1976-1982, Rochester, Minn. Mayo Clin Proc 2001；76（11）：1081-1092.
49) Flynn JM, Rahbar MH. Prevalence of reading failure in boys compared with girls. Psychol Sch 1994；31（1）：66-71.
50) Hooper SR, Swartz CW, Montgomery JW, et al. Prevalence of writing problems across three middle school samples. School Psych Rev 1993；22：610-621.
51) Salahu-Din D, Persky H, Miller J. The Nation's Report Card：Writing 2007. National Assessment of Educational Progress at Grades 8 and 12. National, State, and Trial Urban District Results. NCES 2008-468. Alexandria：National Center for Education Statistics；2008.
52) Berninger VW, Garcia NP, Abbott RD. Multiple processes that matter in writing instruction and assessment. In：Troia GA（ed）. Instruction and Assessment for Struggling Writers：Evidence-Based Practices. New York：Guilford Press；2009. pp.15-50.
53) Abbott RD, Berninger VW. Structural equation modeling of relationships among developmental skills and writing skills in primary-and intermediate-grade writers. J Educ Psychol 1993；85（3）：478.
54) Berninger VW, Amtmann D. Preventing written expression disabilities through early and continuing assessment and intervention for handwriting and/or spelling problems：Research into practice. In：Swanson HL, Graham S, Harris KR（eds）. Handbook of Learning Disabilities. New York：Guilford Press；2003. pp.345-363.
55) Raskind WH, Hsu L, Berninger VW, et al. Familial aggregation of dyslexia phenotypes. Behav Genet 2000；30（5）：385-396.
56) Stevenson J, Graham P, Fredman G, et el. A twin study of genetic influences on reading and spelling ability and disability. J Child Psychol Psychiatry 1987；28（2）：229-247.
57) Schulte-Körne G. Annotation：Genetics of reading and spelling disorder. J Child Psychol Psychiatry 2001；42（8）：985-997.
58) Berninger VW, Nielsen KH, Abbott RD, et al. Writing problems in developmental dyslexia：Under-recognized and under-treated. J Sch Psychol 2008；46（1）：1-21.
59) Msall ME, Park JJ. The spectrum of behavioral outcomes after extreme prematurity：Regulatory, attention, social, and adaptive dimensions. Semin Perinatol 2008；32：42-50.
60) ValÅs H. Students with learning disabilities and low-achieving students：Peer acceptance, loneliness, self-esteem, and depression. Soc Psychol Educ 1999；3（3）：173-192.
61) Chaix Y, Albaret JM, Brassard C, et al. Motor impairment in dyslexia：the influence of attention disorders. Eur J Paediatr Neurol 2007；11（6）：368-374.
62) Von Aster MG, Shalev RS. Number development and developmental dyscalculia. Dev Med Child Neurol 2007；49（11）：868-873.
63) Kucian K, Loenneker T, Dietrich T, et al. Impaired neural networks for approximate calculation in dyscalculic children：A functional MRI study. Behav Brain Funct 2006；2（31）：1-17.
64) Rotzer S, Loenneker T, Kucian K, et al. Dysfunctional neural network of spatial working memory contributes to developmental dyscalculia. Neuropsychologia 2009；47（13）：2859-2865.
65) Shalev RS, Manor O, Kerem B, et al. Developmental dyscalculia is a familial learning disability. J Learn Disabil 2001；34（1）：59-65.
66) O'Hare A, Brown JK, Aitken K. Dyscalculia in children. Dev Med Child Neurol 1991；33（4）：356-361.
67) Scarborough HS, Parker JD. Matthew effects in children with learning disabilities：Development of reading, IQ, and psychosocial problems from grade 2 to grade 8. Ann Dyslexia 2003；53（1）：47-71.
68) Auerbach JG, Gross-Tsur V, Manor O, et al. Emotional and behavioral characteristics over a six-year period in youths with persistent and nonpersistent dyscalculia. J Learn Disabil 2008；41（3）：263-273.
69) Butterworth B. Developmental dyscalculia. In：Reed J, et al（eds）. Child Neuropsychology：Concepts, Theory, and Practice. Malden：Wiley-Blackwell；2008. pp.357-374.
70) Johnson B. Psychological co morbidity in children and adolescents with learning disorders. Journal of

Indian Association for Child and Adolescent Mental Health 2005；1（1）：7.
71) Shalev RS. Developmental dyscalculia. J Child Neurol 2004；19（10）：765-771.
72) Devine A, Soltész F, Nobes A, et al. Gender differences in developmental dyscalculia depend on diagnostic criteria. Learning and Instruction 2013；27：31-39.
73) Sokol SM, Macaruso P, Gollan TH. Developmental dyscalculia and cognitive neuropsychology. Dev Neuropsychol 1994；10（4）：413-441.
74) Shalev RS, Manor O, Gross-Tsur V. Developmental dyscalculia：A prospective six-year follow-up. Dev Med Child Neurol 2005；47（2）：121-125.
75) Osman BB. Learning disabilities and the risk of psychiatric disorders in children and adolescents. In：Greenhill LL（ed）. Learning Disabilities：Implications for Psychiatric Treatment. Washington DC：APA；2000. pp.33-57.
76) 横谷祐輔, 田部絢子, 石川衣紀ほか.「発達障害と不適応」問題の研究動向と課題. 東京学芸大学紀要 2010；61（1）：359-373.

I. 神経発達症群/神経発達障害群
Neurodevelopmental Disorders

運動症群/運動障害群　Motor Disorders

運動症群の構成

　DSM-5で新たに組織された運動症群のなかで，発達性協調運動症（DCD）は協調運動が下手であることで定義される一方，常同運動症およびチック症群（Tic Disorders）は特定の運動症状を有することで定義される[1]．神経障害をもつ子どもにおいて，運動過剰（hyperkinetic movements）を好ましくない過剰な運動と定義すると，主なものとして，ジストニア，舞踏運動，アテトーゼ，ミオクローヌス，振戦と並んで，チックおよび常同運動が含まれていたので[2]，運動過剰によって定義されるといえるかもしれない．

　これらの診断カテゴリーは，DSM-IV-TRでは別々に配置されていた[3]．すなわち，いずれも「通常，幼児期，小児期，または青年期に初めて診断される障害」の範囲内だが，DCDは運動能力障害（Motor Skills Disorder）に，常同症は「幼児期，小児期，または青年期の他の障害（Other Disorders of Infancy, Childhood, or Adolescence）」に含まれていた．それらが，運動に関連する発達障害として一つにまとめられたことは大きな変化といえよう．

　本項では，DCD，常同運動症，チック症群について概説しつつ，DSM-5への変更について論じる．

発達性協調運動症/発達性協調運動障害
Developmental Coordination Disorder　　　　315.4（F82）

●●● 概念

　1937年にclumsiness（不器用）という用語がOrtonによって初めて使用され，運動の困難が意識されるようになり，1960年代には先駆的な研究が行われるようになっていた．英国ではdyspraxiaという用語が用いられることが多かったというが，DSM-IIIでDCDという用語が採用され，その使用が広がってきた[4,5]．DCDでは，明確な神経疾患がないにもかかわらず運動の協調に困難があり，生活に支障をきたしている．DCDは，発達的な問題であることに加えて，年齢が上がっても運動の問題が持続しうること，ディメンションとしての理解が有用なことが，他の発達障害と共通している．また，後述するように注意欠如・多動症（attention-deficit/hyperactivity disorder：ADHD）をはじめとする他の発達障害を高率に併発するとともに，運動のみならず情緒や行動も含めて幅広い問題にかかわることが少なからずある．

●●● DSM-IV-TRからDSM-5への変更[1,3]

　DSM-IV-TRでもDSM-5でも診断基準は4項目から成っているが，その構成も各項目

の記述も若干の変更が認められる．

　構成の変更についてみると，DSM-IV-TR では，基準 C および D で除外基準について言及されていたのに対して，DSM-5 では基準 C として発症年齢の項目が新たに追加されており，除外基準は基準 D にまとめられている．

　各項目についてみると，まず基準 A では，DSM-IV-TR でも DSM-5 でも運動の協調の困難を述べていることは共通している．しかし，DSM-IV-TR で「運動の協調が必要な日常の活動における行為が，その人の生活年齢や測定された知能に応じて期待されるものより十分に下手である」という記述は，DSM-5 で「協調運動技能の獲得や遂行が，その人の生活年齢や技能の学習および使用の機会に応じて期待されるよりも明らかに劣っている」とされており，DSM-IV-TR では測定された知能と比べて判断していたのが DSM-5 では技能の習得および使用の機会に変わっている．また，運動の協調の困難の例が DSM-5 では増えており，「不器用（例：物を落とす，または物にぶつかる），運動技能（例：物を掴む，はさみや刃物を使う，書字，自転車に乗る，スポーツに参加する）の遂行における遅れと不正確さ」とされている．

　次に基準 B では，DSM-IV-TR で「学業成績や日常の活動を著明に妨害している」とだけ述べていたところを，DSM-5 で「生活年齢にふさわしい日常生活活動（例：自己管理，自己保全）を著明および持続的に妨げており，学業または学校での生産性，就労前および就労後の活動，余暇，および遊びに影響を与えている」としており，DSM-5 では就労前および就労後の活動という年齢が上がってからの問題を含んでいる．1990 年代後半以降に，運動の問題がしばしば長期的に持続することが明らかになってきたことを反映しているのではないかと思われる．

　先述したように，DSM-5 の基準 C では，「この症状の始まりは発達段階早期である」とされている．従来から当然とされてきたはずだが，「神経発達症群/神経発達障害群（Neurodevelopmental Disorders）」としてまとめられるにあたって明記されたのかもしれない．ただし，「5 歳より前に診断されることは典型的でなく，それは，この年齢においては多くの運動技能の獲得にかなりの差があり，幼少期において評価が安定せず（例：何人かの子どもは追いつく），または運動の遅れの他の原因が十分に明らかにされていないかもしれないからである」とされている．

　最後に除外基準については，DSM-IV-TR の基準 C で「広汎性発達障害の基準を満たすものでもない」とされているが，DSM-5 では削除されている．また，DSM-IV-TR の基準 D で「精神遅滞が存在する場合，運動の困難は通常それに伴うものよりも過剰である」とされているが，DSM-5 では「知的能力障害（知的発達症）や視力障害によってはうまく説明されず」とされており，視力障害の有無やその影響の評価も求められている．

主症状と併発症

　運動の困難の例示は DSM-5 の基準で述べられた通りである．行動計測について DCD と定型発達を比較した研究をメタ解析したところ，効果量が大きかった領域として，内的モデル化（予測的コントロール），律動的協調，実行機能，歩行および姿勢のコントロー

ル，捕捉および手で横取りする行為，感覚知覚機能が指摘された[6]．

　また，DCDは運動の困難で定義される症候群ではあるが，その影響は運動の領域にとどまらない[7]．たとえば，スポーツが著しく苦手であれば，他児と一緒に余暇を楽しめなくなり，社会参加の機会が減ると同時に自己評価の低下を招くおそれがある．このように二次的に情緒や行動に悪影響を与えて生活の質を低下させることも考慮する必要がある．この重要性もDSM-5の基準Bに反映されていると思われる．

　同時に，他の発達障害を高率に伴うことが特徴的であり[4]，一次的併発症といってよいかもしれない．なかでもADHDは併発率が50％までに及ぶことがあるとされている．両者の診断基準を満たす場合に不注意の重症度はADHDのみの場合と相違がなく，ADHDにおける運動の困難は不注意によるものではなくDCDの併発の有無の検討が必要との指摘もある[8]．DCDには限局性学習症や言語症もしばしば併発する．重症のディスレキシアの子どもの50％以上で介入が必要なほどの運動の協調の困難を認めたとの報告もあり，相互に密接な関連が認められる．さらに，自閉スペクトラム症（Autism Spectrum Disorder：ASD）との関連も以前から知られている[9]．DCDと類似した概念としてスカンジナビアで用いられてきたDAMP（deficits in attention, motor control, and perception）症候群で重症な場合にはASDと密接に関連するとされた[10]．

鑑別診断

　筋ジストロフィをはじめとする神経筋疾患，脳性麻痺をはじめとする中枢神経疾患をまず鑑別する必要がある[4]．また，最近，全身の複数関節に過可動性をきたす症候群が認識されるようになり，この関節過剰運動症候群も鑑別の対象になるとされる[5]．

　さらに，DSM-5の基準Dにあげられている知的能力障害に加えて，ADHDやASDも鑑別の対象になると思われる．たとえば，運動の困難が不注意や衝動性あるいは他児と一緒の活動を好まないことなどで説明できないことの確認を要する．

疫学と予後

　DCDの有病率は調査方法によってかなりの幅があるが，北米では5～6％とされる．臨床例では男女比が3～7：1とされるが，一般人口では1.9：1またはそれ以下であったという．DCDは低出生体重児や早期出生児でより高率であり，男児のほうが早期出生の影響を受けやすいためではないかとの指摘もある[7]．

　DCDの発達の道筋として，運動の困難が，小児期中期には自己保全，学業および仲間関係の問題に発展し，小児期後期から青年期には自己概念や情緒的健康の領域に及ぶとの指摘もある．また，ADHDを併発したDCDの場合に，DCDのみの場合よりも，心理社会的転帰が不良であり，抑うつ症状が強くなるとされる．

常同運動症/常同運動障害 Stereotypic Movement Disorder   307.3（F98.4）

概念

　　1907年にMeigeとFeindelによる『チックとその治療』という書籍のなかで，チックと常同運動の鑑別は困難でしかも両者はしばしば関連するとの記述があり，当初から常同運動の定義には議論があったと思われる[11]．最近になり，常同運動について，「目標指向性のない運動様式であり，同じ形態で多様な場面において一定の期間にわたって持続的に反復され，典型的な場合には注意をそらすことができる」という定義が提案された[12]．単純常同運動は定型発達の幼児でしばしば認められるものであり，常同運動症と診断するには社会的，学業的または他の活動の支障をきたすことが必要である．

　　常同運動症には伴いやすい身体疾患または遺伝疾患があり，生物学的基盤が明らかである．同時に，適切な刺激を提供されずに退屈していたり，不安や恐怖が高まったりすると常同運動が増加することがあり，心理社会的要因の影響もあると思われる．

DSM-IV-TRからDSM-5への変更[1,3]

　　診断基準項目数がDSM-IV-TRでは6つ，DSM-5では4つと異なり，またDSM-5では3種類の特徴について特定を求められるようになっており，構成が変更されている．

　　構成の変更についてみると，DSM-IV-TRの基準Fの「この行動は4週間またはそれ以上持続する」がDSM-5で削除されている一方で，DSM-IV-TRになかった「発症は発達期早期である」がDSM-5の基準Cとされている．また，DSM-IV-TRでは基準Cから基準Eの3項目に分けられていた除外基準がDSM-5では基準Dにまとめられている．

　　各項目についてみると，まず基準AとBはDSM-IV-TRとDSM-5でほぼ同じである．次に除外基準については，DSM-5では「物質や神経疾患の生理学的作用によるものではなく，他の神経発達症や精神疾患（例：抜毛症，強迫症）ではうまく説明されない」とされており，DSM-IV-TRの基準Cの「精神遅滞が存在する場合，常同行動または自傷行動が治療の対象となるほど重症である」との記述が削除されているとともに，DSM-IV-TRの基準Dで認められたチックおよび広汎性発達障害への言及がない．チック症やASDであっても常同運動を有する場合に常同運動症と診断される可能性があることになる．

　　さらに特定すべき特徴については，自傷行動についてはDSM-IV-TRとDSM-5でほぼ同じであるが，DSM-5ではさらに2種類が追加されている．1種類は，「関連する既知の医学的または遺伝学的疾患，神経発達症または環境要因」の有無であり，もう1種類は現在の重症度である．重症度は，軽度，中等度，重度の3段階に分けられている．

主症状と併発症

　　常同運動は多様であるが，頭や手や全身の律動的な動きであることが多く，明確な目的はもたない．手をヒラヒラさせたりクルクル回したり，指を顔の前でパラパラとかクネク

ネさせたり，腕をヒラヒラとかパタパタさせたり，全身をゆすったり，うなずくような動作をしたりなどが含まれる．自傷行為も含まれ，頭を打ちつけたり，顔をピシャッと叩いたり，目をつついたり，手や唇などを噛んだりすることがある．常同運動には明確な目的はないとされるが，ストレスが高まっている時に増加して不安の軽減を図っているようにみえることもある．

常同運動症を伴いやすい身体疾患または遺伝疾患に，Rett症候群，Lesh-Nyhan症候群，脆弱X症候群，Cornelia de Lange症候群などが含まれる．

鑑別診断

定型発達で単純常同運動をしばしば認めるが，複雑常同運動は少なく，苦痛や生活の支障をきたすこともまれであることが異なる．

ASDでは，DSM-5の基準Bの4項目のうちで(1)に「常同的または反復的な身体の運動」が含まれ，常同運動は中核症状の一つである．しかし，常同運動症では，ASDの基準Aにある「複数の状況で社会的コミュニケーションおよび対人的相互反応における持続的な欠陥」は一般に認められないことが異なる．なお，発達障害を知的な遅れとASDの有無で4群に分けたところ常同運動は知的な遅れを伴うASDで最も多く，歩行および手/指の常同運動はASDと，頭部/体幹の常同運動は知的な遅れと，それぞれ別々に関連していたとの報告があり[13]，ASDに特徴的な常同運動が示唆される．

チック症との鑑別は当初から問題になっていた．常同運動は律動的である一方，チックはDSM-5では「突発的，急速，反復性，非律動性」とされており，運動の性状が異なる．また，常同運動は手，腕，全身が主である一方，チックは顔面，首，肩で高率にみられるという身体部位の相違もある．ただし，知的に遅れのあるASDなどでは常同運動とチックの両方を有する場合がある．

疫学と予後

知的能力障害では4〜16％が常同運動および自傷行為を有するとされる．また，常同運動症は知的な遅れが重いほど起こりやすい．

常同運動症の発症は典型的には3歳以下であり，知的能力障害を有すると何年間も持続することが多い．

チック症群/チック障害群 Tic Disorders

Tourette症/Tourette障害 307.23（F95.2）

概念

1885年にフランス人医師のGilles de la Tourette が発表した症例報告に基づいて命名された症候群である．彼の報告では，飛び跳ねるなどのしばしば全身に及ぶ運動チック，コプロラリア（汚言症：社会に受け入れられない，しばしば卑猥な単語を言ってしまうこ

と），エコラリア（反響言語：他の人の言った言葉などの繰り返し）が主症状とされていたが，現在ではこの3つの症状は診断に必須ではない．チックの種類としては，多彩な運動チックおよび1つ以上の音声チックで十分である．同時に，Tourette症では，コプロラリアやエコラリアで認められるように，やってはいけないと思えば思うほどやってしまうとか刺激につられてやってしまうという強迫性と衝動性が特徴的である．さらに，強迫性と衝動性は，強迫症（OCD）およびADHDを高率に併発することともつながると思われる．このような特徴からTourette症は強迫スペクトラム障害とされており，DSM-5作成過程ではOCDと同一カテゴリーに属する案も検討された[14,15]．なお，併発症のないTourette症も存在し，Tourette症のなかでも多様性がある．

DSM-IV-TRからDSM-5への変更[1,3]

　DCDおよび常同運動症に比べて，チック症群全体としてのDSM-IV-TRからDSM-5への変更は小さい．診断基準項目数も構成も同じである．ただし，チックの定義で，DSM-IV-TRにあった「常同的な」という記述がDSM-5では削除されている．常同運動症との混同を避けるためと思われる．

　各項目についてみると，明確に変更されているのは基準Bである．DSM-IV-TRで「チックは1日中頻回に起こり（通常，何回かにまとまって），それがほとんど毎日，または1年以上の期間中間欠的にみられ，この期間中，3か月以上連続してチックが認められない期間はなかった」とされていたが，DSM-5では「1日中頻回およびほとんど毎日」の表現がなくなり，その代わりに「頻度は増減することがある」との記述が追加されている．また，「最初にチックが始まってから1年以上持続している」とされて，間欠期間の記述がなくなっている．間欠期間の長さにかかわらずに最初の発症から1年以上経過しているとTourette症との診断が可能になったのである．間欠期間について確認する必要がなくなり診断がつけやすくなると思われる．

　また，細かいことであるが，基準Dの物質の生理学的作用の例示がDSM-IV-TRでは精神刺激薬であったが，DSM-5ではコカインとされている．精神刺激薬で必ずしもチックが誘発や増悪されるとは限らないというエビデンスの蓄積の反映であろう[16]．

主症状と併発症

　運動チックと音声チックともに，典型的な単純チックと，それよりも持続時間がやや長くて意味があったり周囲の状況に反応したりしているようにみえる複雑チックに分けられる．単純運動チックはチックとしては最も一般的である．顔面のチックが多く，そのなかでも目のチックが最多である．複雑運動チックは体のいろいろな部分が一緒に動くチックである．単純音声チックでは，咳払いが最も多い．複雑音声チックでは，状況に合わない単語や句が一般的であり，先述したコプロラリアやエコラリアも含まれる．また，チックにはやらずにはいられないという抵抗しがたい感覚を伴い，チックをするとすっきりしたりほっとしたりしてこの感覚が軽快・消失することが少なくない．この感覚は，前駆衝動（premonitory urges）と呼ばれる．

DSM-5ではチックの「頻度が増減する」ことが盛り込まれたが，頻度のみならず，種類，部位，強さなどがしばしば変動する．変動は自然の経過で生じることもあれば，心理的な影響によることもある．不安や緊張が増大していく時，強い緊張が解けた時，楽しくて興奮した時などに増加しやすい．一方，一定の緊張度で安定している時，集中して作業をしている時などに減少する傾向がある．心理的な理由だけでなく，疲労で増加したり発熱で減少することがある．治療的な観点からすると，DSM-5においてチックの頻度の増減が明記されたことによって，変動性を前提として，チックを受け入れるような助言をしたり，長期的な視点から治療の効果を評価したりすることが促進されると期待される．

多様な併発症をしばしば複数伴うことも，Tourette症の特徴的である．治療にあたっては，チックおよび併発症を中心にして本人の長所なども含めた包括的な評価に基づいて構成し，最も生活の障害となる症状を標的にすることが推奨されており[17-19]，併発症の把握は重要である．主な併発症は以下のとおりである．

OCDおよび関連疾患

Tourette症の約30％がOCDを併発し，OCDの診断基準に達しない強迫症状まで含めると過半数に達する．OCDや強迫症状を伴うTourette症の場合には，併発のないTourette症の場合よりも，チックの発症時から複雑運動チックを認める率が高く，チックの発症年齢がやや高く，チックがより重症であり，自傷行為がより高率になるとされる．また，Tourette症のように持続期間が1年以上のチック症を伴うOCDは，チック関連OCDと特定されて，強迫症状に"まさにぴったり"感覚を伴うことが特徴的とされる．

ADHD

ADHDはOCDと並んでTourette症に併発する頻度が高く，国際的なデータベースでは50％以上に及ぶとされる．ADHDを併発すると，より強い心理社会的ストレスを経験して全般的機能やQOLが低下するという．

ASD

ASDではTourette症の頻度が一般人口より高いと同時に，Tourette症にASDを併発する頻度も1～9％と幅があるもののやはり一般人口より高い．"まさにぴったり"感覚を求める傾向がTourette症とASDに共通していることが，相互に併発しやすいことに関連しているかもしれない．

その他

Tourette症にはうつや不安をしばしば伴う．また，状況にはとても過度または不適切にひどく腹を立ててコントロールできなくなるという"怒り発作"が問題になることもある．

鑑別診断

常同運動，舞踏運動，ジストニアという他の身体疾患および常同運動症に伴う異常運動，物質誘発および発作性ジスキネジア，ミオクローヌスとの鑑別が必要とされる[2,20]（**表1**）[2]．

また，強迫症状，抜毛，皮膚むしりなどとの鑑別を要することもある．強迫症状では不

表1　運動症状の鑑別点

	ジストニア	舞踏運動	ミオクローヌス	チック	常同運動
散漫性	なし	なし	なし	あり	あり
抑制性	部分的	なし	なし	通常	あり
持続期間	多様	異常運動間に休止なし	ショック様	多様	多様
速度	多様	中位〜速い	きわめて速い（1秒未満）	多様	2〜6 Hz
律動性	ときどき	なし	ときどき	通常なし	あり

（Sanger TD, et al. Mov Disord 2010[2]をもとに作成）

安を打ち消すためとか"まさにぴったり"感覚を得るために行っているという認識がある点がチックと異なる．抜毛や皮膚むしりではチックと比べると，毛を抜くとか皮膚をむしるという目標指向性があり，より複雑である．

疫学と予後

有病率については，1994〜2007年に主に欧米とアジアから報告された14の疫学研究をまとめたところ，5〜18歳の小児・青年で0.95 %であったという報告，1985〜2011年に発表された34の疫学研究のなかで小児に関する13の研究をメタ解析したところ，0.77 %であったという報告があり，軽症な場合も含めると1 %近いと考えてよいと思われる[21]．

予後については，1990〜2010年に発表された予後に関する7つの研究をまとめたところ，約10歳で最悪時を迎えて，それ以後に年齢が上がると軽快に転じる割合が59〜85 %であったという[22]．成人期のチックの重症度は小児期のチックの重症度から予測されるとともに，OCDやADHDなどの併発症が治療されずにいると長期的な転帰が不良になるとされた．

持続性（慢性）運動または音声チック症/持続性（慢性）運動または音声チック障害　Persistent (Chronic) Motor or Vocal Disorder　307.22 (F95.1)

概念

チックの持続期間がTourette症と同じく1年以上であり，遺伝研究でも共通の基盤を想定されてきた．両者を合わせて持続性（慢性）チック症として検討することもある．Tourette症では運動チックと音声チックの両方を有するのに対して，持続性（慢性）運動または音声チック症では運動チックと音声チックのうちの片方のみを有する．

DSM-IV-TRからDSM-5への変更[1,3]

診断基準項目の変更はTourette症と同様である．

ただし，診断名はDSM-IV-TRで「慢性」となっていたものがDSM-5では「持続性（慢性）」となっている．また，運動チックのみまたは音声チックのみと特定することを求められている．

I. 神経発達症群/神経発達障害群

暫定的チック症/暫定的チック障害 Provisional Tic Disorder　307.21 (F95.0)

概念

チックの持続期間が1年に満たないチック症である．持続期間が重要であり，チックの種類は，運動チックのみでも，音声チックのみでも，運動チックと音声チックの両方でもよい．子どもの5〜10人に1人はチックを経験するとされるが，そのかなりの部分が暫定的チック症であると思われる．どのような場合に持続性（慢性）になるかの予測は必ずしも容易ではない．

DSM-IV-TR から DSM-5 への変更[1,3]

診断名は DSM-IV-TR で「一過性」となっていたものが DSM-5 では「暫定的」となっている．発症してから1年たっていないうちは1年以内に消失して最終的に一過性といえるとは限らないので，暫定的という表現はより適切と思われる．

DSM-IV-TR で基準Bが「少なくとも4週間続くが，連続して12カ月以上にわたることはない」となっていたが，DSM-5 では4週間以上続くことが必要とされなくなった．Tourette 症および持続性（慢性）運動または音声チック症の基準Bに対応する変更である．

また，DSM-IV-TR で，単一エピソードか反復性かを特定することが求められていたが，DSM-5 では削除されている．

他の特定されるチック症/他の特定されるチック障害 Other Specified Tic Disorder　307.20 (F95.8)
特定不能のチック症/特定不能のチック障害 Unspecified Tic Disorder　307.20 (F95.9)

概念

3つの特定のチック症以外のチック症である．3つのチック症とどこが異なるかが特定できる場合とそうでない場合から成る．

DSM-IV-TR から DSM-5 への変更[1,3]

3つの特定のチック症のほかに，DSM-IV-TR では，特定不能のチック障害が設定されていた．一方，DSM-5 では，他の特定されるチック症および特定不能のチック症が設定されている．この2つのチック症は，「臨床的意味のある苦痛，または社会的，職業的または他の機能の重要な領域における機能の障害を引き起こすチック症に特徴的な症状が優勢であるが，チック症または神経発達症の診断分類の中のどの疾患の基準も完全には満たさない場合に適用される」と定義される．DSM-IV-TR から，チックによる苦痛や機能の障害はチック症の診断には必要とされなくなったが，この項目でのみ復活しているのは，安易な拡大を避けるためかもしれない．

この2つのチック症の違いは，臨床家が診断基準を満たさないという特定の理由をもつか否かである．たとえば，18歳以後の発症は発症年齢が遅いという特定の理由があるので，DSM-5 では他の特定されるチック症に含まれるが，DSM-IV-TR では特定不能のチック障害であった．DSM-5 では特定不能のチック症という診断は，より特定の診断を

するのに情報が不十分な場合に用いられる．

　発達障害では，認知，情緒，行動と並んで運動の発達に関する検討が必要であるにもかかわらず，これまで十分に行われてこなかった．DSM-5 で運動症群が組織されたことは，発達障害の理解を深めて治療・支援を充実するうえで，意義が大きいと考える．もちろん，運動症群からみると，認知，情緒，行動の問題をしばしば伴うわけであり，包括的な検討が必要である．運動症状は，比較的単純であり，基盤にある脳機能の問題との関係を明らかにしやすいことから，運動症群を足がかりにして発達障害の検討が深まることが期待される．

（金生由紀子）

● 文献

1) American Psychiatric Association. Diagnostic and Statistical Manual of Mental Disorders, 5 th edition（DSM-5）. Arlington VA：APP；2013／日本精神神経学会（監），髙橋三郎ほか（訳）. DSM-5 精神疾患の診断・統計マニュアル. 東京：医学書院；2014.
2) Sanger TD, Chen D, Fehlings DL, et al. Definition and classification of hyperkinetic movements in childhood. Mov Disord 2010；25：1538-1549.
3) American Psychiatric Association. Diagnostic and Statistical Manual of Mental Disorders, 4 th edition, Text Revision（DSM-IV-TR）. Washington DC：APA；2000／髙橋三郎ほか（訳）. DSM-IV-TR 精神疾患の診断・統計マニュアル，新訂版. 東京：医学書院；2002.
4) Gibbs J, Appleton J, Appleton R. Dyspraxia or developmental coordination disorder？：Unravelling the enigma. Arch Dis Child 2007；92：534-539.
5) Kirby A, Sugden DA. Children with developmental coordination disorders. J R Soc Med 2007；100：182-186.
6) Williams J, Omizzolo C, Galea MP, et al. Motor imagery skills of children with attention deficit hyperactivity disorder and developmental coordination disorder. Hum Mov Sci 2013；32：121-135.
7) Zwicker JG, Missiuna C, Harris SR, et al. Developmental coordination disorder：A review and update. Eur J Paediatr Neurol 2012；16：573-581.
8) Wilson PH, Ruddock S, Smits-Engelsman B, et al. Understanding performance deficits in developmental coordination disorder：a meta-analysis of recent research. Dev Med Child Neurol 2013；55：217-228.
9) Kirby A, Sugden D, Purcell C. Diagnosing developmental coordination disorders. Arch Dis Child 2014；99：292-296.
10) Gillberg C. Deficits in attention, motor control, and perception：A brief review. Arch Dis Child 2003；88：904-910.
11) Barry S, Baird G, Lascelles K, et al. Neurodevelopmental movement disorders：An update on childhood motor stereotypies. Dev Med Child Neurol 2011；53：979-985.
12) Edwards MJ, Lang AE, Bhatia KP. Stereotypies：A critical appraisal and suggestion of a clinically useful definition. Mov Disord 2012；27：179-185.
13) Goldman S, Wang C, Salgado MW, et al. Motor stereotypies in children with autism and other developmental disorders. Dev Med Child Neurol 2009；51：30-38.
14) Plessen KJ. Tic disorders and Tourette's syndrome. Eur Child Adolesc Psychiatry 2013；22（Suppl 1）：S55-S60.
15) Roessner V, Hoekstra PJ, Rothenberger A. Tourette's disorder and other tic disorders in DSM-5：A comment. Eur Child Adolesc Psychiatry 2011；20：71-74.
16) Bloch MH, Panza KE, Landeros-Weisenberger A, et al. Meta-analysis：Treatment of attention-deficit/

hyperactivity disorder in children with comorbid tic disorders. J Am Acad Child Adolesc Psychiatry 2009；48：884-893.
17) 金生由紀子．慢性チック障害，Tourette 障害．子どもの心の処方箋ガイド．東京：中山書店；2014, pp.296-303.
18) 金生由紀子．子どものチック障害及び強迫性障害．児童青年精神医学とその近接領域 2013；54：175-185.
19) Murphy TK, Lewin AB, Storch EA, et al. Practice parameter for the assessment and treatment of children and adolescents with tic disorders. J Am Acad Child Adolesc Psychiatry 2013；52：1341-1359.
20) 金生由紀子．慢性多発性チック症（Gilles de la Tourette 症候群）．別冊日本臨牀 新領域別症候群シリーズ神経症候群（第2版）II―その他の神経疾患を含めて．大阪：日本臨牀社；2014. pp.196-200.
21) 金生由紀子．チック障害の理解と支援に向けて―トゥレット症候群を中心に．社会精神医学会誌 2014；23：10-18.
22) Hassan N, Cavanna AE. The prognosis of Tourette syndrome：Implications for clinical practice. Funct Neurol 2012；27：23-27.

II

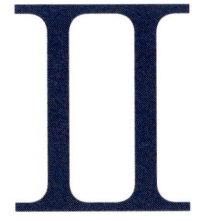

食行動障害および摂食障害群

Feeding and Eating Disorders

II. 食行動障害および摂食障害群
Feeding and Eating Disorders

異食症，反芻症/反芻性障害，回避・制限性食物摂取症/回避・制限性食物摂取障害

食行動障害の診断カテゴリーには，異食症，反芻症および回避・制限性食物摂取症が含まれる．このうち，異食症，反芻症の定義はDSM-IVと大きく変わりはないが，回避・制限性食物摂取症はDSM-5で新たに提言された概念であり，DSM-IVの「幼児期または小児期早期の哺育，摂食障害」が置き換わったものである[1,2]．

異食症 Pica 307.52(＿.＿)

障害の基本的特徴は，非栄養，非食物の物質を1か月間以上摂取することである．この行動は発達水準からみて不適当であり，また，さまざまな慣習に従うものではない．つまり乳幼児がいろいろなものを口に入れて食べてしまうことや，妊婦が文化的慣習として石を食べてしまう行動はここでは含まれない．

診断は病歴さえ聴取できれば容易に可能であるが，背景となる身体疾患や病態が存在するかどうかの確認が重要である．身体疾患としては，貧血や亜鉛の不足のときに異食がみられることがよく知られており，鎌形赤血球症患者の33.9%で異食がみられるとの報告がある[3]．英語では，geophagy（土や粘土を食べる）やamylophagia（でんぷんを食べる），pagophagia（氷を食べる），trichophagia（髪や毛を食べる）という単語が存在し，さまざまなものを口にする異食は決して珍しい病態ではない．ただし，氷食症[4]は，特に妊婦が生理的貧血をきたしたときに氷を食べたがることでよく知られているが，氷は食物であるため，定義上は異食症にはあたらない．

一般人口に対する大規模疫学データは存在しないが，女性と子どもに多く認められ[5]，特に知的能力障害群の児で多いとされている[6]．診断基準には「特別な臨床的関与が妥当なほど重篤である」場合にのみ診断がなされるとはされているが[2]，実際の臨床の場では知的能力障害群を伴った自閉スペクトラム症で多く目にする．自閉スペクトラム症では感覚過敏などの感覚の特異性がみられ，たとえば手に取ったものを何でも口の中に入れてしまうという発達初期に現れるような状況が，ある程度の年齢になっても残っていることがある．土や小石，木の葉を口の中に入れ，そのうち飲み込んでしまう例をしばしば経験する．統合失調症では，幻聴に左右され，食べ物ではないものを食べてしまう症例を経験することがある．

気をつけなければならないのは，異食の結果生じる続発症であり，腸閉塞で開腹手術が必要になった症例は多数報告されており，そのほか，鉛などの重金属の中毒や，寄生虫症が問題になったりすることがある．電池などを飲み込んだ場合には，内視鏡的な除去が必要な場合があり，特に最近携帯電話などでよく使われるリチウム電池の場合では，放電能力が高いために胃あるいは腸内で電池の周囲にアルカリ性の液を作ってしまい，短時間で消化管潰瘍，場合によっては穿孔に発展する場合があるために注意が必要である．

異食症は生じる原因がさまざまであり，明確な治療法は確立されていないが，治療へのアプローチとして原因の探索が重要である．症例によっては，発達検査や知能検査が重要になってくる．特に知的能力障害群の児では，身の回りにどのようなものが置かれているかということを調査して環境を調整したり，どれくらい感覚遊びに没頭するかといった遊びの質を評価したりすることが大切である．口唇刺激に没頭するような症例であると，発達的な視点からは，口唇以外の，たとえば手指を積極的に使って遊ばせ，それらの器官の感覚的な発達を促すようなアプローチを行う．しかし，実際のところ，異食するようなものを視界から遠ざける対応しかできないこともある．

反芻症/反芻性障害 Rumination Disorder　　307.53（F98.21）

「少なくとも1カ月間にわたり，食物の吐き戻し繰り返す」ことが障害の特徴である[2]．吐き戻しにはむかつきを伴う例もあれば，不随意的に行われる例もある．吐き戻しは，感染性あるいは器質性の消化器疾患が原因となるものではない．口の中に吐き戻された食べ物は，排出されることもあれば，再び飲み込んでまた吐き戻すこともある．

診断は，純粋に病歴によってのみなされる．食道内圧測定や食道pH測定は必要としない．原因には多くのものが考えられているが，幼児あるいは知的能力障害群を伴う子どもの場合にはネグレクトのような養育者からの乏しいかかわりにより，自己刺激によって欲求を満たそうとして生じるのではないかと考えられている[7]．実際，知的能力障害群を伴う自閉スペクトラム症児の場合，異食と同様に感覚刺激，特に口唇または咽頭の刺激に没頭してしまうような症例であれば，周囲からのかかわりがなくなると反芻に耽るようなこともある．思春期以降の症例の場合では，過去の既往，たとえば神経性過食症での嘔吐やその他の意図した吐き戻し，もしくは，家族の死や，外科的手術などのトラウマがきっかけになるとされている[7]が，はっきりしたことはまだ解明されていない．

一般人口に対する疫学は不明ではあるが，知的能力障害群の児の6～10％に合併し，その割合は女児のほうが男児よりも多い[8]．

そして，この障害の治療法は確立されていない．プロトンポンプインヒビターといった薬物療法の効果は証明されていない[9]．（知的能力障害群を合併しない）正常知能の成人に対しては，病態について説明し，横隔膜を用いた呼吸法を習得することで，反芻の習慣を減らしていくことが有効である[9-11]とされている．幼児の場合や，知的能力障害群を合併している場合であると，行動療法や嫌悪的条件づけが有効であるとする報告もある[11]．症例として，知的能力障害群と自閉スペクトラム症を合併する例についてあげる．

症例：小学校5年生男児

自閉症および知的能力障害群で発達に関してフォローを続けていた．出生時には特に異常を認めず，独歩は2歳，有意味の単語は6歳．現在でも2語文を話すことができず，実物や絵カードを介してコミュニケーションを取っている．もともと水分をあまりとらず，常に便秘をきたしていた．小学校4年生の頃から，食事直後から1時間ぐらいのあいだに，

不随意的に食べたものが口の中に上がってくるようになった．それから数か月すると，今度は手持無沙汰の時に自分の意思で食べたものを口の中に吐き戻し，それを飲み込み直し，時に嘔吐を認めるようになった．家庭や学校では名前を呼んで指摘するとその場では反芻をやめるが，目を離すとまた繰り返していた．胃液の臭いが本児の周りに漂うようになっていた．児に対するかかわりを増やすことで，少しは反芻の回数は減少したものの，一人で放っておかれたときなど，何もすることがないときは意図的に反芻を繰り返す行為は依然残っている．

　食べたものが口の中に上がってくるということを何度か経験してそれが習慣になり，その後，意図的に食べたものを反芻することができるようになり，手持無沙汰の時は，習慣的にこれをするようになってしまった症例である．

回避・制限性食物摂取症/回避・制限性食物摂取障害
Avoidant/Restrictive Food Intake Disorder　　　　　　　　307.59（F50.8）

　これは，最初に述べた通り，DSM-IV での「幼児期および小児期早期の哺育，摂食障害」の概念を拡大したものであり，乳幼児期や小児期早期だけではなく，生涯にわたって障害が適応されるようになった．小児期早期にみられたこの障害の特徴が，思春期や成人になっても認められることがわかったからである[12]．障害の基本的特徴は，食物を食べることに関心が乏しかったり，何らかの感覚的な理由で食べることを避けたりすることで，食物を十分に食べられないことが持続した結果，体重が減少したり，著しい栄養不良をきたしたり，場合によっては経腸栄養に依存してしまったりすることである．神経性やせ症や神経性過食症と決定的に異なるのは，やせ願望や体型に対する願望がないということである．

　障害の原因であるが，一部の症例では，食物の見ためや色，香り，歯ごたえ，温度，味といったものに対する個人の感覚の過敏性が要因となる．「偏食」と表現されることもあるが，これは自閉症のもつ感覚の過敏性と類似し，症例によっては原因そのものとなっている．一部の症例では，のどが詰まって息ができなくなった体験や，嘔吐を繰り返したようなショッキングな体験がきっかけとなって発症することもあり，これらは，胃食道逆流症や食道の運動障害がみられないにもかかわらず，食道を通過する食塊の感覚異常を特徴とする機能性嚥下障害や変換症（機能性神経症状症）と表現されることもある．

症例：小学校5年生男児

　最近，健康的な食事を摂っておらず，年齢から期待されるほどには身長および体重が十分に増加していないことを指摘され，母に連れられて受診となった．母によると「食べるのがかなり遅い」とのことである．食べるものは極端に限られ，ポテトチップスとうどんだけであり，毎日それを食べている．肉類や野菜は食べない．受診時，顔は青白く，かなり疲れている様子はあった．身長は124.0 cm（−2.8 SD），体重は17.9 kg であり，年齢に比べるとかなり小さい．特にここ1年は，身長は1.2 cm しか伸びておらず，体重はまっ

たく増えていない．学校では，給食には手をつけないという．かつてはクラスメイトと学校で一緒によく遊んでいたが，最近は体力的にすぐに疲れてしまうために遊べていない．血液検査では，鉄欠乏貧血が認められていた．本人の話では特にやせたいとは思っていないというが，最近はポテトチップスとうどん以外は食べられないという．

　まず対応として，現在の食習慣を続けることで生じるリスクとして，貧血の進行と微少元素欠乏症について説明した．本人自身，これ以上やせたいとは思っておらず，摂取するメニューを広げることに同意した．鉄剤を服用しつつ，徐々にパンやおにぎりなどから新たに慎重に食べ始めた．後で本人が話したことだが，食べ物を口にしたときの食感が一番の問題であって，それで食べられるか食べられないかを決めていたということであった．1年間で身長は132.0 cmとなって8 cm伸び（−2.2 SD），体重は8 kg増加した．

　この障害概念は多くの病状を網羅し，摂食障害に類似するような症例もあれば，本症例のような極度の偏食を示す症例も含まれる．通常，治療は心理的介入や栄養学的な助言もしくは介入を行うが，本症例のように明らかな低身長がみられるような場合には，医学的に介入することになる．治療の目標は，摂食の回避や制限をなくして理想的な食行動を身につけるというより，新たな食べ物を口にし，食行動を変化させて，貧血やビタミン欠乏症，微少元素欠乏症，低蛋白血症などの栄養学的に予想されるリスクを最小化することにある[13]．

（川岸久也）

● 文献

1) American Psychiatric Association. Diagnostic and Statistical Manual of Mental Disorders, 4 th edition（DSM-IV）. Washington DC：APA；1994／髙橋三郎ほか（訳）. DSM-IV 精神疾患の診断・統計マニュアル．東京：医学書院；1996.
2) American Psychiatric Association. Diagnostic and Statistical Manual of Mental Disorders, 5 th edition（DSM-5）. Arlington VA：APP；2013／日本精神神経学会（監），髙橋三郎ほか（訳）. DSM-5 精神疾患の診断・統計マニュアル．東京：医学書院；2014.
3) Ivascu NS, Sarnaik S, McCrae J, et al. Characterization of pica prevalence among patients with sickle cell disease. Arch Pediatr Adolesc Med 2001；155：1243-1247.
4) Young SL. Pica in pregnancy：New ideas about an old condition. Annu Rev Nutr 2010；30：403-422.
5) Rose EA, Porcerelli JH, Neale AV. Pica：Common but commonly missed. J Am Board Fam Pract 2000；13：353-358.
6) Danford DE, Huber AM. Pica among mentally retarded adults. Am J Ment Defic 1982；87：141-146.
7) Papadopoulos V, Mimidis K. The rumination syndrome in adults：A review of the pathophysiology, diagnosis and treatment. J Postgrad Med 2007；53：203-206.
8) Tack J, Coulie B, Janssens J. 5-HT 1 receptor activation has a major impact on gastrointestinal functions in man. Gastroenterology 1996；110：A1123.
9) Chitkara DK, Van Tilburg M, Whitehead WE, et al. Teaching diaphragmatic treatment for rumination syndrome. Am J Gastroenterol 2006；101：2449-2452.
10) Johnson WG, Corrigan SA, Crusco AH, et al. Behavioral assessment and treatment of postprandial regurgitation. J Clin Gastroenterol 1987；9：679-684.
11) Wagaman JR, Williams DE, Camilleri M. Behavioral intervention for the treatment of rumination. J

Pediatr Gastroenterol Nutr 1998 ; 27 : 596-598.
12) Bryant-Waugh R, Markham L, Kreipe RE, et al. Feeding and eating disorders in childhood. Int J Eat Disord 2010 ; 43 : 98-111.
13) Bryant-Waugh R. Avoidant restrictive food intake disorder : An illustrative case example. Int J Eat Disord 2013 ; 46 : 420-423.

II. 食行動障害および摂食障害群
Feeding and Eating Disorders

神経性やせ症/神経性無食欲症　Anorexia Nervosa　307.1(__.__)

　R. Morton が 1689 年に，今日の神経性やせ症に相当する 18 歳の少女例を記載し，その約 200 年後に，Gull が anorexia nervosa（AN）と命名した．1914 年に Simmonds 病が発表され，一時期これと混同されたが，1940 年代に入り，AN は明確に区別された．1972 年に AN の診断基準が提唱され，その後 DSM の診断基準に取り入れられ，何度も診断基準が改訂されて現在に至っている．

　そこで本項では，AN の概念の誕生，診断基準の確立と変遷，そして 2013 年に改訂された DSM-5 について，DSM-IV と比較する形で説明し，これに対して筆者の私見も述べる．

神経性やせ症（AN）の概念の誕生

　AN について最初に医学的に記載したのは Morton である．彼は 1689 年に "Phthisiologia（消耗病），seu Exercitationes de Phthisi（消耗についての一論文）" を，その 5 年後には，この英語版である "Phthisiologia：or, a Treatise of Consumptions" を出版している．このなかで彼は，今日の AN に相当する 18 歳で発病した少女の症例を "a nervous consumption" と題して紹介した．

　わが国でも，大塚によると江戸時代に香川修徳が，『一本堂行余医言』のなかで「不食病」または「神仙労」として，今日の AN に相当する症例を記載している．

　Morton の記載から約 200 年後の 1873 年に Lasègue が本症を "De l'anorexie hystérique" と題して，翌年に，Gull が，"Anorexia nervosa（Apepsia Hysterica, Anorexia Hysterica）" と題して，それぞれ独自に症例報告し，本症の臨床像を詳細に記述している．そして Gull が命名した anorexia nervosa の用語が，今日世界的に汎用されている[1]．

　その後 1914 年に Simmonds が，Simmonds 病を発表して以来，1930 年代の中頃まで，AN は下垂体の病気とされ，Simmonds 病と混同されていた．しかし 1940 年代に入り，両者は明確に区別されるようになった．

診断基準の確立と変遷

　摂食障害の診断基準について，1972 年に Feighner ら[2]が，理論的・病因論的立場を排して，記述的な立場から症状や徴候に基づく操作的な精神疾患の診断基準を作成し，そのなかで AN の診断基準もあげた．これに刺激されてわが国においても 1978 年に AN の診断基準が提唱された．そして 1980 年に，米国の精神医学会が，多軸診断である Diagnostic and Statistical Manual of Mental Disorders, 3 rd edition（DSM-III）を刊行し，そのなかで AN の診断基準と，新たに過食症（bulimia）の診断基準を提唱した[3]．1987 年には DSM-III が改訂（DSM-III-R）され，過食症が神経性過食症（bulimia nervosa：BN）

表1 神経性食欲不振症の診断基準（DSM-IV）

A. 年齢と身長による正常体重の最低限を維持することの拒否（たとえば，標準体重の85％以下になるような体重減少，成長期の場合，期待される体重増加が得られず，標準体重の85％以下になる）
B. 標準体重以下であっても体重増加や太ることへの強い恐怖
C. 体重や体形についての認識の障害．自己評価が体重や体形に過度に影響をうけている．現在の低体重の重篤さの否認
D. 初潮後の女性では，無月経．少なくとも3か月以上の無月経（エストロゲンなどホルモン投与後のみ月経がみられる場合も無月経とする）

分類
　制限型：規則的な過食や排出行動（自己誘発性嘔吐，下剤や利尿薬，浣腸の誤用）を認めない
　過食/排出型：規則的な過食や排出行動（自己誘発性嘔吐，下剤や利尿薬，浣腸の誤用）を認める

（APA. DSM-IV. 1994[4]）より）

と改められた．その結果，ANの過食/排出型がANとBNの両方に診断され，両者の関係が混乱した．しかし1994年のDSM-IV[4]では，BNの診断基準に「過食の症状がANのエピソード中に生じていない」という項目が明記され，ANと区別された．さらにANは摂食制限型と過食/排出型に下位分類されるようになった（表1）．一方，世界保健機関（WHO）は，1992年にICD-10（The ICD-10 Classification of Mental and Behavioural Disorders）の診断基準を刊行[5]し，ANとBNの診断基準を提唱した．内容において，米国の診断基準と細部において若干異なるものの，概念はほぼ同じものとなっている．

DSM-5における診断基準[6]

表2にDSM-5によるANの診断基準を示した[5]．大きく変更されたのは，DSM-IVのA項目「……年齢と身長による正常体重の最低限またはそれ以上を維持することの拒否」が，DSM-5では「カロリー摂取を制限」と変えられ，低体重についての記述が，DSM-IVでは「標準体重の85％以下」から，DSM-5では「有意に低い体重」となり具体的な数値はあげられていない．B項目について，DSM-IVでは「標準体重以下であっても体重増加や太ることへの強い恐怖」だけであったのが，これに「体重増加を妨げる持続的な行動」が追記されている．

C項目についてDSM-IVでは「……現在の低体重の重篤さの否認」が，DSM-5では「認識の持続的欠如」に変更されている．そしてDSM-IVのD項目にあげられていた「無月経」が，DSM-5では削除されている．下位分類については同じであるが，DSM-5では3か月間その状態が持続していることが要求されている．さらに，寛解状態や重症度もその時の状態像より評価するようになっている．

以下これらについて，詳しく説明する．

A項目について

DSM-IVでは「年齢と身長による正常体重の最低限またはそれ以上を維持することの拒否」から，DSM-5では「必要量と比べてカロリー摂取を制限し，年齢，性別，成長曲線，身体的健康状態に対する有意に低い体重に至る」に変更されている．「拒否」という言葉は，

表2 神経性やせ症の診断基準(DSM-5)

A. 必要量と比べてカロリー摂取を制限し，年齢，性別，成長曲線，身体的健康状態に対する有意に低い体重に至る．有意に低い体重とは，正常の下限を下回る体重で，子どもまたは青年の場合は，期待される最低体重を下回ると定義される．
B. 有意に低い体重であるにもかかわらず，体重増加または肥満になることに対する強い恐怖，または体重増加を妨げる持続した行動がある．
C. 自分の体重または体型の体験の仕方における障害，自己評価に対する体重や体型の不相応な影響，または現在の低体重の深刻さに対する認識の持続的欠如

コードするときの注：神経性やせ症はICD-9-CMでは病型にかかわらず307.1にコードされる．ICD-10-CMコードは下位分類（下記参照）による．

▶いずれかを特定せよ
(F50.01) 摂食制限型：過去3カ月間，過食または排出行動（つまり，自己誘発性嘔吐，または緩下剤・利尿薬，または浣腸の乱用）の反復的なエピソードがないこと．この下位分類では，主にダイエット，断食，および/または過剰な運動によってもたらされる体重減少についての病態を記載している．
(F50.02) 過食・排出型：過去3カ月間，過食または排出行動（つまり，自己誘発性嘔吐，または緩下剤・利尿薬，または浣腸の乱用）の反復的なエピソードがあること

▶該当すれば特定せよ
部分寛解：かつて神経性やせ症の診断基準をすべて満たしたことがあり，現在は，基準A（低体重）については一定期間満たしていないが，基準B（体重増加または肥満になることへの強い恐怖，または体重増加を回避する行動）と基準C（体重および体型に関する自己認識の障害）のいずれかは満たしている．
完全寛解：かつて神経性やせ症の診断基準をすべて満たしていたが，現在は一定期間診断基準を満たしていない．

▶現在の重症度を特定せよ
重症度の最低限の値は，成人の場合，現在の体格指数（BMI：Body Mass Index）（下記参照）に，子どもおよび青年の場合，BMIパーセント値に基づいている．下に示した各範囲は，世界保健機関の成人のやせの分類による．子どもと青年については，それぞれに対応したBMIパーセント値を使用するべきである．重症度は，臨床症状，能力低下の程度，および管理の必要性によって上がることもある．
軽度：BMI≧17 kg/m²
中等度：BMI 16〜16.99 kg/m²
重度：BMI 15〜15.99 kg/m²
最重度：BMI<15 kg/m²

(APA. DSM-5：307.1(__.__). pp.338-339, 2013/日本語版．pp.332-333, 2014[6]より)

積極的で意図的な抵抗を意味しており，主観的なもので，客観的に評価することが困難である．もし本人が否定すれば，それは存在しないことになる．一方カロリー摂取の「制限」は，意図的ではあるが，行動面で客観的に評価できる．AN患者を診ていると，最低限の体重を維持するのを積極的に拒否している場合もあれば，低カロリー食を強迫的で儀式的に摂取する結果，やせる場合もある．この場合，拒否しているかどうかは患者の陳述がなければわからないし，素直に本当のことを述べてくれるという保証はない．さらに，スタイル美人を目指してダイエットに励み，その結果，極度にやせる場合も，拒否は適切でない．というのは，患者自らが体重減少を望んでおり，正常体重の最低限の維持を拒否しているのでなく，結果的に異常にやせてしまうからである．このように拒否という言葉は状態の一側面しかとらえておらず，さらに客観的に評価するのは難しい．その点，エネルギー摂取の制限のほうが，今まで食べていた量や摂食行動を観察して比較すれば，客観的に評価できる．

しかし問題なのは，DSM-IVで低体重の定義が正常体重の最低下限の85％以下となっているが，DSM-5では「年齢，性別，成長曲線，身体的健康状態に対する有意に低い体

重」となり，％表記による具体的な数値は記載されていない．しかしこれを説明している部分で，米疾病予防管理センター（CDC）やWHOが成人の正常体重の下限をBMI 18.5としていること，WHOがBMI 17.0以下を中等度から高度のやせとしていること，診断基準のなかで重症度のレベルでBMIが17かそれ以上を軽度としていることなどから，BMIで18.5以下が有意に低い体重に相当するものと考えられる．ただし18.5以上であっても，個人の体質，体格や体重などの推移，身体症状などで有意に低い体重とすることになっている．これは，標準体重は人種や民族，さらに個人の体質や体格などで異なり，標準体重を決定するのが困難であることによるものと推察される．ちなみにBMI 18.5とは身長160 cmで47.36 kg，163 cmで49.15 kg，165 cmで50.36 kgとなり，これらを下回ると有意に低い体重にあてはまる．わが国の若い女性のBMIは全体的に低く，健康な若い女性の多くの人が著しいやせと分類されてしまう．この場合，やせにより二次的に何らかの身体や精神症状が生じているかどうか評価する必要がある．したがって，BMIで18.5というのは一つの目安である．この点について，児童や思春期の場合には，年齢，身長や体重の成長曲線を参考にして，年齢によるBMIパーセンタイルにおいて5パーセンタイル以下で，個人の体格や体重などの推移，やせによる症状などを評価して判断するようになっている．

B項目について

　DSM-IVでは「低体重であっても体重増加や太ることへの強い恐怖」だけであったのが，DSM-5ではこれに「体重増加を妨げる持続した行動」が追記されている．これは「強い恐怖」を客観的に評価するのが困難であることによる．患者が率直に述べてくれてもそれは主観的なもので，また否認した場合に評価するのは困難である．その点を考慮してDSM-5では，「有意に低い体重」であっても「体重増加を妨げる持続した行動」が追加され，客観的に行動面から評価できるようになっている．このほうが評価しやすいのは明らかである．患者が体重増加に対する恐怖を強く否定しても，体重を増えないようにする行動面，たとえば不食，摂食制限，過剰活動，自己誘発性嘔吐や下剤の乱用（誤用）などを評価すればよいことになる．

C項目について

　DSM-IVの「体重や体形についての感じ方の障害」，「自己評価において体重や体形が過度に影響」は，DSM-5と共通しているが，その後DSM-IVでは現在の低体重の重篤さの「否認」が追加され，DSM-5では「認識の持続的な欠如」と変更されている．体重や体形についての認識の障害は，やせているのにやせていると思わないことで，「自己評価に対する体重や体形の不相応な影響」は，自分自身に対する自信の程度が体重により過度に影響を受けることをいう．たとえば体重が1 kg増えれば失敗したと思い，逆に減れば成功したと思い自信を得ることを指す．そしてDSM-IVで現在の低体重の重篤さの「否認」と記載されていたのが，DSM-5で「認識の持続的欠如」に変更したのは，否認かどうかを客観的に評価できないこと，認識の欠如で否認でない場合もあることなどから変更

されたものと推察される．

D項目について

　DSM-IVのD項目で無月経が必須とされていた．しかしDSM-5では，これが削除されている．これには，それまで多くの研究がなされてきた結果が反映されている[2]．たとえば，35 kg以下の低体重でANの精神病理や行動的特徴をすべて示しているのに，規則正しい月経を認める患者がいる．この場合，DSM-IVではANと診断されず特定不能の摂食障害となる．また，月経未発来の患者や経口避妊薬を服用している患者，閉経後の患者には適用できない．さらに思春期から青年期の典型例にみられる無月経の大部分は，体重減少により二次的に生じるもので，ANの本質的なことと関係していない．以上のことに鑑みて削除されたようである．

下位分類について

　摂食制限型と過食/排出型の2型に分類されているのはDSM-IVと同じである．しかし，DSM-5ではその状態が少なくとも3か月間持続していることが要求されている．AN患者が摂食制限型から過食/排出型に移行することや，その逆もあることは日常臨床では珍しくない．このように診断が下位分類間を移行して安定しないので，少なくとも3か月間は安定していることを要求しているものと考えられる．しかし2か月ならどうするかという疑問が残る．この場合，診察時を起点として長く続いている状態像で分類せざるをえないのではないか．

　DSM-5では，症状が部分的に改善している部分寛解と，症状が完全に消失している完全寛解を特定するようになっている．部分寛解は，診断基準の一部を満たさない状態で，完全寛解とは診断基準の1つも満たしていない状態を指す．

　さらに重症度について，表2に示したように体重により軽度，中等度，重度，最重度に分類されている．BMI＜15で最重度となり，身長160 cmの場合には38.4 kg以下がこれに相当する．これを極度のやせに分類すると，わが国のAN患者の多くが極度のやせに分類されるのではないか．さらに患者の体重は，浮腫などで変動しやすいことを考えると，体重だけで重症度を判定するには問題がありそうである．さらに米国人と日本人の体質，体型の違いが大きく，単純には比較できない．したがってわが国においては，この重症度をそのままあてはめるには，慎重であらねばならないものと考える．

　AN患者の大部分が摂食制限で発症する．そして多くは5年以内に過食を生じて嘔吐するようになり，これが常習化した時点でANの過食/排出型と診断される．その後，体重が正常範囲内に回復してBNに推移し，嘔吐や下剤乱用（誤用）などの排出行動を認めなくなると患者は肥満傾向になり，BNの非排出型（DSM-5では，binge eating disorder）と診断されてきた．筆者はこれを喩えて「鰤」（出世魚）のように成長段階で呼び名が変わるのが摂食障害であると講演などで幾度となく述べてきた．この点についてDSM-5でも，何ら解決していない．さらに，ANの過食/排出型とBNの境界が曖昧になっている．

その理由としてANとBNの中核の精神病理が共通しており，著しい低体重と正常体重の下限との境界を設定するのに各患者で決めていかなければならない．この場合BMI 18.5を目安とするが，やせによる身体症状や精神症状をどう評価するかが重要となる．当分のあいだ，混乱を生じるかも知れないが，研究面においては使わざるをえない．これらのことを考えると，DSM-5の摂食障害の診断基準も未完成で，今後の研究成果が待たれるところである．

（切池信夫）

● 文献

1) 切池信夫．原著を探る―神経性食思不振症．Clinical Neuroscience 1993；11：102-103.
2) Feighner JP, Robins E, Guze SB, et al. Diagnostic criteria for use in psychiatric research, Arch Gen Psychiatry 1972；26：57-63.
3) American Psychiatric Association. Diagnostic and Statistical Manual of Mental Disorders, 3 rd edition：DSM-III, Washington DC：APA；1980.
4) American Psychiatric Association. Diagnostic and Statistical Manual of Mental Disorders, 4 th edition：DSM-IV. Washington DC：APA；1994.
5) World Health Organization. The ICD-10 Classification of Mental and Behavioural Disorders：Clinical Descriptions and Diagnostic Guidelines. Geneva：WHO；1992.
6) American Psychiatric Association. Diagnostic and Statistical Manual of Mental Disorders, 5 th edition (DSM-5). Arlington VA：APP；2013. pp.338-345／日本精神神経学会（監），髙橋三郎ほか（訳）．DSM-5 精神疾患の診断・統計マニュアル．東京：医学書院；2014. pp.332-338.

II. 食行動障害および摂食障害群
Feeding and Eating Disorders

神経性過食症/神経性大食症 Bulimia Nervosa　　307.51 (F50.2)

　神経性過食症（BN）という病名は，1979年に，神経性無食欲症（Anorexia Nervosa：AN）の ominous variant（不吉な異型）という位置づけで Russell が発表した論文[1]で初めて使用された．この病名が DSM-III[2]にも取り上げられ，DSM-III-R[3]，DSM-IV[4]（DSM-IV-TR[5]），DSM-5[6]と引き継がれている．Russell の論文が示唆するように，DSM の摂食障害の診断においては，まず AN が定義され，その後，BN が定義される慣例がある．DSM-III-R では，AN と BN を並列表記することが可能であったが，DSM-III，また，DSM-IV 以降は，BN の診断基準項目の一つに，「AN の発症期間中に発症するものではない」という内容があげられている．つまり，BN の診断が示す範囲は，AN の定義の影響を受けるものである．

　臨床の場では，「過食嘔吐を主体とする BN」の典型的なイメージは共有されているものと思われる．「診断基準の項目にあてはまるか」，「AN なのか BN なのか」という分類学上の問題が生じるのは，過食に加えて嘔吐や下剤乱用などがあって低体重というケースである．身体の状況が悪くなりやすいため，医療機関を受診する対象のなかには多い病状である．症状が長期化して治療上の困難が大きい場合も少なくない．このような症例を AN とするのか，AN および BN とするのか，BN とするのか，DSM-III 以降変遷があるが，DSM-5 では DSM-IV の考え方を踏襲し，低体重ならば AN として分類するという立場をとっている．したがって，上記のような過食嘔吐の症例は，嘔吐が激しく AN 相当の低体重であれば AN となり，症状が落ち着いて体重が増えれば BN になるという DSM-IV で観察された現象が，DSM-5 でもみられることになる．摂食障害は，このように，境界を接するいくつかの病態があり，境界線の考え方により，下される診断名が変わってくる．DSM-5 のそれぞれの診断項目を検討し，境界線がどのように変わったのか，また，変わらない部分も含めて，問題点はないのかなどについて検討する．

診断項目と特定用語について[4-6]

　DSM-5 では，A から E まで 5 つの診断項目がある．これは，DSM-IV と同一であり，A が過食（むちゃ食い行動）の定義，B が不適切な代償行動の定義，C が過食と代償行動の頻度の定義，D が自己評価と体型や体重の関係，E が AN ではないことという内容も同一である．DSM-IV では，この後，排出型か非排出型かという病型の特定をするただし書きがついていたが，DSM-5 のほうでは，病型の分類はなく，寛解の記述と，現在の病状の重症度を分類するという 2 つの特定用語（specifier）の部分が追加されている．

・・・ 診断項目

A 項目：過食の定義

　この項目は，DSM-IV と同一である．A 項目に 2 つの記述があり，1 つ目は，たとえば

2時間以内などのはっきりした時間内に,普通の人なら食べられない大量の食物を食べるという項目,2つ目は,むちゃ食いの最中に,本人は食べることを制御できないという項目である.解説部分では,過食のコントロールをあきらめているケースもこれにあてはまるとしている.慢性例のなかには,明確な時間内の激しい過食ではなく,「だらだら食い」といわれるような一日中食べているようなケースもみられ,DSM-IV でも,このような食べ方は診断基準には厳密には合わなかったが,DSM-5 でも,この問題は残る.

B項目：代償行動の定義

過食の後,体重を増やさないための「代償行動」についても,DSM-IV と同一である.内容としては,「自己誘発性嘔吐：緩下剤,利尿薬,その他の医薬品の乱用」という,食べた後の体重増加を短時間に打ち消すような排出行動に加えて,絶食や過剰な運動など,低体重を維持するためのやや時間を要する行動も含まれる.これは AN と共通する部分である.DSM-IV の解説部分で,代償行動として,浣腸だけというものはまれという記載があった.これを反映して DSM-5 では,B 項目の例示のなかに浣腸はあげられていない.

C項目：頻度の定義

5つの診断項目のなかで,唯一大きな変化がみられるのはこの項目である.DSM-IV では,むちゃ食いおよび不適切な代償行動はともに,3か月にわたって平均少なくとも週2回という定義であったが,DSM-5 では,「3カ月間にわたって少なくとも週1回」という定義となっている.

代償行動の頻度については,B 項目の前半にあげられている自己誘発性嘔吐,緩下剤乱用,利尿薬乱用などは,週何回という頻度が数えやすいが,後半の絶食などは頻度の判断が難しいことがある.1回過食してその後1日絶食というわかりやすいケースもあるが,「午前中は何も食べない日が週のうち半分くらいある」というような例もある.解説の中では,「1日以上の絶食」という表現も用いられており,1日というのが一つの目安とは思われるが,診断基準の部分では特定されていない.

過食や代償行動の頻度は,治療を定期的に受けているような中等度以上のケースについては,2回でもかなり軽症の部類である.このような患者群は,頻度の定義が週1回でも2回でも,診断基準をすべて満たし,頻度の変更の影響はあまりない.しかし,頻度の定義が週2回から1回に緩められ,これまでのグレーゾーンに BN という診断が下されることになると,次のような影響があると考えられる.

① 回復率の数値の低下：DSM-IV では,週1回まで過食や代償行動が減少すれば,BN の診断ははずれ,特定不能の摂食障害（Eating Disorder Not Otherwise Specified：EDNOS）に分類されてきた.症状の頻度が週1回でも BN の診断基準を満たすとなると,BN の回復率は DSM-IV の時代よりも低い数値になるであろう.

② 大学生など一般人口の有病率の増加：大学生などの一般人口のなかには体型を気にするものは多いが,それだけではなく,時々過食や嘔吐がみられるものも存在すること

が知られている[7,8]．頻度の定義が週1回に変更されると，一般人口のなかの有病率は上がる結果になると思われる．

③ コモビディティ（comorbidity）としてのBNの増加：うつ病その他の精神疾患のコモビディティとして，ある期間過食嘔吐がみられる症例がある．もともと体型を気にしている女性が，うつの時期に強く体型にとらわれ，また週1回程度過食嘔吐がみられるような場合，BNの診断基準を満たすケースがあるだろう．全般的に，コモビディティとしてのBNは増えると考えられる．

④ 頻度の判断の容易さ，評価者間信頼度の向上：一般臨床において，「平均週2回以上」症状があるかどうかを確認するには，診断基準を意識して何度か確認の質問を要する場合が多い．生活感覚として区切りのよい「週1回」かどうかは，具体的に質問をしなくても，本人の自発的な語りのなかですでに語られたり，見当がつくことも多い．推測であるが，多忙な日常臨床のなかでの評価者間信頼性は，「週2回」とする場合よりも高いのではないかと思われる．

D項目：自己評価について

この項目はDSM-IVと同一で，「自己評価が体型および体重の影響を過度に受けている"unduly influenced"」という1行のみである．解説部分には，やせ願望の心理などはANに類似するということは説明されているが，「類似していても，ANの診断があてはまる場合はBNとは診断しない」ことに関する説明の一部として書かれている．unduly（必要以上に，過度に）というのが，どの程度を指すのかがわかりにくいので，主観的判断が入る．本来，カテゴリカルな判断というよりは，連続性のある現象だと思われるので，D項目があてはまるかどうかの判断は容易ではない．

E項目：ANの期間中のみに起きるものは除外する

すでに述べた通り，「ANのエピソードの期間中に起きているものは除外する」とされ，この考え方はDSM-IVと同じである．ANの定義によって，除外される範囲も影響を受ける．

特定用語

DSM-5では，さまざまな特定用語がある．過食症については，DSM-IVの排出型と非排出型という病型の特定はなくなり，寛解と重症度に対して記述するようになっている．

寛解の基準

部分寛解と完全寛解の基準が示されている．DSM-5のすべての疾患に寛解の基準があげられているわけではないので，なぜBNにあげられているかは不明である．アルコール使用障害などの診断においては，「寛解持続」の特定をする場合，すべての症状が消失しているが，「渇望，つまりアルコール使用への強い欲求，または衝動は満たしてもよい」とあり，再発の危険をもつ対象を記述できる．これに対し，BNの場合の，症状がすべて

消失した「完全寛解」という病型は，既往歴の記載であり，現在の病理の判断として，どのように活用されるのか不明である．

　また，過去には完全に診断項目があてはまったが，今は一部のみとなっている「部分寛解」には，他のさまざまな病名があてはまる可能性がある．DSM-5の「他の特定される食行動障害または摂食障害（Other Specified Feeding or Eating Disorder）」のなかには，BNの低頻度・短期間型がある．特定不能の食行動障害または摂食障害（Unspecified Feeding or Eating Disorder）という分類もある．BNの部分寛解なのか，過食性障害（Binge-Eating Disorder）なのか，他の特定される食行動障害または摂食障害のBN低頻度・短期間型なのか，特定不能の食行動障害または摂食障害なのか迷うケースもあると思われる．過去に診断基準を完全に満たしたかについて後方視データしか得られない場合は，部分寛解のカテゴリーに含めるかどうかは判断が難しいであろう．

重症度判定

　重症度の特定基準は，DSM-5の他の疾患にも設けられている．他の疾患のほとんどは，軽度，中等度，重度の3段階であるが，BNについては，最重度が加わった4段階となっている．BNの重症度は，過食ではなく，代償行動の頻度でなされているのは興味深い．代償行動は身体への影響が大きいので，医学的には納得できることである．具体的には，軽度（週1〜3回），中等度（4〜7回），重度（8〜13），最重度（14回以上）となっている．毎日1回必ず嘔吐があるような症例は中等度の上限，日によって1日2回以上あれば重度，必ず1日2回嘔吐があれば最重度という分類である．おおむね身体状況や生活への影響度に合致していると思われるが，頻度の定義の項で述べた通り，ときどき食事を抜いたり全般的に過活動な状態が毎日みられる場合は数え方に迷うケースもあるだろう．また，慢性例のなかには，何かを食べたら少し吐く習慣というようなケースもあり，これらを大きな過食の後の激しい嘔吐と同じ1回と数えてよいかというような問題もある．

解説部分の新たな記述[5,6]

　以上は，診断基準にあげられている項目についての変化である．マニュアルの解説部分についても詳しくなり，以下のような新しい記述がある．

診断に関連する特徴

　BN患者の体重について，DSM-IV-TRでは，「軽度低体重や軽度過体重（overweight）ケースはみられるが，中等度以上の過体重や病的肥満（obesity）は少ない」という記述があった．DSM-5では，「この障害は肥満の人にはあまりみられない」という記述となり，通常みられる体重として，BMI 18.5以上30以下という具体的なBMIの数値があげられている．過体重について，軽度と中等度の区別がなくなった分，中等度の過体重も，BN患者に多い体重に含まれた形になる．日本ではBMI 25が肥満の境界線として用いられることが多いので，DSM-5の記述は肥満域も含むイメージである．体重については，米国

と日本とで分布が異なる可能性が高いと考えられる．また，病状の一つとして，催吐薬（ipecac）の連用により，心筋，骨格筋のミオパチーをきたす症例があることが記載されている．

有病率

DSM-IV-TR では，女性では生涯有病率が 1～3％という数値があげられていたが，DSM-5 では，若年女性の「12 カ月有病率は 1～1.5％」という数字が示されている．

経過

新しい研究を反映し，「複数のストレスの強い人生上の出来事を経験すること」で発症することがあること，治療を受けても受けなくても長期経過のうちに症状は軽減する傾向にあるが，治療は予後に影響を与えること，「粗死亡率は 10 年間でおよそ 2％」であること，BN から AN への移行も 10～15％にみられることなどがあげられている．

危険要因，予後要因

この項目は DSM-IV-TR の解説にはなかったもので，「小児期の肥満と早い第二次性徴」や，「小児期に性的あるいは身体的虐待を経験した人」はリスクとなりうることなどが記載されている．

BN の位置づけについて

すでに述べたように，摂食障害のなかの BN の位置づけは，AN の定義の影響を受ける．また，BN の診断は，DSM-5 で独立の診断となった，過食性障害の診断にも影響を与える．

表 1 に，DSM-III から DSM-5 までの診断条件の変遷の一部を示した．診断基準のすべてではなく，BN の診断，特に過食嘔吐があって低体重という最も分類の難しいケースの診断に関連する部分だけを抜粋したものである．DSM-III は，AN の診断の体重の条件が厳しい．一方，過食の頻度は定義されていなかった．したがって，たとえば，期待される体重の 20％程度のやせで，過食嘔吐が週 1 回あるケースは，他の条件がクリアできればBN となっていた．BN の定義は広かったといえる．DSM-III-R は，AN と BN の併記が可能であり，BN の診断は AN の診断の影響は受けなかった．DSM-IV は，AN の範囲が広くなり，過食嘔吐があっても 20％のやせであれば AN となった．このため，BN の範囲は狭くなったといえる．DSM-IV への移行した時代は，BN の範囲は狭くなったのに有病率は高くなったということになる．DSM-5 においては，AN の体重の定義がない．これだけでは，基準が厳密になったとも緩和されたともいえないが，無月経 3 か月以上という診断項目もなくなったことを考えると，以前より低栄養の程度が著しくないケースもAN として診断可能になっていると思われる．AN の範囲が広がったとすると，AN とBN の境界線上では，BN の範囲は狭くなったと考えられる．一方で，過食・代償行動の頻度からみると BN の範囲は広がっている．

表1 神経性過食症/神経性大食症診断の諸条件の変遷

	DSM-III	DSM-III-R	DSM-IV	DSM-5
低体重の重症度	あり．25％以上のやせはANに分類．BNとして満たすべき3項目を選ぶ5つの選択肢*の一つとして「10ポンド（4.5kg）以上の体重変動」の項目あり	なし	あり．15％以上のやせはANに分類	ANの診断にあてはまるものは除外するが，ANに数値の定義なし
過食・代償行動の頻度の定義	なし	3か月間，週2回以上	3か月間，週2回以上	3か月間，週1回以上

＊：5つの選択肢は下記のとおり．
① むちゃ食い時の高カロリーで消化されやすい食物の摂取．
② むちゃ食い時の盗み食い．
③ こうした摂食のエピソードが腹痛，睡眠，他人の干渉，または自ら誘発する嘔吐で終わること．
④ 厳しい食事制限，自ら誘発する嘔吐，あるいは下剤または利尿剤の使用による体重減少の試みのくり返し．
⑤ むちゃ食いと断食の交代による10ポンド（4.5kg）を超える頻繁な体重変動．
BN：bulimia nervosa（神経性過食症），AN：anorexia nervosa（神経性やせ症）
（APA. DSM-III. 1980/日本語版. 1982[2]／APA. DSM-III-R. 1987/日本語版. 1988[3]／APA. DSM-IV. 1994/日本語版. 1996[4]／APA. DSM-5. 2013/日本語版. 2014[6]をもとに作成）

　図1はこれらの関係を図示したものである．過食嘔吐があって低体重の場合，DSM-IVでもDSM-5でも，まずANにあてはまるかどうか判断し，その後，過食嘔吐の頻度を確認する．たとえば図1の★1のケースは，DSM-IVでは低体重がANの基準を満たさず，過食嘔吐も週1回のため，EDNOSである．同じケースが，DSM-5では，ANの体重の境界線をどう考えるかにより，ANあるいは，BNということになるであろう．★2は，DSM-IVではBNであるが，ANをどう定義するかにより，DSM-5では，ANかBNになる．ANとBNの境界線はこのようにあいまいな部分がある．したがって，治療効果を判定するような状況では，診断名だけでは不十分で，質問紙等を用いて症状を量的に把握するなどの方法が必要であろう．

　過食性障害との境界は，代償行動がみられるかどうかである．代償行動がなく，むちゃ食いが週1回以上ある状態が3か月続けば過食性障害の診断になる．過食は常にあるが，「吐けない時期がある」というような症例では，過食性障害とBNの診断を行き来すると考えるか，BNの完全診断と部分寛解を繰り返すと考えるか意見が分かれるところであろう．

　BNは精神疾患であり，また同時に，心理的な病態でもある．しかし，DSM-5の診断基準のなかで心理面への言及は，過食中の失コントロール感と，自己評価が体型・体重の影響を受けるという2点だけで，その記述も簡単である．自己評価についても，診断基準のなかでは，心理的ニュアンスを含むself-esteemではなく，self-evaluationという言葉が用いられている．evaluationというと，点数化したり，評定したりするニュアンスであ

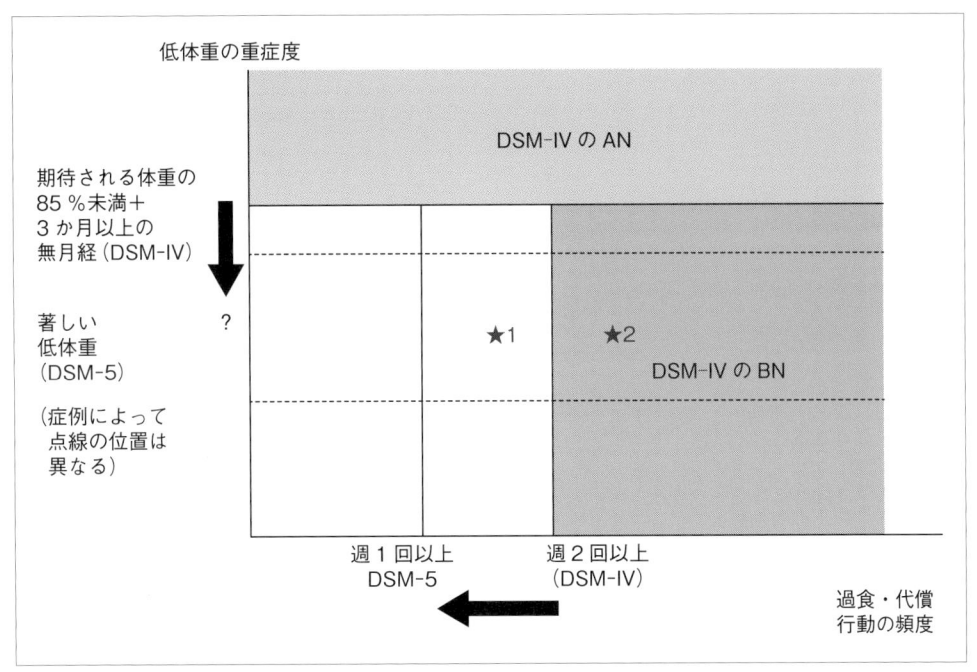

図1 DSM-IV から DSM-5 への改訂に伴う AN と BN の診断の範囲の変化
★1：DSM-IV では EDNOS であるが，DSM-5 では AN あるいは BN となる症例．
★2：DSM-IV では BN であるが，DSM-5 では AN あるいは BN となる症例．

る．

　診断基準の存在意義は，病状のすべてを記述することにはないが，「過食症とはこのような病気」という説明の際に診断基準が広く引用される現在，啓発の際には，診断基準以外にも症状や当事者の抱える心理的問題や苦悩は多いことを，専門家は知らせる必要があるだろう．

　DSM-IV 作成世代の精神科医 Paris は，DSM-5 は DSM-IV からのパラダイムシフトを提供するものではなく，正常領域を取り込んでマニュアルを厚くする傾向をさらに押し進めただけだと批評している[9]．Paris によれば，DSM-5 は，精神疾患の背景として生物学的要因を重視しているが，生物学的研究は，危険要因と明らかな病理の区別がまだ完全にはできず，生物学的研究の重視は，正常と病理の境界線をあいまいにする方向に働くとしている．そして，15年ごとに改訂されるとしたら2028年に出版されるであろう DSM-6 では，これ以上マニュアルを厚くすることよりも，明らかに疾患といえる状態をはっきり定義できる生物学的マーカーが明らかになることが望まれるとしている．

　これは，BN だけでなく DSM-5 全体に対する意見であるが，正常領域を取り込みすぎる問題は，BN にもあてはまる問題である．DSM-5の解説には，DSM-IV に引き続き，「一日中少量の食物を snacking しているのは，過食のむちゃ食いとはいえない」という，正常との境界線を示す記述がある．BN の多い社会には，頻繁に間食を口にする生活習慣のものも多く，この記述がなければ，BN の範囲は膨大になることを示唆する．「診断項目」の項で述べた慢性例の「だらだら食い」は，その症状の表れ方が病理的であるがそれ以外

の間食の習慣がある人，体型を気にする若年女子全員に病名を与えて治療を促すのは現実的ではなく，あまり意味もないであろう．近年，さまざまな精神疾患の早期発見が重視されており，このことに伴う診断レッテルの貼りすぎには注意を要するが，BN の場合も注意が必要だといえる．

　BN の認知行動療法を確立した Fairburn は，すでに DSM-IV の段階で，症状の頻度によって変わってしまう細かい診断分類にはこだわらない「超診断的（transdiagnostic）」な態度をとるとしている[10]．過食嘔吐だけでなく，診断基準の D 項目も重視する立場としては当然の意見であろう．重症度の判断に D 項目など心理面の判断も必要なのではないかと思われる．

(西園マーハ文)

● 文献

1) Russell G. Bulimia nervosa：An ominous variant of anorexia nervosa. Psychological Medicine 1979；9：429-448.
2) American Psychiatric Association. Diagnostic and Statistical Manual of Mental Disorders, 3 rd edition（DSM-III）. Washington DC：APA；1980.
3) American Psychiatric Association. Diagnostic and Statistical Manual of Mental Disorders, 3 rd edition, Revised（DSM-III-R）. Washington DC：APA；1987.
4) American Psychiatric Association. Diagnostic and Statistical Manual of Mental Disorders, 4 th edition（DSM-IV）. Washington DC：APA；1994／高橋三郎ほか（訳）. DSM-IV 精神疾患の分類と診断・統計マニュアル．東京：医学書院；1995.
5) American Psychiatric Association. Diagnostic and Statistical Manual of Mental Disorders, 4 th edition, Text Revision（DSM-IV-TR）. Washington DC：APA；2000／高橋三郎ほか（訳）. DSM-IV-TR 精神疾患の診断・統計マニュアル，新訂版．東京：医学書院；2002.
6) American Psychiatric Association. Diagnostic and Statistical Manual of Mental Disorders, 5 th edition（DSM-5）. Arlington VA：APP；2013／日本精神神経学会（監），高橋三郎ほか（訳）. DSM-5 精神疾患の診断・統計マニュアル．東京：医学書院；2014.
7) Hudson JL, Hiripi E, Pope HG, et al. The prevalence and correlates of eating disorders in the National Comorbidity Survey Replication. Biol Psychiatry 2007；61：348-358.
8) Vohs KD, Bardone AM, Joiner TE, et al. Perfectionism, perceived weight status, and self-esteem interact to predict bulimic symptoms：A model of bulimic symptom development. J Abnorm Psychol 1999；108：695-700.
9) Paris J. The intelligent clinician's guide to the DSM-5. Oxford：Oxford Univ Press；2013.
10) Fairburn CG. Cognitive Behavior Therapy and Eating Disorders. New York：Guilford Press；2008／切池信夫（監訳）. 摂食障害の認知行動療法．東京：医学書院；2010.

II. 食行動障害および摂食障害群
Feeding and Eating Disorders

過食性障害，他の特定される食行動障害または摂食障害，特定不能の食行動障害または摂食障害

17世紀に英国のMortonによって初めて報告された摂食障害（Eating Disorders）は，19世紀末のフランスのLasègueと英国のGullによってそれぞれ別個に医学的に概念化され，そして1980年のDSM-IIIにおいて操作的診断に耐えうる診断基準が設けられた[1]．このときすでに「神経性やせ症/神経性無食欲症（Anorexia Nervoa）」や「神経性過食症/神経性大食症（Bulimia Nervosa）」の診断基準を十分には満たさないながらも，これらと共通の精神病理を有する病態があることが知られており，それらは「特定不能の摂食障害（Eating Disorder Not Otherwise Specified：EDNOS）」に収められた．

EDNOSのなかでも「過食性障害/むちゃ食い障害（Binge-Eating Disorder：BED）」[*1]は，常に独立した疾患単位とすべきではないかと検討されながらも，これまではそれがかなわなかった病態である．今回，改めて「過食性障害」が独立疾患と認められたことが，DSM-5の摂食障害に関する項目の大きな特徴である[1]．

摂食障害領域におけるDSM-5のもう一つの大きな変更点は，DSM-IV-TRでは「通常，幼児期，小児期，または青年期に初めて診断される障害（Disorders Usually First Diagnosed in Infancy, Childhood, or Adolescence）」のなかの「幼児期または小児期早期の哺育，摂食障害（Feeding and Eating Disorders of Infancy or Early Childhood）」[*2]に含まれていた疾患がすべて，「摂食障害」と併せて「食行動障害および摂食障害群（Feeding and Eating Disorders）」に一括されたことである[1,2]．つまり幼児や児童の食事の問題が，従来の摂食障害と同様に扱われることになったのである．DSM-IVの「幼児期または小児期早期の食行動障害（Feeding Disorder of Infancy or Early Childhood）」[*2]は，DSM-5では「回避・制限性食物摂取症/回避・制限性食物摂取障害（Avoidant/Restrictive Food

---

*1：短時間に大量の食物を食べる「過食」という事態は，英語圏では「度を越して楽しむ」，「がつがつ食べる」の意味をもつ "binge" を用いて "binge eating" と表記される．以前は「気晴らし食い」と訳されることもあったが，DSM分類では「むちゃ食い」の訳語で統一されてきた．それは，ただ単に食べすぎる "overeating" ではなく，あくまで病的症状であることを強調するためにあえて「過食」以外の訳語をあてたという意味合いもある．しかし，DSM-5では，摂食障害の一般への認知が進み，「過食」といえば一気に食べる症状だと理解されるようになった現代において，日本語として不自然な「むちゃ食い」の表記を続けるよりも，より日常的な「過食」と記すことを採択した．そこで本項でも，DSM-5に倣い，"binge eating" を「過食」，"Binge-Eating Disorder" を「過食性障害」と訳す．

*2：DSM-IV, DSM-IV-TRの翻訳では "feeding" は「哺育」の訳語をあてられてきたが，ここではDSM-5に倣い，「食行動」の訳語を採用する．なぜなら "feed" の語は，他動詞では「（動物など）に餌を与える，（子どもなど）に物を食べさせる」という意味である一方，自動詞では「（動物などが餌を与えられて）物を食う，（子どもなどが食べさせられて）物を食べる」という意味になるが，DSM診断のなかで "feed" の語が用いられるときは「食べさせる」ということではなく，明らかに「食べる」という幼児の行為を指しているからである．自ら食べることのできない幼児を対象にする場合に，「eating」だけではなく「feeding」という表現を加えたと考えられる．日本語の「哺育する」には「親が乳や食物を与えて子どもを育てる」という他動詞の意味しかもたないため，ここでは「哺育」よりも「食行動」の表記のほうが適当と判断される．

Intake Disorder)」として，より明確に概念化された．

本項では，「過食性障害」概念について歴史的に振り返ったうえでDSM-5での診断のポイントを整理し，さらに「他の特定される食行動障害または摂食障害」，「特定不能の食行動障害または摂食障害」の個々の病態について説明する．

過食性障害概念の歴史

肥満研究と摂食障害

それでは，「過食性障害」はいつ頃からどのように論じられてきたのであろうか．

過食という行為が神経性やせ症にもみられることは，1874年のGullの論文のなかですでにふれられており，1979年には英国のRusselが「神経性過食症」を概念化した[3]．これは，症状の成因的には神経性やせ症に反動として過食が生じた病態と考えられ，肥満を防ぐために代償行動（自己誘発性嘔吐，下剤・浣腸・利尿薬の乱用，過活動，拒食）を行うことが特徴である．つまり，肥満恐怖を中核とした狭義の摂食障害のうち，体重が減少せず主症状が過食である病態を指す．

これに対して，まったく異なる文脈からとらえられた摂食障害が存在する．つまり，肥満研究のなかで問題視されるようになった過食である．1959年にStunkardが論文「摂食パターンと肥満」のなかで過食の問題を指摘したのが最初といわれ[4]，彼自身が1976年に再びこの問題を取り上げている[5]．肥満における過食は拒食の反動としての過食とは異なり，病的な肥満恐怖は存在せず代償行動もみられないと主張された．1980年代には肥満者の過食についての調査研究がいくつか報告され，彼らの過食が対人関係，自己評価の低さ，ストレスマネジメントの問題と関連しているという指摘や[6]，過食のある肥満者は自己効力感が低く非現実的な食事療法を取り入れる傾向があるとの主張もなされた[7]．

「過食性障害」概念の誕生

これらの研究成果を受けて，DSM-IVに向けて「過食性障害」の診断について活発に検討された．1992年には，過食を「他とはっきり区別できる時間帯に，ほとんどの人が同じ時間に食べるよりも明らかに多い量の食物を食べること」であり，「そのエピソードのあいだはコントロール不能の感覚を伴う」と定義したうえで，そのような過食のエピソードが反復されることを過食性障害診断の主な基準（A基準）としているが[5]，このときに暫定的に提起された過食性障害の診断基準は，現在のDSM-5の診断基準にほとんどそのまま受け継がれている．過食性障害は肥満患者の約3割に合併しており[5]，過食性障害のない肥満患者と比べて明らかにカロリー摂取量が多いことが指摘され[8]，肥満治療を考える際に過食性障害の概念化が重要であるとの認識が受け入れられた．ただし，さらなる研究を要するとの判断から，DSM-IVでは附録Bに収録された[9]．

問題は，神経性過食症とのあいだに明確な境界線が引けるのかという点である．過食性障害では，神経性過食症とは違ってあまり食事制限がみられず，過食以外にもだらだらと

一日「食べすぎる（overeating）」傾向があることが指摘された．そのため過食の頻度を示すときに過食エピソードの回数を算定することは困難であり，過食エピソードのあった日の日数を数えることが提唱されているのであるが[10]，この方法はDSM-IV-TRの附録Bでの基準案にも採用されている．過食性障害では神経性過食症よりも予後が良好で未治療での寛解も少なくないと理解されてきた．一方で，過食性障害では神経性過食症と比べて肥満傾向が強く，食事制限をしない傾向にあること以外，たとえば体重や体型などの認知面については両者に差が認められないとの報告もあった[7]．

DSM-5に向けて

その後，DSM-5に向けて改めて過食性障害という疾患概念の妥当性と臨床的有用性が検討された[11]．その結果，過食性障害は他の摂食障害と比べて，頻度が高く，発症年齢が高く，持続が長く，より肥満と関連していることが示され，また肥満者において過食性障害のある群はない群と比べて，不安障害，気分障害などの精神科合併症が多いことが指摘された．また，過食性障害患者には過食性障害や肥満の家族集積が認められた．一方で，以前は過食性障害にはだらだらと食べ続ける傾向があるとされた過食の性質について，神経性過食症との明確な違いは示されなかった．これらを総合して，過食性障害という疾患概念は診断上妥当であり，臨床的にも有用だという結論に達し，DSM-5に採用されることとなった．

過食性障害 Binge-Eating Disorder　　　307.51（F50.8）

DSM-5の診断基準[1]

それでは，DSM-5での「過食性障害」の診断基準（表1）はどのようになっているであろうか．

A基準は，「過食（binge-eating）」のエピソードの反復である．「過食エピソード」とは，先に紹介したように，（たとえば2時間以内というように）他とはっきり区別される時間帯に，ほとんどの人が同じ時間に食べるよりも明らかに多い量の食物を食べることであり，そのエピソードのあいだはコントロール不能の感覚を伴うものを指す．B基準は，「過食エピソード」のより詳細な内容であり，速く食べる，苦しくなるまで食べる，空腹でなくても大量に食べる，たくさん食べることは恥ずかしいので一人で食べる，後で自分にうんざりして落ち込み後悔する，という5項目のうち3つ以上満たすこととされている．C基準は過食のために苦痛であること，D基準は週1回以上の過食が3か月以上続いていること，E基準は代償行動がないことである．

DSM-IV-TRとの比較[1,2]

DSM-IV-TRと比べて，主要なA基準とB基準，そしてC基準はほとんどまったく同じであるが，D基準の頻度については変更がある．先述の通り，以前は「過食性障害の過

表1 DSM-5における過食性障害の診断基準

A. 反復する過食エピソード．過食エピソードは以下の両方によって特徴づけられる．
　(1) 他とはっきり区別される時間帯に（例：任意の2時間の間の中で），ほとんどの人が同様の状況で同様の時間内に食べる量よりも明らかに多い食物を食べる．
　(2) そのエピソードの間は，食べることを抑制できないという感覚（例：食べるのをやめることができない，または，食べる物の種類や量を抑制できないという感覚）
B. 過食エピソードは，以下の3つ（またはそれ以上）のことと関連している．
　(1) 通常よりずっと速く食べる．
　(2) 苦しいくらい満腹になるまで食べる．
　(3) 身体的に空腹を感じていないときに大量の食物を食べる．
　(4) 自分がどんなに多く食べているか恥ずかしく感じるため1人で食べる．
　(5) 後になって，自己嫌悪，抑うつ気分，または強い罪責感を感じる．
C. 過食に関して明らかな苦痛が存在する．
D. その過食は，平均して3カ月間にわたって少なくても週1回は生じている．
E. その過食は，神経性過食症の場合のように反復する不適切な代償行動とは関係せず，神経性過食症または神経性やせ症の期間のみに起こるものではない．

(APA. DSM-5：307.51 (F50.8), p.350, 2013／日本語版, pp.343-344, 2014 より)

食はだらだら続く傾向があるため個々の過食エピソードの回数を数えることは困難」と考えられて，過食の頻度は過食をした日数を目安にしていたが，その後このような過食そのものの特徴は明確でないと判断され，過食の頻度については神経性過食症と同様に過食エピソードの回数を目安にすることとなった．DSM-IV-TRでは「週2日以上の過食が6か月以上」という基準だったが，それより頻度が低くても診断が下せるようになった．

ちなみに「神経性過食症」について，DSM-5では従来の「排出型」，「非排出型」という下位分類がなくなっている．「非排出型」は嘔吐や下剤乱用といった排出行為がなく，過活動と拒食という代償行動のみがあるタイプであるが，これらを同定することは実際には難しいことが多い．過食性障害と神経性過食症を鑑別するために，体重減少を目的とした代償的な行動の有無についての正確な確認が求められる．

他の特定される食行動障害または摂食障害
Other Specified Feeding or Eating Disorder　　　　　307.59(F50.8)

このグループには，「非定型神経性やせ症（Atypical anorexia nervosa）」，「（頻度が低い，および／または期間が短い）神経性過食症（Bulimia nervosa〈of low frequency and/or limited duration〉）」，「（頻度が低い，および／または期間が短い）過食性障害（Binge-eating disorder〈of low frequency and/or limited durations〉）」，「排出性障害（Purging disorder）」，「夜間食行動異常症候群（Night eating syndrome）」が含まれる．

●●● 狭義の摂食障害の不全型

「非定型神経性やせ症」は，食行動異常は「神経性やせ症」の基準を満たすが，明らかな体重減少がみられないものを指す．小児の場合は成長曲線において正常下限以上，成人の場合は体格指数（body mass index：BMI）が 18.5 kg/m² 以上ということになる．もっ

とも，DSM-5の「神経性やせ症」の診断基準では明確な低体重の数値は示されておらず，説明文のなかに上記の数値が書かれているだけであることから，診断の際にあえて数値にこだわるべきではないとの姿勢がうかがえる．

「神経性過食症」と「過食性障害」については，診断基準の頻度と期間を満たさないものがここに含まれる．DSM-IV-TRまでは，「神経性やせ症/神経性無食欲症」，「神経性過食症/神経性大食症」あるいは「過食性障害」が改善し診断基準を満たさなくなった症例も，そもそも診断基準を十分に満たしていなかった症例も同様に，「特定不能の摂食障害（Eating Disorder Not Otherwise Specified：EDNOS）」に分類されていた．DSM-5でも同様であるが，いったん「神経性やせ症」，「神経性過食症」，「過食性障害」が改善した場合は，「他の特定される食行動障害または摂食障害」の病名とともに，もとの病名と「部分寛解」，「完全寛解」という表記を併記することとなり，より症状の経過を明確に示すことができる．

排出性障害

「排出性障害」は，体重や体型をコントロールするために習慣的に排出行動（自己誘発性嘔吐，下剤・利尿薬・その他の薬剤の乱用）を行うが，過食はみられないものを指し，DSM-IVで初めて概念化された[12]．その後，この疾患単位について妥当性を検証する研究がいくつかなされているが，さまざまな特徴において神経性過食症との差異を明確に示すにはいたらないため，DSM-5においても「他の特定される食行動障害または摂食障害」のなかで扱われている．

夜間食行動異常症候群

「夜間食行動異常症候群」は，DSM-5で初めて概念化された疾患である．夜間の摂食を繰り返す病態であり，中途覚醒後や夕食後に大量に食べ，そのことは正しく記憶している．睡眠-覚醒サイクルの変化（時差）のような外的要因やその地域社会での慣習では説明できず，著しい苦痛や社会機能の障害を伴い，過食性障害，物質乱用などのその他の精神疾患，身体疾患，薬物の影響などでは説明できない．

1955年のStunkardらの報告が最初とされ，肥満の一つの要因として重要な疾患概念だが[13]，他の摂食障害の特徴を示すことが多いため，独立した疾患単位とするにはさらなる研究を要すると判断された[14]．暫定的に提唱された診断基準では[15]，一日の摂食量の25％以上を夜間に摂取する，夜間の摂食が週2回以上ある，朝食を食べない，食べないと入眠できないと信じている，少なくとも3か月以上続いている，などの項目があげられている．

特定不能の食行動障害または摂食障害
Unspecified Feeding or Eating Disorder　　　　　　　　　　　　**307.50（F50.9）**

食行動障害および摂食障害群のうち，どのようにも特定されないものがこのグループに含まれる．栄養摂取や摂食がうまくいかず，そのことで苦痛や社会的な問題を伴い，そしてどの食行動障害または摂食障害の下位分類にも特定しえないものである．

やせ願望を中核とするような狭義の摂食障害，すなわち「神経性やせ症」，「神経性過食症」，「過食性障害」のいずれかに近似した病態はすべて「他の特定される食行動障害または摂食障害」になるため，「特定不能の食行動障害または摂食障害」には含まれない．

DSM-IV-TR では「摂食障害」であった疾患群が，幼児や小児例も含めた「食行動障害および摂食障害群」となり，「過食性障害」の疾患単位化および「夜間食行動異常症候群」の概念化と併せて考えると，DSM-5 は仮説的な疾患の本質論にはとらわれず，記述的にみてより近縁の疾患を概念化しグループ化しようとする姿勢がうかがえ，やや混沌とした印象である．新たに加わった疾患の患者に出会うとき，摂食障害の中核群とどのような位置関係になるのかを意識することが治療的にも有用だと思われる．

（野間俊一）

● 文献

1) American Psychiatric Association. Diagnostic and Statistical Manual of Mental Disorders, 5 th edition (DSM-5). Arlington VA：APP；2013／日本精神神経学会（監），髙橋三郎ほか（訳）．DSM-5 精神疾患の診断・統計マニュアル．東京：医学書院；2014.
2) American Psychiatric Association. Diagnostic and Statistical Manual of Mental Disorders, 4 th edition, Text Revision (DSM-IV-TR). Washington DC：APA；2000／髙橋三郎ほか（訳）．DSM-IV-TR 精神疾患の診断・統計マニュアル，新訂版．東京：医学書院；2002.
3) 切池信夫．摂食障害―食べない，食べられない，食べたら止まらない，第 2 版．東京：医学書院；2009. pp.15-22.
4) Heaner MK, Walsh BT. A history of the identification of the characteristic eating disturbances of Bulimia Nervosa, Binge Eaing Disorder and Anorexia Nervosa. Appetite 2013；65：185-188.
5) Spitzer RL, Devlin M, Walsh BT, et al. Binge eating disorder：A multisite field trial of the diagnostic criteria. Int J Eat Disord 1992；11：191-203.
6) Loro AD, Orleans CS. Binge eating in obesity：Preliminary findings and guidelines. Addict Behav 1981；6：155-166.
7) Gormally J, Black S, Daston S, et al. The assessment of binge eating severity among obese persons. Addict Behav 1982；7：47-55.
8) Goldfein JA, Walsh BT, LaChaussée JL, et al. Eating behavior in binge eating disorder. Int J Eat Disord 1993；14：427-431.
9) American Psychiatric Association. Diagnostic and Statistical Manual of Mental Disorders, 4 th edition (DSM-IV). Washington DC：APA；1994／髙橋三郎ほか（訳）．DSM-IV 精神疾患の診断・統計マニュアル．東京：医学書院；1996.
10) Franko DL, Wonderlich SA, Little D, et al. Diagnosis and classification of eating disorders. In：Thompson JK (ed). Handbook of Eating Disorders and Obesity. Hoboken：John Wiley & Sons；2004. pp.58-80.
11) Wonderlich SA, Gordon KH, Mitchell JE, et al. The validity and clinical utility of binge eating disorder. Int J Eat Disord 2009；42：687-705.
12) Keel PK, Striegel-Moore RH. The validity and clinical utility of purging disorder. Int J Eat Disord 2009；42：706-719.
13) Milano W, DeRosa M, Milano L, et al. Night eating syndrome：An overview. J Pharm Pharmacol 2011；64：2-10.
14) Cleator J, Abbott J, Judd P, et al. Night eating syndrome：Implications for severe obesity. Nutr Diabetes 2012；2：e44.
15) Allison KC, Lundgren JD, O'Reardon JP, et al. Proposed diagnostic criteria for night eating syndrome. Int J Eat Disord 2010；43：241-247.

III

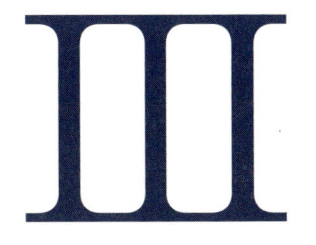

排泄症群

Elimination Disorders

III. 排泄症群
Elimination Disorders

遺尿症，遺糞症

　排泄症群（Elimination Disorders）は，不適切な排尿あるいは排便に関する障害で，遺尿症と遺糞症が含まれる．排泄症群は最も初期の児童精神医学の教科書にも詳しく記述されており，1935年に出版されたLeo Kannerの"Child Psychiatry"には今日とほぼ同じように遺尿症と遺糞症が定義されている[1]．これまでのDSMでは，遺尿症についてはDSM-I（1952）から，遺糞症についてはDSM-II（1968）から採用されている．直近のDSM-IV-TR（2002）では「通常，幼児期，小児期，または青年期に初めて診断される障害」のなかに含まれていたが[2]，DSM-5では独立した分類に変更されているものの，診断基準などには大きな変更はない[3]．

　排泄症群は，幼児期の発達やしつけと関連する問題であることから，育児相談や小児科プライマリケアで対応されることが多く，精神科臨床の場面では必ずしも一般的な障害とはいえないかもしれない．しかしながら，排泄症群は単なる生理的機能の異常にとどまらず，乳幼児期の心身の発達やさまざまな心理社会的な影響もあることから，精神医学からのアプローチも重要である．

遺尿症 Enuresis　　　　　　　　　　　　　　　　307.6（F98.0）

●●● 定義

　DSM-5の遺尿症は，「不随意的であろうと意図的であろうと，ベッドまたは衣服の中への反復性の排尿」と定義されるが，臨床診断においては臨床的な重症度と発達年齢，身体疾患等の影響も考慮される．臨床的な重症度は，「週に2回以上の頻度で少なくとも連続して3カ月間起こり，または，臨床的に意味のある苦痛，または社会的，学業的（職業的），または他の重要な領域における機能の障害が存在する」ことが求められ，発達レベルとしては「暦年齢は少なくとも5歳（または，それと同等の発達水準）」でなければならない．また，遺尿症は基本的には非器質的（機能的）な排尿障害であるので，「物質（例：利尿薬，抗精神病薬）または他の医学的疾患（例：糖尿病，二分脊髄，けいれん疾患）の生理学的作用によるもの」は除外される[3]．

　遺尿症は，排尿調節の障害が起こる時間帯によって，夜尿と昼間遺尿とに区別される．この点に関してDSM-5では，「夜間のみ（nocturnal only）」，「昼間のみ（diurnal only）」，「夜間および昼間（nocturnal and diurnal）」の3病型が定義されている[3]．

　DSM-5では定義されていないが，一度も排尿の調節ができていない場合を一次性遺尿症（primary enuresis），いったん（6か月間ないし1年間）排尿の調節が確立した後に発症したものを二次性遺尿症（secondary enuresis）と分類することがある．これらの病型は遺尿の背景を理解するためにも臨床的な有用性が高い[4,5]．

••• 臨床的な位置づけ

　排尿の自立は幼児期早期の重要な課題であり，発達のマイルストーンとしての意味ももつ．通常は2歳過ぎ頃からトイレットトレーニングが始まり，膀胱容量の増大による排尿間隔の延長と相まって，多くの子どもは4歳までにはトイレで排尿ができるようになる．したがって，幼児期早期の発達段階では排尿の調節は不安定であるため，遺尿の臨床的な意味は限定的である．遺尿は成長とともに減少し，思春期までには1％程度になることから，幼児期の遺尿については成長とともに自然に消退することが期待されるが，年齢が上がるにつれて本人や親の苦痛や不安が高まり，臨床的なかかわりが求められることが多くなる．年少児の遺尿は子どものしつけに関連する親の不安やストレスへの対応も求められ，育児相談や小児科プライマリケアで対応されることが多いが，年長児では自尊心の低下や羞恥心などの心理的な問題に対するケアも重要となる．このように，子どもの発達段階に応じて臨床的な意義や重要度は異なる．

　遺尿症は社会文化的な価値観や生活環境によって本人や家族に及ぼす影響も異なるが，基本的には社会文化的な文脈のなかでの心理的な影響が最も重要な問題であり，子どもの情緒的な発達へも影響を及ぼすことから，精神医学的なアプローチが求められる問題といえよう．また，発達の遅れや心理社会的ストレスなどが遺尿症の誘因となったり，さまざまな情緒・行動の問題が併存することが多いことからも，精神科診療の対象としての重要性をもつ障害である[6,7]．

••• 診断のポイント

　幼児期から小児期早期の遺尿症，特に夜間のみの遺尿（夜尿症）は，必ずしもまれな症状ではなく，むしろ一般的にみられる問題といえる（有病率は5歳児で5～10％，10歳児で3～5％）[3]．しかし，5歳を過ぎてしばしば排尿の失敗があったとしても，すべての子どもたちが治療を求めて精神科医療機関を受診するわけではないので，実際には夜尿やおもらしを主訴として受診する子どもは多くはないが，発達や情緒・行動の問題のために児童精神科を受診する子どもたちのなかには遺尿が存在することも少なくないので，注意深く診療をすれば，日常診療のなかでしばしば出会う症状でもある．

　遺尿症の診断は基本的には難しくない．中核的な症状である遺尿はきわめて具体的でわかりやすい症状であるので，人によって評価に違いが生じることは少ない．しかし，DSM-5による診断では，遺尿だけでなく，一定の重症度も要求されるため，本人や保護者等からさらに詳しい情報を集める必要がある．特に頻度や程度については，子どもと保護者らとのあいだで報告が異なることもあるので，慎重に聴取して評価しなければならない．精神科を受診するほどのケースでは臨床的な重症度が高いことが想定されるが，実際にはたとえ頻度が低くても臨床的な苦痛や機能障害を伴うために受診する場合もある．宿泊を伴う学校行事や地域の活動に際して夜尿を心配して受診するような場合，必ずしも「週に2回以上の頻度で少なくとも連続して3カ月間」という基準を満たさないこともあるが，このような場合はDSM-5では「他の特定される排泄症（Other Specified Elimination Disorder)」と分類し，その理由として「少ない頻度の遺尿症」と記載することができる[3]．

DSM-5 の遺尿症の診断基準では，物質や一般身体疾患の影響によるものを除外しなければならない．物質の影響については，DSM-5 ではそれまでの利尿薬に加えて抗精神病薬も加えられたことが特筆される．近年，新規抗精神病薬と夜尿症との関連が指摘されており[8]，他の精神障害に対する薬物療法の影響についても十分に注意する必要がある．

●●● アセスメント

遺尿症の診断自体は難しくはないが，精神科診療においてはその背景にある心理社会的ストレス，不適切な養育，発達の問題，併存障害などを適切に評価するとともに，遺尿が子どもの情緒・行動面に及ぼす影響についても詳しく評価しなければならない．単に夜尿の有無や頻度のみを指標とした診療では，子どもの真のニーズに応えることはできない．

一次性遺尿症では，まず全般的な発達の遅れの影響が考えられるので，発達アセスメントを行い，発達レベルに応じた排尿の問題であるかを検討する．その一方で，適切なトイレットトレーニングが行われないために排尿が自立していない可能性もあるので，親子関係や養育状況の評価も不可欠である．

二次性遺尿症の場合は，いったん確立したスキルの崩壊や発達的退行の表れである可能性があり，その誘因として考えられる心理社会的ストレスの評価が特に重要となる．戦争[9,10]や自然災害[11]に見舞われた地域の子どもたちや児童虐待[12]やいじめ[13]を受けた子どもたちに遺尿症が多いことが報告されており，夜尿を手がかりとして子どものトラウマ体験が明らかになる可能性もある．

遺尿症の子どもたちにはさまざまな情緒・行動の問題が併存することが多いので，全般的な精神医学的アセスメントも行わなければならない．併存障害としては，知的能力障害（知的発達症），限局性学習症，注意欠如・多動症などが多い[4,5,7]．また，遺尿は子どもの自尊心を低下させ，仲間関係や社会的活動の回避につながる可能性もあるので，遺尿が心理面に及ぼす影響も十分に評価する必要がある[14]．

●●● 治療

精神医学的な問題を随伴しない遺尿症については，専門的な精神科医療というよりも地域の小児保健や小児科医療での指導や治療が適しているであろう．遺尿症に対する治療は，生活指導，行動療法（夜尿アラーム療法など），薬物療法（抗利尿ホルモン点鼻薬，抗コリン薬，三環系抗うつ薬）があり，具体的な治療法についてのガイドラインも出されている[15,16]．

精神科診療では，併存障害だけでなく，基盤にある心理社会的ストレスや社会適応のリスクも含めた，包括的な治療と支援が必要である．また，神経発達症群を伴う場合には，発達特性をふまえた治療をサポートすることも，精神科医の役割として重要となる[17]．

遺糞症 Encopresis　　307.7（F98.1）

定義

　　DSM-5 の遺糞症の基本的症状は，「不随意的であろうと意図的であろうと，不適切な場所（例：衣服または床）に大便を反復して出すこと」であり，「そのようなことが少なくとも 3 カ月間，少なくとも毎月 1 回」あり，「暦年齢は少なくとも 4 歳（またはそれと同等の発達水準）」であり，「便秘を起こす機序によるものを除き，物質（例：緩下剤）または他の医学的疾患の生理学的作用によるものではない」ものが遺糞症と定義されている[3]．

　　遺糞症は臨床的に便の停留を伴うものと伴わないものとに区別されてきたが[4]，それらは，DSM-5 の遺糞症ではそれぞれ「便秘と溢流性失禁を伴う」ものと「便秘と溢流性失禁を伴わない」ものという 2 つの病型として定義されている．前者は「便は，典型的には（常にというわけではないが）形をなさず，便の漏れはまれにないしは持続的にありうるが，ほとんど日中に，まれに睡眠中も起こる．用便の際には一部の便しか出ず，便秘の治療後には失禁はなくなる」，後者は「便は正常の形および硬さである傾向があり，汚れは間欠的である．便は目立つ場所に排出されることがある」とされている[3]．

　　遺尿症と同様に DSM-5 では言及されていないが，遺糞症も一度も排便の調節が確立していない一次性と，いったん排便の調節が確立した後に便失禁が生じる二次性とに分類されることがある[4,5]．

臨床的位置づけ

　　排便の自立も排尿と同じように，幼児期早期の重要な育児上の課題であるが，適切な排便習慣を確立するためには，養育者の積極的な関与が不可欠となる．排便の調節は 5 歳までにほとんど確立するが，適切なトイレットトレーニングの欠如や不規則な生活などのために排便習慣が不規則なままであると，便の貯留が起こりやすくなって溢流性遺糞症を起こしやすくなる．したがって，遺糞症は乳幼児期の親子関係や育児の質と密接な関連がある問題といえる．

　　その一方で，子どもの心理的な理由（たとえば，特定の場所で排便することに対しての不安や，その他の全般的な不安や反抗）によって便秘になったり，適切に排便を自制できる子どもであっても，怒り，不安，恐怖などの情緒的な原因によって異常な場面で排便するような遺糞症もあることから，子どもの情緒的な問題としての重要性もある[4]．後者の場合，遺糞は性的虐待，家族内ストレス，懲罰的な養育に対する反応との関連が示唆されている[5]．

診断のポイント

　　遺糞症は遺尿症よりも少なく，有病率は「5 歳児の約 1 ％」といわれている[3]．また，便秘や下痢などの便通の異常については，消化器の症状として診療されるのが一般的なの

で，精神科診療で遺糞症の診断をする機会は少ないのが実情である．

遺糞は遺尿とくらべて頻度が低い症状ではあるが，臭いや汚れのために周囲からは気づかれやすい．過去3か月のあいだに少なくとも月1回の遺糞があれば診断基準を満たすので，散発的な遺糞であっても遺糞症と診断される可能性がある．しかし，病型の判断のためには，日頃からの排便パターンや便の性状についての情報を集めておく必要がある．

アセスメント

遺糞症は発達の遅れと関連するので，発達アセスメントは重要である．また，自閉スペクトラム症の子どものなかには，こだわりや感覚異常のためにトイレでの排便ができないこともあるので，発達の特性を考慮することも必要となる．

遺糞症の約75％は便秘と溢流性失禁を伴うので[4]，便秘の程度とその要因についての評価が必要である．排便習慣の問題だけでなく，排便時の苦痛や緊張感，トイレへの恐怖心などの心理的な要因を理解することも重要である．また，親の養育スタイル（威圧的あるいは無関心），家庭内のストレス（夫婦の対立，離別）などの家庭内の問題についての情報も有用である．遺糞症の診断基準では意図の有無は問われていないが，故意に風呂や家具の上に排便するような挑発的な意図を含んでいる場合は，家庭内の深刻な問題があることが多い[18]．

遺糞が子どもに及ぼす影響についても評価しなければならない．遺糞により親から強く叱責されたり，仲間から拒絶されることにより，自尊心が低下したり，対人関係からひきこもることがある．遺糞症の子どもたちには，不安や抑うつ，注意困難，破壊的行動などがしばしば伴うので，情緒・行動面のアセスメントも重要である[4]．

治療

遺糞症は比較的予後良好で，有病率は16歳までに事実上皆無になるといわれているが[19]，随伴する情緒・行動の問題や不適切な養育が，その後の不適応や精神症状のリスクになる可能性があるので，本人および家族に対する治療的支援のニーズは高い．遺糞症に対しては標準的な治療は確立しておらず，一般的には，生活指導と，便秘が著しい場合に緩下薬や浣腸による薬物療法が併用されている[20]．

排泄症群は生理的機能の発達に関連した障害として児童精神医学の対象とされてきたが，DSM-5では独立した位置づけになったことで，一般精神医学の対象になったといえる．今後は児童・青年期を越えた，より広い視野からの排泄症群の理解と診療が進むことが期待される．排泄症群は精神科診療ではむしろまれな疾患ではあるが，その背景には多彩な心理社会的要因があり，他の精神障害の併存も多いことから，幅広い精神病理の重要なマーカーとして慎重に対応するように心がけなければならない．

（小野善郎）

● 文献

1) Kanner L. Child Psychiatry. Springfield：Chas. C. Thomas；1935.
2) American Psychiatric Association. Diagnostic and Statistical Manual of Mental Disorders, 4th edition, Text Revision（DSM-IV-TR）. Washington DC：APA；2002／髙橋三郎ほか（訳）. DSM-IV-TR 精神疾患の診断・統計マニュアル，新訂版．東京：医学書院；2004.
3) American Psychiatric Association. Diagnostic and Statistical Manual of Mental Disorders, 5th edition（DSM-5）. Arlington VA：APP；2013／日本精神神経学会（監），髙橋三郎ほか（訳）. DSM-5 精神疾患の診断・統計マニュアル．東京：医学書院；2014.
4) Mikkelsen EJ. Elimination disorder. In：Sadock BJ, et al（eds）. Kaplan & Sadock's Comprehensive Textbook of Psychiatry, 9 th edition. Philadelphia：Lippincott Williams & Wilkins；2009. pp.3624-3635.
5) Butler R. Wetting and soiling. In：Rutter M, et al（eds）. Rutter's Child and Adlescentpsychiatry, 5 th edition. Oxford：Blackwell；2008. pp.916-929.
6) Joinson C, Heron J, Emond A, et al. Psychological problems in children with bedwetting and combined（day and night）wetting：A UK population-based study. J Pediatr Psychol 2007；32：605-616.
7) Shreeram S, He J, Kalaydjian A, et al. Prevalence of enuresis and its association with attention-deficit / hyperactivity disorder among U.S. children：Results from a nationally representative study. J Am Acad Child Adolesc Psychiatry 2009；48：35-41.
8) Harrison-Woolrych M, Skegg K, Ashton J, et al. Nocturnal enuresis in patients taking clozapine, risperidon, olanzapine and quetiapine：Comparative cohort study. Br J Psychiatry 2011；199：140-144.
9) Jones L, Rrustemi A, Shahini M, et al. Mental health services for war-affected children：Report of a survey in Kosovo. Br J Psychiatry 2003；183：540-546.
10) Al-Jawadi AA, Abdul-Rhman S. Prevalence of childhood and early adolescence mental disorders among children attending primary health care centers in Mosul, Iraq：A cross-sectional study. BMC Public Health 2007；7：274.
11) Durkin MS, Khan N, Davidson L, et al. The effects of a natural disaster on child behavior：Evidence for posttraumatic stress. Am J Public Health 1993；83：1549-1553.
12) Link CL, Lutfey KE, Steers WD, et al. Is abuse causally related to urologic symptoms？：Results from the Boston Area Commuity Health（BACH）survey. Eur Urol 2007；52：397-406.
13) Williams K, Chambers M, Logan S, et al. Association of common health symptoms with bullying in primary school children. BMJ 1996；313：17-19.
14) Baek M, Park K, Lee H, et al. A nationwide epidemiological study on nocturnal enuresis in Korean adolescents and adults：Population based cross sectional study. J Korean Med Sci 2013；28：1065-1070.
15) 河内明宏，津ヶ谷正行，相川　務ほか．日本夜尿症学会 夜尿症診療のガイドライン．夜尿症研究 2005；10：5-14.
16) Neveus T, Eggert P, Evans J, et al. Evaluation of and treatment for monosymptomatic enuresis：A standardization document from the International Children's Continence Society. J Urol 2010；183：441-447.
17) 草苅郁子，岡田　茜，杉浦真澄．精神科外来を受診した夜尿症合併児童 43 例の検討─発達障害と夜尿症との関連について．児童青年精神医学とその近接領域 2008；49：336-353.
18) Goodman R, Scott S. Child Psychiatry, 2 nd edition. Oxford：Blackwell；2005／氏家　武ほか（監訳）. 必携児童精神医学─はじめて学ぶ子どものこころの診療ハンドブック．東京：岩崎学術出版社；2010. pp.126-129.
19) Rex DK, Fitzgerald JF, Goulet RJ, Chronic constipation with encopresis persisting beyond 15 years of age. Dis Colon Rectum 1992；35：242-244.
20) 金子一成．遺尿症・異糞症．大関武彦ほか（編）今日の小児治療指針，第 15 版．東京：医学書院；2013. pp.667-668.

IV

秩序破壊的・衝動制御・素行症群

Disruptive, Impulse-Control, and Conduct Disorders

IV. 秩序破壊的・衝動制御・素行症群
Disruptive, Impulse-Control, and Conduct Disorders

反抗挑発症/反抗挑戦性障害 Oppositional Defiant Disorder　313.81（F91.3）

　筆者が研修医だった頃，DSMはまだ第3版であり，臨床現場では，操作的診断基準に対する懐疑的な空気が色濃く漂っていた．しかし20年が経った今，本書の刊行をみてもわかるように，DSM-5は臨床診断において当然の存在であるばかりでなく，大きな期待をもって迎え入れられようとしている．一方，反抗的心性や行動の本質は，この20年間であまり変化がないように思われる．はたしてDSM-5における反抗をめぐる見立てはどう変わったのであろうか？

■「反抗挑発症/反抗挑戦性障害」の歴史

　ある程度他者の意思を拒絶したり，大人に反抗することは，子どもの精神発達において正常に認められる現象である．1995年（平成7年）に総務庁が行った子どもと家族に関する国際比較調査では，15歳以下の子どもに対して「反抗的でいうことを聞かない」と回答した親は，日本7.2％，米国13.9％，韓国16.8％であった[1]．こうした反抗は，特に18～36か月の分離個体化段階と，第2の分離個体化段階と呼ばれる思春期において顕著になる．前者は子どもが母親から身体的に分離し，自立した個となるために必要であり，後者は，子どもが親から心理的に分離し，自己同一性を獲得するために重要な役割を果たすと考えられる[2]．

　このような正常に認められる反抗とは異なる，より極端な反抗的行動の存在は，非行や犯罪といった反社会的行動との関連で古くから注目されていた．しかし，それは社会的な問題とされ，かつあまりに当然のものとして概念化はされていなかったと思われる．それが"精神障害"として注目されることになるのは，1955年にLevyが反抗的行動に対する理論的フォーミュレーションを発表してからである[3]．Levyの概念はGroup for the Advancement of Psychiatryに引き継がれ，反抗的な行動で攻撃性を示す子どもを表す概念として「反抗的人格障害」が提案された[4]．そして，統一した診断基準を模索する精神医学の流れのなかで，1980年の精神疾患の診断統計マニュアル第3版（Diagnostic and Statistical Manual of Mental Disorders, 3rd edition：DSM-III）は，こうした著しい反抗的行動を反抗性障害と名づけ，定義づけを行った（表1）[5]．

　しかし，DSM-IIIの反抗性障害には，おもに2つの点から批判がなされた．一つは，上記の正常にみられる反抗と"障害"とみなされる反抗が，程度や頻度において区別しがたいというものであり[6]，もう一つは，注意欠如・多動症（当時の日本語訳は注意欠陥障害）や素行症（当時の日本語訳は行為障害〈conduct disorder：CD〉）など，他の障害との鑑別が困難であるというものであった[7,8]．

　こうした批判を受けて，1987年に改訂されたDSM-III-Rで反抗性障害は大幅な変更を受けた（表2）[9]．まず小児期の精神障害内でのカテゴリー分けがなされ，注意欠如・多動症（当時の日本語訳は注意欠陥・多動障害〈Attention Deficit Hyperactivity Disorder：

表1　DSM-Ⅲにおける反抗性障害の診断基準

鑑別診断
18カ月から36カ月の子どもにおける正常の反抗，行為障害，精神分裂病，全般的発達障害，注意欠陥障害，精神遅滞，慢性器質性精神障害

診断基準
A. 3歳以後，18歳未満の発症
B. 少なくとも6カ月間にわたる，権威ある人物に対する不服従的，拒否的かつ挑発的な反抗のパターンで，以下の症状のうち少なくとも2つによって表される：
　(1) 小さな規則への違反
　(2) かんしゃく
　(3) 理屈をこねること
　(4) 挑発的な行動
　(5) 頑固
C. 他者の基本的権利の侵害あるいはその年齢にふさわしい主要な社会規範または規律の違反（「行為障害」におけるような）がなく，またその障害は「精神分裂病」や「全般的発達障害」のような他の精神障害に起因しない.
D. 18歳以上の場合，「受動-攻撃性人格障害」の診断基準に当てはまらない.

著者注：Ⅲでは反抗性障害は「幼児期，小児期，または思春期のその他の障害」の項目に含まれていた.「全般的発達障害」は Pervasive developmental disorder の当時の訳．また，Ⅲでの反抗性障害は，あからさまでない攻撃性を示す人格障害との関連が想定されていた.

(APA. DSM-Ⅲ. 1980/日本語版. 1982[5]より)

表2　DSM-Ⅲ-Rにおける反抗・挑戦性障害の診断基準

注：その行動が，同じ精神年齢にある大多数の者より，かなり頻繁にある場合にのみ，基準が満たすものとせよ.
A. 以下の行動のうち，少なくとも5項目が存在する期間が少なくとも6カ月続く障害：
　(1) しばしばかんしゃくを起こす
　(2) しばしば大人と口論をする
　(3) しばしば大人の要求，または規則に積極的に反抗または拒否する，例，家の用事をするのを拒否する
　(4) しばしば故意に他の人をいらだたせることをする，例，他の子供の帽子をつかむ
　(5) しばしば自分の失敗を他人のせいにする
　(6) しばしば神経過敏で他人からいらいらさせられやすい
　(7) しばしば腹をたてたり怒る
　(8) しばしば意地悪で執念深い
　(9) しばしば悪態をつき，ひわいな言葉を使う
　注：上の各項目は崩壊性行動障害のDSM-Ⅲ-R基準の全国臨床施行によるデータに基づいて，識別力の大きいものから順に並べられている.
B. 行為障害の基準を満たさず，精神病性障害，気分変調症，または大うつ病，軽躁病または躁病エピソードの経過中にのみ起こるものではない.

▶反抗・挑戦性障害の重症度の基準：
軽症：症状数が，診断を下すのに必要な項目数以上あったとしても少し余分にあるだけで，また，学校や社会機能における障害もないか，極めて少ない.
中等症：症状数，または機能障害が"軽症"と"重症"の間にある.
重症：診断を下すのに必要な項目数以上に多くの症状があり，しかも，家庭，学校，大人や仲間との関係での機能に，著明で全般的な障害がある.

(APA. DSM-Ⅲ-R. 1987/日本語版. 1988[9]より)

ADHD）），CDとともに，崩壊性行動障害としてグループ化されることとなった．名称も反抗挑戦性障害（Oppositional Defiant Disorder：ODD）に変更され，症状の記載がより詳細な表現になった．頻度を示す「しばしば」が加わり，「その行動が，同じ精神年齢に

IV. 秩序破壊的・衝動制御・素行症群

表3 DSM-5における反抗挑発症の診断基準

A. 怒りっぽく/易怒的な気分，口論好き/挑発的な行動，または執念深さなどの情緒・行動上の様式が少なくとも6カ月間は持続し，以下のカテゴリーのいずれか少なくとも4症状以上が，同胞以外の少なくとも1人以上の人物とのやりとりにおいて示される．
   怒りっぽく/易怒的な気分
   (1) しばしばかんしゃくを起こす．
   (2) しばしば神経過敏またはいらいらさせられやすい．
   (3) しばしば怒り，腹を立てる．
   口論好き/挑発的行動
   (4) しばしば権威ある人物や，または子どもや青年の場合では大人と，口論する．
   (5) しばしば権威ある人の要求，または規則に従うことに積極的に反抗または拒否する．
   (6) しばしば故意に人をいらだたせる．
   (7) しばしば自分の失敗，または不作法を他人のせいにする．
   執念深さ
   (8) 過去6カ月間に少なくとも2回，意地悪で執念深かったことがある．
   注：正常範囲の行動を症状とみなされる行動と区別するためには，これらの行動の持続性と頻度が用いられるべきである．5歳未満の子どもについては，他に特に記載がない場合は，ほとんど毎日，少なくとも6カ月間にわたって起こっている必要がある（基準A8）．5歳以上の子どもでは，他に特に記載がない場合，その行動は1週間に1回，少なくとも6カ月間にわたって起こっていなければならない（基準A8）．このような頻度の基準は，症状を定義する最小限の頻度を示す指針となるが，一方，その他の要因，例えばその人の発達水準，性別，文化の基準に照らして，行動が，その頻度と強度で範囲を超えているかどうかについても考慮するべきである．
B. その行動上の障害は，その人の身近な環境（例：家族，同世代集団，仕事仲間）で本人や他者の苦痛と関連しているか，または社会的，学業的，職業的，または他の重要な領域における機能に否定的な影響を与えている．
C. その行動上の障害は，精神病性障害，物質使用障害，抑うつ障害，または双極性障害の経過中にのみ起こるものではない．同様に重篤気分調節症の基準は満たさない．
▶ 現在の重症度を特定せよ
   軽度：症状は1つの状況に限局している（例：家庭，学校，仕事，友人関係）．
   中等度：いくつかの症状が少なくとも2つの状況でみられる．
   重度：いくつかの症状が3つ以上の状況でみられる．

(APA, DSM-5：313.81(F91.3), p.462-463, 2013/日本語版, p.454, 2014[11]より)

ある大多数の者より，かなり頻繁にある場合にのみ，基準を満たすものとせよ」という注釈が追加された．診断に必要な要件は5項目のうち2項目以上を満たすものから，9項目のうち5項目以上を満たすものに変わった．

現在のDSM-5のODDの原型は，このDSM-III-Rで形づくられたといえる．1994年に改訂されたDSM-IVでは，診断基準項目から「しばしば悪態をつき，ひわいな言葉を使う」がなくなり，診断に必要な項目数も5から4に減らされたものの，概念として大きな変更はなかった[10]．このスタイルはDSM-5でも引き継がれている．

DSM-5における変更点と予想される現象[11]

表3にDSM-5による反抗挑発症（ODD）の診断基準を示す[11]．これをDSMによるODDの解説と照らし合わせながらみてみたい．

カテゴリーの変更

　まず目につくのは，カテゴリーの変更である．DSM-IV で ODD は，「注意欠陥および破壊的行動障害」というカテゴリーに ADHD，CD とともに含まれていた．これは，三者の密接な関連を反映していた．今回 DSM-5 では，ADHD は知的能力障害群や自閉スペクトラム症らと同じ「神経発達症群/神経発達障害群」というカテゴリーに移された．そして ODD は，間欠爆発症，素行症（CD）とともに，「秩序破壊的・衝動制御・素行症群」という新たなカテゴリーに分類されることになったのである．日本人の感覚としては，ADHD がいわゆる「発達障害」と認められた（？）ことには自然な印象を受ける．そして，社会的に受け入れがたい行動を示す障害がひとまとめにされたこともまた，違和感のない分類といえる．

CD との関係

　DSM-IV の解説では，「ODD の発症は就学前が一般的であり，思春期早期以降であることはまれである．しばしば CD，特に小児期発症型 CD に先行するが，ODD 児の多くは CD に発展しない」とされていた．さらに CD は ODD に優先する診断であり，重複診断は認めていなかった．しかし DSM-5 では，ODD と CD の重複診断を認めている．このあたりは ODD の事情というよりは，新たに追加された冷淡で無感情な特性と反抗的心性との関連を調べたいという CD の事情が反映していると筆者は考えている．DSM-5 の解説では「ODD にみられる行動は典型的には CD よりも重度である性質が少なく，人や動物に向けた攻撃性や所有物の破壊，または盗みや詐欺などの様式は含まない．さらに，ODD では，情動調整不全（すなわち，怒りや易怒的な気分）を含んでいるが，これらは CD の定義には含まれていない」とされている．

基本概念の修正

　DSM-IV における ODD の解説では「ODD の基本的特徴は，目上の者に対する拒絶的，反抗的，不従順，挑戦的な行動を繰り返す行動様式」とされた．これが DSM-5 では「ODD の本質的な特徴は，怒りっぽく/易怒的な気分，口論好き/挑発的な行動，または執念深さなどの様式」という表現に変わっている．

　A 項目をみてみると，基準となるおのおのの行動の描写は変わっていないものの，その並び方に変化がみられる．DSM-III-R や DSM-IV では「識別力の大きいものから順に」並べられていたのに対し，DSM-5 では，「怒りっぽく/易怒的な気分」，「口論好き/挑発的行動」，「執念深さ」という 3 つの領域に分けて記述されている．今までは「反抗的行動」としてひとくくりにされていたものが，「反抗は，気分，行動と執念深さという 3 つの特性に分かれる」と提示してくれているのである．DSM-5 によれば「ODD をもつ人では，陰性気分の問題なしに，行動上の特徴だけを表すことはまれではない．しかし，この障害をもち，怒りっぽく/易怒的な気分を示す人は，行動上の特徴も同様に示す」と解説されている．

診断に必要な症状数，判断する期間には変更はない．

●●● 症状の認められる状況の明確化

DSM-IVの解説には，「この障害はほとんどが家庭内で現れ，学校や地域社会でははっきりしないかもしれない」と説明されていたものの，診断基準には症状の認められる状況に関する規定はなかった．しかし，DSM-5では，A項目の必要条件として反抗的気分や行動などが，「同胞以外の少なくとも1人以上の人物とのやりとりにおいて示される」という規定が加わっている．この一文は，同胞間の葛藤は，それがどんなに激しくともODDとはいわないことを前置きしたうえで，ただ1人に対してでも著しく反抗していれば，障害とみなされることを明記している．

先述したようにDSM-IIIに反抗性障害が導入された際，批判されたのは，障害として明確な区分ができるのかという点であった．このため，筆者も国内の総説では，「診断の信頼性を担保するためには複数の場所で反抗的であることを確認することが望ましい」と解説してきた．しかし，DSM-5では，ただ1人に対しても著しく反抗的であれば，診断が可能となってしまう．たとえば，前の学年ではまったく問題がなかったのに，学年が上がり担任が交代した途端，子どもがその神経質なやり方に反発・反抗したという場合，ODDが「発症」したとみなされる可能性もある．

●●● 重症度の規定の復活

DSM-III-Rにおいては，重症度の基準が存在した．その軽症の規定では，「学校や社会機能における障害はないか，きわめて少ない」という表現がなされていた．DSM-IVでは，重症度の規定は削除された．今回のDSM-5では，再び重症度の基準が復活し，軽症は「症状は1つの状況に限局している（例：家庭，学校，仕事，友人関係）」と定められた．解説では，「ODDの症状はしばしば特定の1つの状況に限局するが，多くの場合それは家庭である」と説明されている．すなわち，家庭でのみ認められる反抗を明確に「障害」と規定したことになる．

●●● 反抗的行動の頻度への言及

DSM-IVでは，ODDと診断する際，その子どもの反抗的行動が，「同じ年齢や発達段階の子どもに認められるよりもはるかに多い」と判断された場合に診断されると規定していた．しかし「はるかに多い」基準を規定していなかったため，診断は主治医の主観に委ねられ，信頼性が担保されにくかった．これに対してDSM-5では，反抗的行動の頻度を例示している．すなわち，5歳未満の子どもについては，明記されている項目8以外の行動は，少なくとも6か月のあいだに，ほぼ毎日生じていなければいけない．5歳以上であれば少なくとも6か月のあいだに週に1回以上生じていなければいけないというものである．

しかし，この5歳以上であれば少なくとも6か月のあいだに週に1回以上という頻度は適当であろうか？

反抗的行動の頻度に関する研究としては，Angold らの有名な研究がある．彼らは，一般人口における反抗挑戦的行動の頻度を調べ，90 パーセンタイル頻度から ODD 診断のための症状頻度のカットオフ値を割り出した．それによれば，診断基準の A 項目にある反抗的行動が「しばしば」であると判断されるためには，週 2 回以上認められることが必要である項目が 4 項目，週 4 回以上の頻度が必要とされるのが 2 項目であった[12]．これをみてもわかるように，小学生が，週に 1 回程度大人に反抗することは，それほど異常なことではないであろう．

これまでも，ODD は，小児期にみられる精神行動障害としては頻度の高いものであった．DSM-5 によれば，「ODD の有病率は 1〜11 %（平均約 3.3 %）」とされるが，今回の ODD を厳密にあてはめれば，有病率はさらに上昇することが予想される．けれども臨床場面では，特定の状況や個人との関係のみで反抗が著しかったり，あるいは週 1 回程度の反抗しか認められない子どもに，ODD 診断を下すには慎重さが求められよう．

破壊的気分調節不全障害の除外

今回の DSM-5 では，新たに「重篤気分調節症（Disruptive Mood Dysregulation Disorder：DMDD）」という障害が導入された．そして，DMDD と診断された場合は，ODD と診断しない規定となっている．詳細は本シリーズ 3『双極性障害および関連障害群，抑うつ障害群，睡眠-覚醒障害群』の「抑うつ障害群」の章を参照されたいが，DMDD とは，10 歳以前に発症する，持続や強さにおいて状況にそぐわない激しいかんしゃくの噴出が週 3 回以上，それ以外の時は複数の場面でほとんど毎日，1 日中いらいらしているか怒っている状態が 1 年以上続く障害とのことである[11]．DSM-5 の解説では，ODD は，DMDD と，慢性的な陰性気分とかんしゃく発作の症状を共有している．しかしかんしゃく発作の重症度，頻度，慢性度は，DMDD をもつ人のほうが ODD をもつ人よりも重症である．このため，ODD の基準を満たす症状をもつ子どもと青年の限られた一部が DMDD とも診断される．気分の障害が DMDD の基準を満たすほど重篤である場合には，ODD のすべての基準を満たしていたとしても，その診断は下されないとある[11]．

筆者は，虐待を受けて成長し，反社会的行動を繰り返した後，児童自立支援施設に入所した後に重度の抑うつ症状を呈した症例を経験したことがあるが，反抗や反社会的行動は，怒りの表出であるとともに，その怒りをもたらした原因に目を向けた時に陥る抑うつを防衛しているとも考えられる．両者の関係については，今後の研究が期待される．

治療における留意点

今回，基本的概念が変わらなかったことで，ODD に対する心理社会的治療に関して大きな変更が生じるということはなさそうである．一方，薬物療法に関しては，気になる点がある．

一つは，軽症例の規定がはっきりしたことによって，もう一つは，今回 DMDD との鑑別が必要という関係から，ODD に対する投薬，特に抗うつ薬の投与が増加しないかとい

う点である．確かにこれまでも ODD や CD と気分障害の併存は報告されているところであるが，ODD に対する抗うつ薬を含む薬物療法の有効性は確認されていない．安易な投与は慎むべきであろう．

　これまでみてきたように，DSM-5 における ODD は，基本的概念こそ変更がないものの，細部にわたる修正がなされている．そこには，ODD の診断の信頼性を高めようという米国精神医学会の意図が感じられる．ただ，筆者としては，診断の妥当性を低下させた印象を拭えない．今後さまざまな臨床面，研究面での取り組みによって，さらに ODD 診断が洗練されていくことを期待したい．

〈原田　謙〉

●文献

1) 総務庁．子供と家族に関する国際比較調査．1995.
   http://www8.cao.go.jp/youth/kenkyu/kodomo/kodomo.htm
2) Blos P. On Adolescence. New York：Free Press；1962／野沢英司（訳）．青年期の精神医学．東京：誠信書房；1971.
3) Levy DM. Oppositional syndromes and oppositional behavior. In：Hosh P, Zubin J（eds）. Psychopathology of Childhood. New York：Grume & Stratton；1955.
4) Group for the Advancement of Psychiatry, Committee on Child Psychiatry. Psychopathological Disorders in Childhood：Theoretical Considerations and a Proposed Classification. New York：Group for the Advancement of Psychiatry；1966.
5) American Psychiatric Association. Diagnostic and Statistical Manual of Mental Disorders, 3 rd edition（DSM-III）. Washington DC：APA；1980／髙橋三郎（訳）．DSM-III 精神障害の診断・統計マニュアル．東京：医学書院；1982.
6) Rutter M, Shaffer D. DSM-III. A step forward or back in terms of the classification of child psychiatric disorders？J Am Acad Child Psychiatry 1980；19：371-394.
7) Ferguson HB, Rapoport JL. Nosological issues and biological validation. In：Rutter M（ed）. Developmental Neuropsychiatry. New York：Guilford Press；1983.
8) Werry JS, Reeves JC, Elkind GS. Attention deficit, conduct, oppositional, and anxiety disorders in children：I. A review of research on differentiating characteristics. J Am Acad Child Adolesc Psychiatry 1987；26：133-143.
9) American Psychiatric Association. Diagnostic and Statistical Manual of Mental Disorders, 3 rd edition, Revised（DSM-III-R）. Washington DC：APA；1987／髙橋三郎（訳）．DSM-III-R 精神障害の診断・統計マニュアル．東京：医学書院；1988.
10) American Psychiatric Association. Diagnostic and Statistical Manual of Mental Disorders, 4 th edition（DSM-IV）. Washington DC：APA；1994／髙橋三郎ほか（訳）．DSM-IV 精神疾患の診断・統計マニュアル．東京：医学書院；1996.
11) American Psychiatric Association. Diagnostic and Statistical Manual of Mental Disorders, 5 th edition（DSM-5）. Arlington VA：APP；2013／日本精神神経学会（監），髙橋三郎ほか（訳）．DSM-5 精神疾患の診断・統計マニュアル．東京：医学書院；2014.
12) Angold A, Costello EJ. Toward establishing an empirical basis for the diagnosis of oppositional defiant disorder. J Am Acad Child Adolesc Psychiatry 1996；35：1205-1212.

IV. 秩序破壊的・衝動制御・素行症群
Disruptive, Impulse-Control, and Conduct Disorders

間欠爆発症/間欠性爆発性障害
Intermittent Explosive Disorder　　　　　312.34（F63.81）

診断概念の変遷

DSM における経緯

　　間欠爆発症およびこれに対応する診断基準はDSMが作成された当初から，DSM-IV-TRまで名称や概念の変更を加えられながらも一貫して診断基準のなかに含められてきた．DSM-Iでは，「受動攻撃的パーソナリティ障害，攻撃型」という診断基準があり，「欲求不満に対し，易刺激性やかんしゃく，破壊的な行動によって反応する」という具体的記述が加えられている．DSM-IIにおける「爆発性パーソナリティ」という同じくパーソナリティの障害としての位置づけを経て，DSM-IIIにおいては，衝動的攻撃性の障害として第I軸の精神障害に位置づけられたが，I軸診断としての操作的な精神症状の診断閾値設定は十分でなかった．一つ前のバージョンであるDSM-IVにおけるクライテリアの主要な変更点は，DSM-IIIでは設定されていた衝動的攻撃性（怒りの発作）のエピソード以外では攻撃性や衝動性が全般化していないことという制限を臨床的根拠のないものとして取り払ったことである．このことにより，より多くの軽症の問題が持続してみられるような，あるいは攻撃性の問題が家庭内に限られるような事例が間欠性爆発性障害の診断を受けるようになったと考えられる．実際にもDSM-IVの診断基準に基づく疫学調査では，生涯有病率5.4～7.3％，1年間の期間有病率2.7～3.9％とかなり広くみられることが明らかになった[1]．DSM-5での変更点は診断の体系化という流れから，関連しあう病態として，「秩序破壊的・衝動制御・素行症群」というカテゴリーに含められたことにある．また診断基準での症状の定義と頻度などの閾値設定がより具体的になったため，疫学調査で用いられた場合の信頼性はさらに高まるものと思われる[2]．

　　症状の定義と閾値設定に際して，DSM-IVでは，症状の定義には器物の破損や他者のけがなどの重篤な結果を招いた攻撃的なかんしゃくのみが含まれるが，診断基準の改訂も考慮して実施された前述の疫学調査では，より軽度で頻繁にみられる言語的，身体的なかんしゃくも含められた．またこのような軽度の攻撃的かんしゃくについても，強度の高いものと同様な薬物療法の有効性や心理的プロファイルや生物学的特性をもつというエビデンスが報告されていることなどに基づき，DSM-5の診断基準では軽度と重度両方の症状が含められそれぞれの頻度などの診断閾値も明記されている．

診断概念の明確化と類縁疾患

　　DSM-5で新たに設けられた上位カテゴリーである「秩序破壊的・衝動制御・素行症群」のカテゴリーには，反社会的行動や攻撃的行動など外在化する行動障害に対応する診断基準が統合されている．このなかに含まれるいくつかの診断基準には重複する精神症状—

精神医学的問題が含まれるが，診断基準による概念的差異として，それぞれの診断概念が感情と行動の側面どちらに重きをおくかということがある．すなわち，素行症は主に行動面の性質が反社会的であることによって定義されるが，間欠爆発症の診断基準では，対人関係や他の引き金となる出来事あるいは心理社会的ストレス因からみて不相応なほどの怒りの爆発という，感情の側面での制御の乏しさのほうに力点がおかれる．反抗挑発症では，感情（怒り，易刺激性）と行動（口論好きで挑発的態度）の側面に均等に力点がおかれ，前述の2つの診断基準のあいだに位置する．感情の制御が社会生活における適応の過程に与える影響は大きく，この診断を適切に行うことは対人間暴力など子どもから大人までの精神科臨床でしばしばみられる問題に対応する鍵となるであろう[3]．

診断概念における発達的視点

「秩序破壊的・衝動制御・素行症群」のカテゴリーの診断基準に含まれる症状はいずれも小児期から青年期に初発する傾向があるが，間欠爆発症の症状も同様である．診断に際して子どもでは定型発達の過程でも起こりうることを考慮する．すなわち6歳以前の子どもや同程度の発達レベルにある人については，ストレス状況に反応してかんしゃくがみられやすいため診断から除外される．また6〜18歳の子どもでも，心理社会的ストレッサーへの適応の過程でみられる精神的問題の部分症状としてしばしば攻撃的行動がみられることがあり，この場合は適応障害の診断を重視する必要がある．またDSM-5では注意欠如・多動症，自閉スペクトラム症にも追加して診断できることが付記されるなど発達障害との関連も考慮されており，発達早期からの情動と行動の制御機能の発達的側面は診断と治療において不可欠な視点である．

このようなDSM-5における新たな概念化が，精神科臨床における診断と治療においてもつ意義について検討する．

診断の手続きと臨床的意義[4]

症状の同定

間欠爆発症の中核症状である衝動的（または怒りに基づく）攻撃的なかんしゃくは，急激に起こり，前駆期がなく，持続時間は典型的には30分未満と定義される．このような感情と行動の変化の急激な経過から，まさに怒りの発作（anger attack）のようにみえる点が特徴である．診断基準ではかんしゃくの頻度および強度が社会生活に支障をきたす目安として，「3カ月間で平均して週2回」のエピソードがみられることと設定されている．またかんしゃくの内容として，「激しい非難，言葉での口論や喧嘩」，あるいは所有物，動物，他者に対する身体的攻撃性が含まれる．また，所有物の損傷または破壊する，あるいは暴行したり打ったりして動物や他者にけがを負わせるなど重大な結果につながるかんしゃく行動の場合は，それほど頻繁ではなくても，1年間で3回以上，を診断のための基準としている．診断に際しては，具体的で特定した質問によって，また複数の情報源を

用いて，自発的には語られにくいと思われるこれらの症状項目に関する詳細な情報を聴取する必要がある．

鑑別診断

　間欠爆発症は注意欠如・多動症やその他の秩序破壊的な行動障害（すなわち衝動制御障害や素行症）の有無にかかわらずしばしばみられる障害であるが，かんしゃくや暴行は反抗挑発症や素行症など多くの精神障害にも関連する症状項目であるため，鑑別診断は重要な診断手続きとなる．反抗挑発症や素行症と比べて，間欠爆発症では主観的に経験された挑発（すなわち心理社会的ストレス）に反応して，不つりあいなほどの衝動的な攻撃行動をとることを制御できないことが中核となる問題である．このため衝動的かつ/または怒りに基づき，目的をもって，またはあらかじめ計画されたものではないことが診断上のポイントとなる．素行症のある人でも衝動的で攻撃的なかんしゃくはありうるが，その診断基準で特徴づけられる攻撃性のあり方は，反応的ではなく積極的，計画的で搾取的である点が異なる．また反抗挑発症の子どもの攻撃性は権威ある人物に対するかんしゃくや言葉での口論などである．一方で間欠爆発症におけるかんしゃくは，より幅広い引き金となる挑発行為に反応しての身体的暴行を含む．すなわち間欠爆発症における攻撃的行動は反応性であり，攻撃的行動を制御できないことが主観的な苦悩や社会的職業的機能障害と関連していることが項目C，Dとして診断手続きのなかに含められている．

併存する障害

　そのほかに間欠爆発症が併存または続発しやすい問題として，うつ病，双極性障害，重篤気分調節症，精神病性障害，不安症，物質使用障害群がある．これらの精神障害のエピソードのあいだのみ衝動的攻撃的なかんしゃくがみられる場合は，その精神障害の診断を優先し治療を行うべきあろう．物質使用障害群では，その物質の中毒および離脱の状態において攻撃的なかんしゃくがみられることがある．中毒や離脱と関連のない攻撃的なかんしゃくがある場合は間欠爆発症と追加して診断することができる．重篤気分調節症は10歳以前の小児期から易刺激性や怒りの気分，かんしゃくの反復がみられるなど間欠爆発症と概念的および症候学的な重なり合いが多く，その鑑別は重要である．重篤気分調節症では，激しいかんしゃくが週3回以上みられ，その間も悲しく怒りに満ちた否定的な気分がほとんど毎日続くなど，より持続的な気分の障害が小児期から継続してみられることが鑑別点となる．成人期では反社会性パーソナリティまたは境界性パーソナリティがある人も，しばしば反復性の問題を生じる攻撃的なかんしゃくがみられるが，衝動的な攻撃性のレベルは間欠爆発症と診断される人よりも低い．

　注意欠如・多動症または自閉スペクトラム症などの神経発達症群をもつ人では，衝動的で攻撃的なかんしゃくを示すことがあるかもしれない．たとえば注意欠如・多動症をもつ人は典型的には衝動的であるので，結果としてかんしゃくを示すこともあるかもしれない．これらの障害の1つか2つ，それ以上の病歴がある場合は，衝動的攻撃性のレベルは，間欠爆発症の基準をAからEまで満たす場合よりも低いことが報告されている．それら

の報告に基づけば，基準 A から E を満たし，衝動的攻撃的なかんしゃくが他の症状からは独立して臨床的注意を喚起するものであれば，この診断に該当するとしてよいであろう．

関連要因

　DSM-5 では，このカテゴリーも含め多くの診断手続きにおいて，その病因の特定は求めていないが，既存の研究報告に基づき臨床的関連要因を呈示している．たとえば成育環境の関連要因として「人生のはじめの 20 年間に身体的および情動的外傷の既往がある人は間欠爆発症の危険が高まる」としている．生物学的背景も同様に重視されており，「間欠爆発症をもつ人の第一度親族内は間欠爆発症の危険」は高い．双生児研究でも「衝動的攻撃性について実質的な遺伝の影響が示されている」．攻撃的なかんしゃくは頭部外傷による人格変化やせん妄，認知症，複雑焦点性てんかんなど，器質的疾患においてもみられるため，その場合には身体疾患の診断が優先される．このような説明可能な身体疾患はなくても，神経学的検査でみられる非特異的な異常（"ソフトサイン"）や非特異的な脳波異常などは間欠爆発症にしばしばみられる生理学的所見である．衝動的攻撃性の神経生物学的研究においては，セロトニンの異常が国際的に支持されており[5]，その脳内部位として辺縁系（前帯状回）や前頭眼窩皮質などが報告されている．fMRI を用いた脳画像研究では，「扁桃核における怒り刺激に対する反応性が間欠爆発症をもつ人では健康対象者より大きい」ことが示されている．

　間欠爆発症の症状経過は挿話性であるが，衝動的で攻撃的なかんしゃくが反復されることは慢性で持続性の経過をたどるようである．間欠爆発症の中核となる特徴は持続性であり長い年月にわたって続く．この障害の結果として，「社会的（例：友人や親族を失う，結婚生活の不安定），職業的（例：降格，失業），経済的（例：破壊した物の価値によって），法的（例：人や所有物への攻撃的な行動の結果としての民事訴訟，暴行に対する刑罰）な問題が間欠爆発症の結果として生じ」てくる．このような衝動的攻撃性が心理社会的適応の多様な側面に与える影響をライフサイクルに沿って理解し，その軽減を図ることが治療的介入の要点となる．

治療的介入

　間欠爆発症は社会的な問題にも発展しやすいため，臨床的介入は司法や福祉，教育も含めた多職種によってなされる場合が多い．米国における実態調査では間欠爆発症の診断を受けた人の 60 % 以上が情緒的問題のために，何らかの治療や支援を受けていたが，間欠爆発症に特異的な治療を受けた人は約 30 % にとどまった．また後方視的調査では間欠爆発症をもつ人が適切に診断され，専門的治療を受けるまでには 10 年近くと相当期間の遅れがあった．このため治療を受ける時点では攻撃的かんしゃくを契機として対人関係や職業上の失敗など二次的な問題が積み重なり，それらによるストレスから生じたさまざまな精神症状が治療上の焦点となる場合も多かった．この診断と治療の遅れについては怒りの

感情とそのコントロールが精神医学的問題としてはいまだ十分に概念化されていないという社会文化的背景も考慮する必要がある．攻撃性のなかにも防衛的，計画的，搾取的など，さまざまな性質があり，防衛的あるいは搾取的攻撃性などは男性性と関連づけて価値を見出す文化の影響もあるであろう．

近年，精神医学領域では操作的診断基準に基づく臨床研究によって衝動的攻撃性に関しては，併存障害や長期的予後，生物学的エビデンスも含め治療が必要な病理的な意義をもつというコンセンサスを蓄積してきた．米国を中心に欧米ではパーソナリティ障害や配偶者間暴力の問題を抱える間欠爆発症をもつ人に対してfluoxetine（日本未承認）を用いた二重盲検法による治験が実施され衝動的攻撃性に対する有効性のエビデンスを得ている[6]．同じくバルプロ酸やカルバマゼピンなど気分調整薬による薬物療法の臨床研究報告も散見される．欧米においても認知行動療法や集団療法など精神療法的介入の有効性に関する報告はまだ少ない．

今後の展望

DSM-5によって間欠爆発症の診断学位置づけと概念化を得た現在，さらに複数の治療モダリティを比較した治療効果についての前方視的な介入研究を積み重ねることが望まれる．また明確化されてきた発達精神病理学的視点に基づき，早期発見からアウトリーチ，治療導入により二次的な障害の累積を防ぐ予防的な介入の開発が期待される．たとえば二次的障害が生じる前のタイミングでの介入として，間欠爆発症の発症時期は学齢期が中心であるというエビデンスに鑑みると，学校を介入の場とする暴力予防のための心理教育プログラムなどの開発と地域での専門家と連携しての実施が考えられる．また注意欠如・多動症やTourette症など神経発達症群をもつ人や小児期に重篤な虐待を受けた人など，衝動性のコントロールに関連して脆弱性をもつグループにおいても，今後さらに併存する間欠爆発症の診断と治療にも注目したQOLの改善に向けての取り組みが広がることが期待される．

（山下　洋）

● 文献

1) Kessler RC, Coccaro EF, Fava M, et al. The prevalence and correlates of DSM-IV intermittent explosive disorder in the National Comorbidity Survey Replication. Arch Gen Psychiatry 2006；63(6)：669-678.
2) Coccaro EF. Intermittent explosive disorder as a disorder of impulsive aggression for DSM-5. Am J Psychiatry 2012；169：577-588.
3) Murray-Close D, Ostrov JM, Nelson DA, et al. Proactive, reactive, and romantic relational aggression in adulthood：Measurement, predictive validity, gender differences, and association with intermittent explosive disorder. J Psychiatr Res 2010；44 (6)：393-404.
4) American Psychiatric Association. Diagnostic and Statistical Manual of Mental Disorders, 5 th edition（DSM-5）. Arlington VA：APP；2013／日本精神神経学会（監），高橋三郎ほか（訳）．DSM-5 精神疾患の診断・統計マニュアル．東京：医学書院；2014.

5) Coccaro EF, Lee R, Kavoussi RJ. Aggression, suicidality, and intermittent explosive disorder : Serotonergic correlates in personality disorder and healthy control subjects. Neuropsychopharmacology 2010 ; 35 : 435-444.
6) Silva H, Iturra P, Solari A, et al. Fluoxetine response in impulsive aggressive behavior and serotonin transporter polymorphism in personality disorder. Psychiatr Genet 2010 ; 20 : 25-30.

IV. 秩序破壊的・衝動制御・素行症群
Disruptive, Impulse-Control, and Conduct Disorders

素行症/素行障害 Conduct Disorder ＿．＿（＿．＿）

　DSM-5 は DSM-IV からいくつかの大きな変更がなされた．児童精神医学の分野では，広汎性発達障害が自閉スペクトラム症と名称変更され，Asperger 障害という名称が消失したことや，注意欠如・多動症（ADHD）と自閉スペクトラム症の併存が認められたことなどが大きなトピックスであろう．

　一方，反社会的行動は，この 20 年間で，その成因や頻度は変化しても，現れる行動には変化がないように思われる．はたして DSM-5 における反社会的行動をめぐる見立てはどう変わったのであろうか？

「素行症/素行障害」の歴史

　古くは，反社会的行動は道徳性発達の失敗を示すものととらえられており，たとえば Prichard（1837）は，こうした行動をとる子どもを「道徳白痴」と呼称した[1]．20世紀になると，心理学的な考え方が大きく進展し，反社会的な行動に対する新たな視点が生まれた．Aichhorn（1935）は，「神経症的非行者」に関する研究において，非行という行為は時に表現されない，または表現できない思考の象徴として分析できることを見出した[2]．Bowlby（1944）は，盗みを犯した青少年 44 人を対象とした研究において，発達初期の外傷と非行性の発達を，混乱したアタッチメントと関連づけた[3]．反社会的行動に対して道徳的欠陥を強調する風潮は，これらの理論により消退した[4]．そして，1950年代以降，「少年裁判所併設の診療所が開設されるとともに，精神衛生に対する関心が高まり，非行や反社会的行動をとる青年に対する組織的な治療アプローチが始まった」[5]．たとえば Minuchin ら（1967）は，素行の問題を貧困状態やそれに伴う不安定な家族や崩壊した地域社会などと関連づけた[6]．

　ところで，1970年代までは，反社会的行動を語る際には，delinquency（非行）や arrest（逮捕）といった司法領域の概念が用いられていた．これらの概念の基準は，国や文化，行動がなされた状況などによって異なってくる．たとえば，子どもが補導される基準は国や州によって異なるし，万引きのような犯罪であっても，初犯であるか否かや年齢によって，立件されることもされないこともありえる．定義があいまいであれば，原因や治療をめぐって，真に科学的な議論は成り立ちにくい．

　これに対して統一した診断基準を模索する精神医学の流れのなかで，『精神疾患の診断・統計マニュアル，第 3 版』（Diagnostic and Statistical Manual of Mental Disorders, 3rd edition：DSM-III〈1980〉）に注意欠陥障害（のちの ADHD）や反抗性障害（のちの反抗挑戦性障害〈ODD〉）とともに採用されたのが，素行障害（以前の訳は行為障害〈Conduct Disorder：CD〉）という概念である[7]．CD は，行動の数と期間を明確に定めることによって，多岐にわたる反社会的行動が長期間続く状態を定義したものである．DSM-III-R，DSM-IV と診断基準の改訂に伴って整理され，特に，DSM-IV 以降定着した感がある．

原因論を排した操作的診断基準には批判も多いが，司法領域の言葉しかもたなかった反社会的行動に関する精神医学においては，CD概念の導入によって客観的かつ科学的議論が可能となり，反社会的な行動に対する論文が大幅に増えた[4]．そして，司法制度とはかかわりなく，犯罪行為が認められない，より早期の段階から，反社会的行動を示す子どもたちに介入ができるようになったのである[8]．

DSMにおける「素行症/素行障害」の変遷

DSM-IIIにおけるCDは，それ以前の臨床事例研究と因子分析研究で抽出された「攻撃性」という次元と，「社会化」という次元によって，計4型が定義された[9]（表1）．

攻撃性は，「人や物に対する暴力や破壊」ないし「対面した（すなわち人に対する何らかの強制力を伴った）盗み」のどちらかがあれば，「攻撃型」であり，「重大な規則違反」，「家出」，「悪質な嘘」，「対面しない盗み」のどれかがあれば「非攻撃型」と規定された．

社会性は，「仲間関係を結べるか」，「得にならなくても人のために尽くすか」，「罪悪感や自責の念をもてるか」などの，非行集団を含めた集団内での社会性を規定した5項目のうち2つ以上満たされれば社会化型，1つ以下なら社会化不全型とされた．

Frickらの総説によれば，この社会化という次元の採用は，精神病質の大人の概念化への暗黙のリンクであり，それはDSM-IIIの「社会化不全タイプは，正常な愛情，共感，または他者との絆を確立することの失敗によって特徴づけられる．彼らは，他の若者との表面的な関係をもてるかもしれないが，仲間関係は一般的に欠落している．明らかな即時の利点がない限り，若者は他人のために関与しない．自己中心性は，双方向的な努力なしに，好意を得るために他人を操作するための言動によって示される．無神経な行動で示されるように，一般的に気持ち，願い，そして他人の幸福への関心の欠如がある．適切な後悔の感情は一般的に存在しない．このような子どもは，容易に彼または彼女の仲間を密告し，責任を転嫁する」[7]という解説によって明らかだという[9]．

しかし，この意欲的な取り組みは功を奏さなかった．というのも，研究者の一部は，主に反社会的行為が典型的になされた文脈（単独またはグループなど）に焦点を当てたのに対し，一部は，社会的関係を形成し，維持するための子ども自身の能力に焦点を当てたからである[9]．このため，CD診断は信頼性に乏しく，たとえば，Prendergastらの研究では，訓練された研究チームでさえ，CDと考えられた23例中9例しか病型が一致しなかったという[10]．

この定義の混乱の結果，DSMの次のリビジョン（DSM-III-R, 米国精神医学会，1987）では，大幅な変更がなされた（表2）[11]．

診断基準のA項目においては，「崩壊性行動障害のDSM-III-R基準の全国臨床施行によるデータに基づいて，識別力の大きいものから順に並べられている」13項目から3項目以上が認められることが必要となった．下位分類においては，DSM-IIIの「社会化型」は，攻撃的でも非攻撃的でも「集団型」として1つにまとめられ，「社会化不全型」は，攻撃的なものが「単独攻撃型」として残り，非攻撃的なタイプは「分類不能型」に吸収さ

表1　DSM-Ⅲにおける行為障害
鑑別診断―反社会的行動の単発的な行為(「小児期または思春期の反社会的行動」―Ⅴコード)
「反抗性障害」

行為障害，社会化不全型，攻撃型
A. 他者の基本的権利を侵害するような攻撃的行為の反復的かつ持続的パターンで，以下のいずれかによって表現される
   (1) 人物あるいは財産に対する物理的暴力(他人または自分を守るためのものではない)，たとえば，公共物破壊，強姦，破壊乱入，放火，追いはぎ，暴行
   (2) 家庭外の盗みで，被害者に面と向かって行う(たとえば，強奪，ひったくり，凶器を持った強盗)盗みをしたことがある
B. 人並みの愛情，共感，連帯を他者とのあいだにもつことができず，それは，以下の社会的接触の指標が1項目以下しかないことで示される
   (1) 1つあるいはそれ以上の仲間的友情関係を結び，6カ月以上長続きする
   (2) すぐさま得になりそうもない場合でも他人のために尽くす
   (3) 罪の意識や自責の念をもつべきときには，明らかにそれをもっている(捕らえられたり困った場合だけではない)
   (4) 仲間の非難や告げ口をしない
   (5) 友人や仲間の幸福への関心をみせる
C. 少なくとも6カ月の攻撃的行為パターンの持続
D. 18歳以上の場合，反社会的人格障害の診断基準にあてはまらない

行為障害，社会化不全型，非攻撃型
A. 他者の基本的権利を侵害するか，その年齢にふさわしい不要な社会規範や規則に違反するような非攻撃的行為の反復的かつ持続的なパターンで以下のいずれかによって表現される
   (1) 家庭や学校における種々の重要な規則(その子どもに対して適切で年齢にふさわしいもの)の長期にわたる違反(たとえば持続的なずるやすみ，物質乱用)
   (2) 家出外泊を繰り返すこと
   (3) 家庭の内外での絶えまない，かつ悪質な嘘つき
   (4) 被害者と対面せずに行う盗み
B. 人並みの愛情，共感，連帯を他者とのあいだにもつことができず，それは，以下の社会的接触の指標が1項目以下しかないことで示される
   (1) 1つあるいはそれ以上の仲間的友情関係を結び，6カ月以上長続きする
   (2) すぐさま得になりそうもない場合でも他人のために尽くす
   (3) 罪の意識や自責の念をもつべきときには，明らかにそれをもっている(捕らえられたり困った場合だけではない)
   (4) 仲間の非難や告げ口をしない
   (5) 友人や仲間の幸福への関心をみせる
C. 少なくとも6か月の攻撃的行為パターンの持続
D. 18歳以上の場合，反社会的人格障害の診断基準にあてはまらない

行為障害，社会化型，攻撃型
A. 他者の基本的権利を侵害するような攻撃的行為の反復的かつ持続的パターンで，以下のいずれかによって表現される
   (1) 人物あるいは財産に対する物理的暴力(他人または自分を守るためのものではない)，たとえば，公共物破壊，強姦，破壊乱入，放火，追いはぎ，暴行
   (2) 家庭外の盗みで，被害者に面と向かって行う(たとえば，強奪，ひったくり，凶器を持った強盗)盗みをしたことがある
B. 他人との社会的接触のある証拠があり，それが以下の行動パターンの少なくとも2つによって示される
   (1) 1つあるいはそれ以上の仲間的友情関係を結び，6か月以上長続きする
   (2) すぐさま得になりそうもない場合でも他人のために尽くす
   (3) 罪の意識や自責の念をもつべきときには，明らかにそれをもっている(捕らえられたり困った場合だけではない)
   (4) 仲間の非難や告げ口をしない
   (5) 友人や仲間の幸福への関心をみせる
C. 少なくとも6カ月の攻撃的行為パターンの持続
D. 18歳以上の場合，反社会的人格障害の診断基準にあてはまらない

IV. 秩序破壊的・衝動制御・素行症群

表1 （つづき）

行為障害，社会化型，非攻撃型

A. 他者の基本的権利を侵害するか，その年齢にふさわしい不要な社会規範や規則に違反するような非攻撃的行為の反復的かつ持続的なパターンで以下のいずれかによって表現される
  (1) 家庭や学校における種々の重要な規則（その子どもに対して適切で年齢にふさわしいもの）の長期にわたる違反（たとえば持続的なずるやすみ，物質乱用）
  (2) 家出外泊を繰り返すこと
  (3) 家庭の内外での絶えまない，かつ悪質な嘘つき
  (4) 被害者と対面せずに行う盗み
B. 他人との社会的接触のある証拠があり，それが以下の行動パターンの少なくとも2つによって示される
  (1) 1つあるいはそれ以上の仲間的友情関係を結び，6カ月以上長続きする
  (2) すぐさま得になりそうもない場合でも他人のために尽くす
  (3) 罪の意識や自責の念をもつべきときには，明らかにそれをもっている（捕えられたり困った場合だけではない）
  (4) 仲間の非難や告げ口をしない
  (5) 友人や仲間の幸福への関心をみせる
C. 少なくとも6カ月の非攻撃的行為パターンの持続
D. 18歳以上の場合，反社会的人格障害の診断基準にあてはまらない

（APA. DSM-III. 1980／日本語版. 1982[7]より）

表2 DSM-III-Rにおける行為障害

A. 少なくとも6カ月続く行為の障害で，以下のうち少なくとも3項目が存在している
  (1) 被害者と面と向かってやることなく，盗みをしたことが2回以上ある
  (2) 両親または両親の代理者の家に住んでいるあいだ，少なくとも2回，勝手に家出して，外で過ごしたことがある
  (3) しばしば嘘をつく（身体的，または性的虐待を避けるためのもの以外）
  (4) 故意に放火したことがある
  (5) しばしば無断欠席する（年長児にあっては，仕事を欠勤する）
  (6) 他人の住居，建造物または車に侵入したことがある
  (7) 他人の所有物を故意に壊したことがある（放火以外のもの）
  (8) 動物に身体的虐待を加えたことがある
  (9) 他の男や女に自分との性的行為を強いたことがある
  (10) 喧嘩で武器を用いたことが2回以上ある
  (11) しばしば身体を使った喧嘩をはじめる
  (12) 被害者と面と向って行う盗みをしたことがある（例：強盗，ひったくり，強奪，武器を持っての強盗）
  (13) 人に身体的虐待を加えたことがある
    上記の各項目は，崩壊性行動障害のDSM-III-R基準の全国臨床施行によるデータに基づいて，識別力の大きいものから順に並べられている
B. 18歳以上の場合，反社会的人格障害の基準を満たさない

▶行為障害の重症度の基準
軽症：症状数は，この診断を下すのに必要な項目数以上あったとしても，少し余分にあるだけで，また，その行為上の問題が他人に軽微な害を与えるのみである
中等症：行為上の問題数および他者への影響が"軽症"と"重症"のあいだにある
重症：診断を下すのに必要な項目数以上に多くの行為上の問題があるか，または，その行為上の問題が他人にかなりの害を与えている．例：被害者への重大な身体的傷害，広汎な野蛮行為や窃盗，長期間の家出

行為障害の病型：基本的病像
a. 集団型：優勢な問題が主に仲間との集団活動として起こる．攻撃的な身体活動はあることもないこともある
b. 単独攻撃型：そのもの自身によって（集団活動としてではなく）開始される，攻撃的な身体活動が有意で，通常，成人に対しても仲間に対しても向けられる
c. 分類不能型：単独攻撃型にも集団型にも分類できない混合した臨床像をもつ行為障害の小児，または青年のための病型

（APA. DSM-III-R. 1987／日本語版. 1988[11]より）

れた形で分類から姿を消した．この理由は2つある．1つ目は，ほとんどの社会化型CDと同定された子どもは，非攻撃的な症状を示す傾向にあったのに対し，社会化不全型CDをもつ子どもは，高度にアグレッシブになる傾向があったから．2つ目は，身体的な攻撃性の測定や，他人に対する共感や罪悪感に関連する，主観的な性格特性を測定する際の難しさと比較して，子どもが反社会的行動をとったときに誰かが存在していたか否かを判別するほうが，より曖昧さが少ないから，であった[12]．結果的に，DSM-III-RのCDの下位分類は，対人関係における共感性の欠如などの成人の精神病質との関係性を模索するという方向性からは離れたものになった．

なお，DSM-III-Rから重症度の規定が追加されている．すなわち，この版からCDを素行の問題の数（広がり）と，他者に与える危害の程度（深さ）で重症度を判定するようになった．これは，DSM-5にも引き継がれている．

1994年に改訂されたDSM-IV（表3）は，攻撃性や社会化というCDの分類次元が，結果的に支持を得られなかったことを示している．下位分類において，攻撃性や社会化の記述はなくなり，発症の年齢が10歳以前か以後かでサブタイプを分類する方式に変更となった[13]．これは，LaheyらのCDで，CDを有する小児と青年では発達の軌跡および併存症のプロフィールが異なることが明らかにされたことによる[14]．DSM-IVの解説では，「小児期発症型の者は，通常男性で，しばしば他者に対して身体的攻撃性を示し，仲間との関係を乱し，小児期早期に反抗挑戦性障害であった場合があり，通常，思春期以前に行為障害のすべての基準を満たす症状がみられる」となっており，DSM-III-Rまでの攻撃性や社会化という次元を，発症年齢による分類に組み込もうとしている意図が読み取れる．また，その予後経過についてもふれ，「小児期発症型をもつものは青年期発症型のものと比べて，持続的な行為障害をもつことが多く，成人期の反社会性パーソナリティ障害に発展しやすい」としている．

なお，DSM-IVでは，診断のA項目が4つの下位項目に分類され，基準となる項目も15項目に増えている．これは，過去に行われた反社会的行動の因子分析研究[15]や因子分析研究のメタアナリシス研究[16]の結果導かれた，攻撃-非攻撃という次元と，公然-隠蔽次元によって分かれる4つの反社会的行動パターンを示している．すなわち，「人や動物に対する攻撃性」（つまり攻撃的-公然），「所有物の破壊」（攻撃的-隠蔽），「嘘・窃盗」（非攻撃的-隠蔽），「重大な規則違反」（非攻撃的-公然）という4領域である．また，行動の持続期間も6か月から12か月に延長されているが，これによって，CD診断の信頼性と妥当性が改善されたという[17]．

今回DSM-5では，診断基準項目の内容，診断に必要な行動数や判定される期間は，DSM-IVとまったく同じである．下位分類も発症の年齢が10歳以前か以後かで分けるスタイルが引き継がれている．

DSM-5における変更点[18]

DSM-5の診断基準をみると，下位分類の後に，「向社会的な情動が限られている」もの

IV. 秩序破壊的・衝動制御・素行症群

表3 DSM-IVにおける行為障害の診断基準

A. 他者の基本的人権または年齢相応の主要な社会的規範や規則を侵害することが，反復し持続する行動様式で，以下の基準の3つ（またはそれ以上）が過去12か月のあいだに存在し，基準の少なくとも1つは過去6か月のあいだに存在したことによって明らかとなる
　人や動物に対する攻撃性
　（1）しばしば他人をいじめ，脅迫し，威嚇する
　（2）しばしば取っ組み合いの喧嘩を始める
　（3）他人に重大な身体的危害を加えるような武器を使用したことがある（例：バット，煉瓦，割れた瓶，ナイフ，銃）
　（4）人に対して残酷な身体的暴力を加えたことがある
　（5）動物に対して残酷な身体的暴力を加えたことがある
　（6）被害者の面前で盗みをしたことがある（例；人に襲いかかる強盗，ひったくり，強奪，凶器を使っての強盗）
　（7）性行為を強いたことがある
　所有物の破壊
　（8）重大な損害を与えるために故意に放火したことがある
　（9）故意に他人の所有物を破壊したことがある（放火以外で）
　嘘・窃盗
　（10）他人の住居，建造物または車に侵入したことがある
　（11）ものや好意を得たり，義務を逃れるためにしばしば嘘をつく（すなわち，他人を"だます"）
　（12）被害者の面と向かうことなく，多少価値のある物品を盗んだことがある（例：万引き，ただし破壊や侵入のないもの，偽造）
　重大な規則違反
　（13）親の禁止にもかかわらずしばしば夜遅く外出する行為が13歳以前から始まる
　（14）親または親代わりの人の家に住み，一晩中，家を空けたことが少なくとも2回あった（または，長期にわたって家に帰らないことが1回）
　（15）しばしば学校を怠ける行為が13歳未満で始まる
B. その行動の障害は，社会的，学業的，または職業的機能において，臨床的に著しい障害を引き起こしている
C. その者が18歳以上の場合，反社会的パーソナリティ障害の基準を満たさない
▶発症年齢に基づいて病型にコード番号をつけよ
312.81 小児期発症型：10歳になるまでに行為障害に特徴的な基準の少なくとも1つが発症
312.82 青年期発症型：10歳になるまでに行為障害に特徴的な基準はまったく認められない
312.89 発症年齢特定不能：発症年齢が不明である
▶重症度を特定せよ
軽症：診断を下すのに必要な項目数以上の行為の問題はほとんどなく，および，その行為の問題が他人に比較的軽微な害しか与えていない
中等症：素行の問題数および他者への影響が"軽症"と"重症"のあいだにある
重症：診断を下すのに必要な項目数よりずっと多くの行為の問題があるか，または，行為の問題が他人に相当の危害を与えている

(APA. DSM-IV. 1994／日本語版. 1996[13]より)

を「特定せよ」との項目が加わっている（**表4**）[18]．これが，DSM-5におけるCD診断の最大の変更点である．

「向社会的な情動が限られている」の項目をみると「後悔または罪責感の欠如」，「冷淡—共感の欠如」，「自分の振る舞いを気にしない」，「感情の浅薄さまたは欠如」のうち，2つ以上の特徴を，1年以上にわたって，複数の人間関係との状況において示すことが求められている．DSM-5における「向社会的な情動が限られている」についての解説は，以下のようにまとめられる．

- この特定用語を示すものは，研究ではしばしば冷淡で無感情な傾向（callous-unemotional traits〈CU〉傾向）をもつと分類されている者たちである．

表4　DSM-5において素行症の診断基準に追加された特定項目

▶該当すれば特定せよ
向社会的な情動が限られている：この特定用語に適合するには，その人は過去12カ月にわたって持続的に下記の特徴の2つ以上をさまざまな対人関係や状況で示したことがなければならない．これらの特徴は，この期間を通じてその人の典型的な対人関係と情動的機能の様式を反映しており，いくつかの状況でたまたま起こるだけのものではない．このため，この特定用語の基準を評価するためには，複数の情報源が必要になる．本人の自己報告に加え，長い期間にわたって本人をよく知っていた人物の報告を考慮する必要がある（例：親，教師，仕事仲間，拡大家族，同世代の友人）．
後悔または罪責感の欠如：何か間違ったことをしたときに悪かったまたは罪責感を感じない（逮捕されたり，および/または刑罰に直面した場合だけ後悔することを除く）．自分の行為の否定的な結果に関する心配を全般的に欠いている．例えば誰かを傷つけた後で後悔しないし，規則を破った結果を気にしない．
冷淡――共感の欠如：他者の感情を無視し配慮することがない．その人は冷淡で無関心な人とされる．自分の行為が他者に相当な害を与えるようなときでも，その人は他者に対してよりも自分自身に与える効果をより心配しているようである．
自分の振る舞いを気にしない：学校，仕事，その他の重要な活動でまずい，問題のある振る舞いを心配しない．期待されていることが明らかなときでもうまくやるのに必要な努力をすることがなく，典型的には自分のまずい振る舞いについて他者を非難する．
感情の浅薄さまたは欠如：浅薄で不誠実で表面的な方法（例：示される情動とは相反する行為，情動をすばやく"入れたり""切ったり"切り替えることができる）以外では，他者に気持ちを表現したり情動を示さないか，情動の表現は利益のために用いられる（例：他者を操ったり威嚇するために情動が表現される）．

（APA. DSM-5：＿．＿（＿．＿）．pp.469-471, 2013／日本語版．pp.461-462, 2014[18]より抜粋）

- 彼らは，スリルを求める行動，恐怖心のなさ，懲罰に対する感受性の欠如などの，パーソナリティの他の特徴でも区別される．
- 彼らは，他のCD者と比較して，利益のための計画的な攻撃的行動に携わりやすい傾向がある．
- 彼らは，CDのなかでは少数で，重症の小児期発症型であることが多い．

すなわち，DSM-5のCDはIII時代に回帰し，精神病質（DSMにおいては反社会性パーソナリティ障害〈antisocial personality disorder：ASPD〉）の特徴をもつ子どもをCDの段階で特定しようとしていると推測される．

DSM-IIIにCDが登場した時から，CDとASPDは相補的な関係にある．18歳以上の成人の場合，ASPDと診断されれば，幾多の素行の問題があっても，もはやCDとは呼ばれないし，ASPDと診断するためには，子ども時代にCDの"既往"が必要であった．今回，さらに踏み込んで，子ども時代まで精神病質の概念を延長したのは，「精神保健の専門家の多くが，成人の精神病質者は治療できないという確信があるからであろう」[19]．成人を対象とした調査では，精神病質の測定が，特に重篤で暴力的な行動様式を示し，治療に反応しない反社会的な個人を特定したという[20]．大人で治せないなら，子ども時代でその萌芽を見出し，精神病質への発展を止めようという考え方なのであろう．

ところで，なぜ，CU特性が強調されているのであろうか．それはCU特性が精神病質のより早期の特徴であるからにほかならない．Frickらは，大人の精神病質を測定する尺度である改訂版精神病質チェックリスト（PCL-R）に含まれた20の項目を，子どもに適用可能な形に変更したPsychopathy Screenig Device（PSD）を開発した[21]．因子分析に

よる解析では，PSDには，「冷淡で無感情な特性」，「自己愛性」，「衝動統制不良」という3つの次元が認められたという．Caputoらは，このPSDを69人の有罪判決を受けた10代の受刑者（平均年齢＝16.18；SD＝1.08）に施行し，暴力的な性犯罪者（$n = 23$）は，他の暴力的な犯罪者（$n = 17$）および非暴力犯罪者（$n = 29$）に比べて，有意に高いCU特性を示すことを見出した[22]．それに対して，自己愛性，衝動統制不良は三者で差異を認めなかったという．こうした研究を背景に，CU特性がDSM-5に採用されたと考えられる．

上記の変更より予想される治療への影響

Moffittは，「CDの現在の治療法は，冷淡で非感情的特性をもった子どものニーズを満たさない．具体的には，罰に基づいたアプローチ（たとえばタイムアウト）は，あまりうまくいかないかもしれない」とし，「厳密な枠づけ，一貫した報酬，かつ利己心に訴える治療を開発し評価することが必要である」と述べている[19]．今後，この重篤な一群を治療するための特別の戦略が探求されるべきであろう．

ただ，筆者が経験した精神病質的特性をもつCD児を振り返ると，少数ながら，そのどれもが治療困難な症例であった．印象ではあるが，「治療できない」のは子ども年代であっても同じかもしれない．もし治療が困難であれば，この特性の発現を予防する方策が必要である．この一群は，特性をもたないCD児に比べて，より遺伝の関与が強いといわれている[23]．また，彼らは罰や苦痛に反応しないことに示される扁桃体／眼窩前頭皮質の機能異常を示唆する特異的な神経認知プロフィールを示すともいわれている[24]．今後，どのような生物学的要因，どのような環境要因，あるいは両者の相互作用が，CU特性をもたらすのかを明らかにすることが重要である．

なお，DSM-5では，ODDとCDの重複診断を認めるようになった．これによってCU特性をもつCDを含めた，さまざまなタイプのCDと，反抗的心性との関連が明確になることが期待される．

以上，DSM-5におけるCDについて，その変更点と予想される現象について解説した．今回の改訂は，診断基準そのものに変更はなく，さらに重篤な一群を抽出しようとする試みであると考えられる．今後，さまざまな臨床面，研究面での取り組みによって，さらに反社会的行動への治療・支援が進化していくことを期待したい．

（原田　謙）

●文献

1) Prichard JC. A Treatise on Insanity and Other Disorders Affecting the Mind. Philadelphia：Haswell, Barrington and Haswell；1837.
2) Aichhorn A. Wayward youth. NewYork：Viking Press；1935.
3) Bowlby J. Forty-four juvenile thieves：Their characters and home-life. Int J Psychoanal 1944；25：107-28.
4) Steiner H, Wilson J. Conduct disorder. In：Hendren RL（ed）. Disruptive Behavior Disorders in Chil-

dren and Adolescents／田中康雄（監訳）．素行障害．子どもと青年の破壊的行動障害．東京：明石書店；2011．pp.43-90.
5) Earls F, Mezzacappa E. Conduct disorder. In：Rutter M, Taylor E（eds）. Child and Adolescent Psychiatry. 長尾圭造，宮本信也（監訳）．行為障害．児童青年精神医学．東京：明石書店；2007．pp.491-510.
6) Minuchin S, Montalvo B, Guerney BG, et al. Families of the Slums：An Exploration of Their Structure and Treatment. New York：Basic Books；1967.
7) American Psychiatric Association. Quick Reference to the Diagnostic Criteria from DSM-III. Washington DC：APA；1980／髙橋三郎（訳）．DSM-III 精神障害の分類と診断の手引．東京：医学書院；1982.
8) Richters JE, Cicchetti D. Mark Twain meets DSM-III-R：Conduct disorder, development, and the concept of harmful dysfunction. Dev Psychopathol 1993；5：5-29.
9) Frick PJ, Ellis M. Callous-unemotional traits and subtypes of conduct disorder. Clin Child Fam Psychol Rev 1999；2：149-68.
10) Rapoport JL, Ismond DR. DSM-III-R Training Guide for Diagnosis of Childhood Disorders／髙橋三郎，花田耕一（訳）．DSM-III-R 小児精神障害の診断．東京：医学書院；1992．pp.107-21.
11) American Psychiatric Association. Diagnostic and Statistical Manual of Mental Disorders, 3 rd edition, Revised（DSM-III-R）. Washington DC：APA；1987／髙橋三郎（訳）．DSM-III-R 精神障害の診断・統計マニュアル．東京：医学書院；1988.
12) Hinshaw SP, Lahey BB, Hart EL. Issues of taxonomy and co-morbidity in the development of conduct disorder. Dev Psychopathol 1993；5：31-50.
13) American Psychiatric Association. Diagnostic and Statistical Manual of Mental Disorders, 4 th edition（DSM-IV）. Washington DC：APA；1994／髙橋三郎ほか（訳）．DSM-IV 精神疾患の診断・統計マニュアル．東京：医学書院；1996.
14) Lahey BB, Loeber R. Framework for a developmental model of oppositional defiant disorder and conduct disorder. In：Routh DK（ed）. Disruptive Behavior Disorders in Childhood. New York：Plenum；1994. pp.139-180.
15) Achenbach TM, Conners CK, Quay HC, et al. Replication of empirically derived syndromes as a basis for taxonomy of child/adolescent psychopathology. J Abnorm Child Psychol 1989；17：299-323.
16) Frick PJ, Lahey BB, Loeber R, et al. Oppositional defiant disorder and conduct disorder：A meta-analytic review of factor analyses and cross-validation in a clinic sample. Clin Psychol Rev 1993；13：319-340.
17) Waldman ID, Lahey BB. Design of the DSM-IV disruptive behavior disorder field trials. Child Adolesc Psychiatr Clin N Am 1994；3：195-208.
18) American Psychiatric Association. Diagnostic and Statistical Manual of Mental Disorders, 5th edition（DSM-5）. Arlington VA：APP；2013／日本精神神経学会（監），髙橋三郎ほか（訳）．DSM-5 精神疾患の診断・統計マニュアル．東京：医学書院；2014.
19) Moffitt TE, Arseneault L, Jaffee SR, et al. Research review：DSM-V conduct disorder：research needs for an evidence base. J Child Psychol Psychiatry 2008；49：3-33.
20) Hare RD, Hart SD, Harpur TJ. Psychopathy and the DSM-IV criteria for antisocial personality disorder. J Abnorm Psychol 1991；100：391-398.
21) Frick PJ, Hare RD. The psychopathy screening device. Toronto：Multi-Health Systems；2001.
22) Caputo AA, Frick PJ, Brodsky SL. Family violence and juvenile sex offending：Potential mediating roles of psychopathic traits and negative attitudes toward women. Crim Justice Behav 1999；26：338-356.
23) Viding E, Blair RJ, Moffitt TE, et al. Evidence for substantial genetic risk for psychopathy in 7-year-olds. J Child Psychol Psychiatry 2005；46：592-597.
24) Blair RJ, Peschardt KS, Budhani S, et al. The development of psychopathy. J Child Psychol Psychiatry 2006；47：262-275.

IV. 秩序破壊的・衝動制御・素行症群
Disruptive, Impulse-Control, and Conduct Disorders

反社会性パーソナリティ障害
Antisocial Personality Disorder　　　　　　　　　　　　　　　301.7（F60.2）

　DSM-5における反社会性パーソナリティ障害の診断基準の各項目は，DSM-IV-TRとまったく同一であるが，診断基準の各項目よりもはるかに大きな抜本的な変更が3点なされている[1,2]．その第一は多軸診断の放棄により，II軸という特殊な位置から開放されたこと，第二は新設された第III部「新しい尺度とモデル」（Section III Emerging Measures and Models）のなかに，パーソナリティ障害の代替モデルの診断基準が記されたことである．これらについては別項[3]で論じたので，本項では第三の変更点，すなわち，反社会性パーソナリティ障害が，「パーソナリティ障害」の章に加えて「秩序破壊的・衝動制御・素行症群」の章に収載されたことをめぐる事情について述べる．

外攻性スペクトラム

　「秩序破壊的・衝動制御・素行症群」のなかの反社会性パーソナリティ障害の記載はわずか5行（日本語版は4行）で，そこには，この障害を「パーソナリティ障害」と本章に二重記載したことの理由として，この障害が，「外攻性（externalizing）[*1]と呼ばれる素行症/素行障害のスペクトラム」と「物質関連障害および嗜癖性障害群」に密接に関連していることが記されている．この短い記載のなかに，DSM-5の立場と今後の方向性が凝縮されている．ここで用いられている外攻性（externalizing）という言葉は，DSM-5の当該章（秩序破壊的・衝動制御・素行症群）の序にあたる部分にも見出すことができ，そこには，当該章に収載されている障害にはいずれも，外攻性スペクトラムという共通点があり，これは，脱抑制などのパーソナリティのディメンションと関連していると記されている．すなわち，この章は外攻性スペクトラムの章なのである．

　外攻性スペクトラム（externalizing spectrum）は内攻性スペクトラム（internalizing spectrum）に対比する用語である[4]．これらはcomorbidityの研究から導かれた概念で，「内攻」とは，いわば内に向かう症状である．DSMでいえばうつ病（DSM-5），持続性抑うつ障害（気分変調症），全般不安症，恐怖症，強迫症などがこのスペクトラムであるとされる．前景に立つのは不安やうつといった，本人の苦悩である．

　これに対し，外攻性スペクトラムは，外に向かう症状を主とする一群である．注意欠如・多動症（ADHD），素行症（行為障害），物質使用障害など，そして，反社会性パーソナリティ障害がここに含まれ，いずれも脱抑制という共通点がある．

　もちろんこのスペクトラム概念に異を唱える立場もあるが，"externalizing"とカッコ付

[*1]：「病が深く内攻する」という表現が日本語にはあることから，internalizingは「内攻」とするのが適切と考え，それに対比するexternalizingには本項では「外攻」という訳語をあてた．DSM-5日本語版[1]では「外在化」と訳している．

168

きの表示で記しているDSM-5は，ためらいがちながらもこの概念を受け入れているといえよう．カテゴリーモデルを堅持しているDSMも，外攻性スペクトラムについてのデータの蓄積を，もはや重視せざるをえない状況になっているのである．

　反社会的行動，物質使用，攻撃性や衝動性のcomorbidityについてのエビデンスは確立しているといってよい[5-7]．研究の潮流は，その背景にある遺伝因子・環境因子の探究に移っており，すでに多数の双生児研究が行われている．たとえばYoungら[8]は，素行症，ADHDに加えて，新奇性追求，物質使用に着目し，これらに共通するものとして抑制障害という因子を抽出するとともに，そこには遺伝の関与が強いことを示している．そのほか，ADHDと素行症を対象としたThaparら[9]，ADHDと反抗挑発症または素行症を対象としたNadderら[10]，物質依存，反社会的行動，抑制欠如的パーソナリティ傾向を外攻性スペクトラムとしてまとめたKruegerら[11]，ADHD，素行症，反抗挑発症を対象としたDickら[12]は，いずれも遺伝の関与が大きいことを示している．他方，環境因子が大きいことを示したものとして，Burtら[13]のものがあるが，遺伝・環境のいずれが大きいにせよ，双生児研究はいずれも外攻性スペクトラムという概念を支持する結果を出している．さらに，双生児と養子の比較によって，外攻性スペクトラム（ここでは，素行症，反社会性パーソナリティ障害，アルコール・ニコチン・薬物使用障害）は遺伝因子が強いという結果を出しているHicksら[14]の研究もある．

　外攻性と内攻性を対比させるモデルの是非はともかく，外攻性スペクトラムについては，脱抑制を軸とする障害やパーソナリティをまとめた概念として確立してきている．そしてこれは，Kraepelinが提唱した「衝動狂」[15]ともかなり重なる概念であるといえる．

カテゴリーからディメンションへ

　外攻性スペクトラムは，生物学的にいえば表現型の連続モデルであり，上記のような精神症状学や疫学を，遺伝やニューロサイエンスの分野の研究データとリンクさせることができるという利点をもっている．現に，GABA-A受容体のαサブユニットの*GABRA2*遺伝子[16]，コリン作動性受容体の*CHRM2*遺伝子[17]と外攻性スペクトラムの関連が示されており，モノアミンオキシダーゼA遺伝子[18]も候補の一つであるといえる．また，脳波研究では，P3の低振幅が外攻性スペクトラムに関連し[19]，そこには遺伝因子との関連が認められることも示されている[20]．より最近においては，従来より双極性障害や統合失調症との関連が報告されていた*ANK3*遺伝子が，心的外傷後ストレス障害（PTSD）群で外攻の傾向を有する者とも関連があることを示した興味深い研究もある[21]．これら生物学的知見との連結は，DSMのカテゴリーモデルに拘泥していたら，不可能とはいわないまでもかなり困難であった．

　先に紹介した研究の多くに関与しており，また，DSM-5の「パーソナリティ障害」ワークグループのコーディネーターであるKruegerは2005年に，DSM-5への提唱として，外攻性スペクトラムを明示し，一つの章にまとめること，そして，外攻性スペクトラムは，ディメンショナルな概念であることを明示することなどをあげている[7]．その論文の

タイトルは"Externalizing psychopathology in adulthood：A dimensional-spectrum conceptualization and its implications for DSM-V"で，DSM-5の方向性を明示的に示唆するものである．

そして出版されたDSM-5は，先に述べたように，外攻性スペクトラムの概念がためらいがちながら受け入れられたものとなっている．章タイトルこそ「秩序破壊的・衝動制御・素行症群」であるが，収載されているのは外攻性スペクトラムであることが記されていること，反社会性パーソナリティ障害については，その章とパーソナリティ障害の章の二重記載になっていること，第III部としてパーソナリティ障害群の代替DSM-5モデルが示されたこと，これらはDSM-5が到達した妥協点であるといえよう[1]．

さかのぼればDSM-IIIの出版当時から，特にパーソナリティ障害については，ディメンショナルモデルを俎上に載せていた[22]．それでもDSM-IV-TRまではカテゴリーモデルが堅持されていたが（といっても，II軸の存在や，パーソナリティ障害のクラスター分類は，いずれも，公式にはあくまでも記述的といいながら，病因論が，そしてさらにはディメンションが，見え隠れするものであった），DSM-5に至ってついに，カテゴリーモデルから代替DSM-5モデルへの転身への萌芽がみられているといえよう．

これは決してこれまでのカテゴリーモデルが誤りだったことを意味するものではなく，その時その時までのデータに依拠して暫定的な妥協点として提唱されたカテゴリーモデルに基づいたcomorbidityの研究が，ディメンショナルモデルへの移行を加速したという意味で，DSMの目指す最終的な分類学への道程を着実に歩んでいるという見方もできる．

しかしこの加速が十分なものかどうかは，これから数年間の動向をみて判断する必要があろう．DSMのカテゴリーモデルが生物学的研究の進歩をむしろ阻んでいるという指摘はかねてから根強くあったが，ついに米国のNIMH（National Institute of Mental Health）は，DSMとは独立した診断基準であるRDoC（Research Domain Criteria）の開発に着手している[23]．ほかならぬ莫大な研究資金の提供者であるNIMHが診断基準を完成すれば，その影響力が甚大になることは明らかである[24]．DSMは今後も臨床・研究にわたる広範囲に君臨を続けるのか，あるいは研究の分野ではDSM離れが進むのか．DSM-5が，従来のローマ数字のVではなく算用数字の5としたのは，パソコンのOSのように，5.1，5.2とマイナーチェンジを繰り返すことを想定してのことと聞く．そのチェンジがDSMが生物学的研究のツールとしての使用にどれだけ耐えられるものになるかは未知数である．

（村松太郎）

● 文献

1) American Psychiatric Association. Diagnostic and Statistical Manual of Mental Disorders, 5th edition (DSM-5). Arlington VA：APP；2013／日本精神神経学会（監），髙橋三郎ほか（訳）．DSM-5 精神疾患の診断・統計マニュアル．東京：医学書院；2014.
2) American Psychiatric Association. Diagnostic and Statistical Manual of Mental Disorders, 4th edition, Text Revision (DSM-IV-TR). Washington DC：APA；2000／髙橋三郎ほか（訳）．DSM-IV-TR 精神疾患の診断・統計マニュアル，新訂版．東京：医学書院；2002.

3) 村松太郎．反社会性パーソナリティ障害．神庭重信ほか（編）．DSM-5を読み解く 5 神経認知障害群，パーソナリティ障害群，性別違和，パラフィリア障害群，性機能不全群．東京：中山書店；2014（印刷中）．
4) Krueger RF. The structure of common mental disorders. Arch Gen Psychiatry 1999；56：921-926.
5) Morgenstern J, Langenbucher J, Labovie E, et al. The comorbidity of alcoholism and personality disorders in a clinical population：Prevalence rates and relation to alcohol typology variables. J Abnorm Psychol 1997；106：74-84.
6) Kendler K, Davis CG, Kessler RC. The familial aggregation of common psychiatric and substance use disorders in the National Comorbidity Survery：A family history study. Br J Psychiatry 1997；170：541-548.
7) Krueger RF, Markon KE, Patrick C, et al. Externalizing psychopathology in adulthood：A dimensional-spectrum conceptualization and its implications for DSM-V. J Abnorm Psychol 2005；114：537-550.
8) Young SE, Stallings MC, Corley RP, et al. Genetic and environmental influences on behavioral disinhibition. Am J Med Genet 2000；96：684-695.
9) Thapar A, Harrington R, McGuffin P. Examining the comorbidity of ADHD-related behaviours and conduct problems using a twin study design. Br J Psychiatry 2001；179：224-229.
10) Nadder TS, Rutter M, Silberg JL, et al. Genetic effects on the variation and covariation of attention deficit-hyperactivity disorder（ADHD）and oppositional-defiant disorder／conduct disorder（Odd／CD）symptomatologies across informant and occasion of measurement. Psychol Med 2002；32：39-53.
11) Krueger RF, Hicks BM, Patrick CJ, et al. Etiologic connections among substance dependence, antisocial behavior, and personality：Modeling the externalizing spectrum. J Abnorm Psychol 2002；111：411-424.
12) Dick DM, Viken RJ, Kaprio J, et al. Understanding the covariation among childhood externalizing symptoms：Genetic and environmental influences on conduct disorder, attention deficit hyperactivity disorder, and oppositional defiant disorder symptoms. J Abnorm Child Psychol 2005；33：219-229.
13) Burt SA, Krueger RF, McGue M, et al. Sources of covariation among attention-deficit／hyperactivity disorder, oppositional defiant disorder, and conduct disorder：The importance of shared environment. J Abnorm Psychol 2001；110：516-525.
14) Hicks BM, Foster KT, Iacono WG, et al. Genetic and environmental influences on the familial transmission of externalizing disorders in adoptive and twin offspring. JAMA Psychiatry 2013；70：1076-1083.
15) Kraepelin E. Psychiatrie：Ein Lehrbuch für Studierende und Ärzte, Achte Auflage. Leipzig：Verlag von Johann Ambrosius Barth；1909／エミール・クレペリン（著），西丸四方，遠藤みどり（訳）．精神医学総論．東京：みすず書房；1994．
16) Dick DM, Latendresse SJ, Lansford JE, et al. Role of GABRA2 in trajectories of externalizing behavior across development and evidence of moderation by parental monitoring. Arch Gen Psychiatry 2009；66：649-657.
17) Dick DM, Meyers JL, Latendresse SJ, et al. CHRM2, parental monitoring, and adolescent externalizing behavior：Evidence for gene-environment interaction. Psychol Sci 2011；22：481-489.
18) Caspi A, McClay J, Moffitt TE, et al. Role of genotype in the cycle of violence in maltreated children. Science 2002；297：851-854.
19) Iacono WG, Carlson SR, Malone SM, et al. P3 event-related potential amplitude and the risk for disinhibitory disorders in adolescent boys. Arch Gen Psychiatry 2002；59：750-757.
20) Hicks BM, Bernat E, Malone SM, et al. Genes mediate the association between P3 amplitude and externalizing disorders. Psychophysiology 2007；44：98-105.
21) Logue MW, Solovieff N, Leussis MP, et al. The ankyrin-3 gene is associated with posttraumatic stress disorder and externalizing comorbidity. Psychoneuroendocrinology 2013；38：2249-2257.
22) Frances A. The DSM-III personality disorders section：A commentary. Am J Psychiatry 1980；137：1050-1054.
23) Sanislow CA, Pine DS, Quinn KJ, et al. Developing constructs for psychopathology research：Research Domain Criteria. J Abnorm Psychol 2010；119：631-639.
24) Casey BJ, Craddock N, Cuthbert BN, et al. DSM-5 and RDoC：Progress in psychiatry research？ Nat Rev Neurosci 2013；14：810-814.

IV. 秩序破壊的・衝動制御・素行症群
Disruptive, Impulse-Control, and Conduct Disorders

放火症 Pyromania　　　　　　　　　　　　　312.33 (F63.1)
窃盗症 Kleptomania　　　　　　　　　　　　312.32 (F63.3)

　　DSM-5における放火症と窃盗症の診断基準各項目は，用語法のうえでの若干の修正はなされているが，基本的にDSM-IV-TRと同一である[1,2]．ただし収載されている章が「秩序破壊的・衝動制御・素行症群」となったことが変更点である．DSM-IV-TRでは「他に分類されない衝動制御の障害」（この章はDSM-5にはない）という，いわば無個性の章に収載されていた．それに対してDSM-5で新設された「秩序破壊的・衝動制御・素行症群」は，原書の当該章冒頭に「情動や行動の自己制御に問題」があり，かつ，「他者の権利を侵害する，および/または社会的規範や権威ある人物との間で意味のある葛藤を生むに至る行動として現れる」ことが特徴であることが明記されている[1]．これは，Schneiderによる古典的な精神病質人格の定義であるところの「その異常性ゆえ本人または社会が苦悩する」の後段部分「社会が苦悩する」に重なるものであるといえる[3]．さらにこの章に収載されている障害が「外攻性（externalizing）[*1]と呼ばれる素行症/素行障害のスペクトラム」との関連性にも言及されていることも[4]，「社会が苦悩」あるいは「社会と衝突」という特徴と親和性を有するものである．それはすなわち，本章の障害と犯罪との関連性が強いことにほかならない．

　　特に本項のテーマである放火症と窃盗症は，「放火」，「窃盗」のいずれもがそのまま刑法に記載されている罪名である以上，犯罪と直接的な関連性がある．現に，臨床では高度に専門的な環境[5]を除けば，これらの障害と密接にかかわる機会はなく，精神科との接点は司法場面にほぼ限定される．

司法におけるDSM-5の使用

　　第I部「DSM-5の基本」の「3　司法場面でのDSM-5使用に関する注意書き」（DSM-5 p.25/日本語版. p.25）に，DSM-5を司法場面において使用する場合の警告が記載されている[1]．要約すれば次の通りである．
　　① DSM-5の目的は司法からのニーズに応じることではない．
　　② とはいうものの，適切に使用すれば，司法場面にも有用である．
　　③ しかし，リスクと限界を認識しなければならない．DSM-5で診断がつくことは，司法場面でいう精神障害を有することを意味するものではない．法的概念としての「訴訟能力」，「責任能力」，「障害」とも一致しない．

[*1]：「病が深く内攻する」という表現が日本語にはあることから，internalizingは「内攻」とするのが適切と考え，それに対比するexternalizingには本項では「外攻」という訳語をあてた．DSM-5日本語版[1]では「外在化」と訳している．

④DSM-5 を用いた診断は，精神医学の専門家だけが行えるものである．
　⑤DSM-5 診断は病因との関係は有さない．行動制御能力との関係も有さない．
　こうした警告が明記されているにもかかわらず，司法の実務では DSM の誤用が絶えないのが現状である．それは，必ずしも不注意による警告の看過だけが原因ではない．裁判が争いである以上，そして DSM が上記の通り司法での使用を警告しても禁止はしていない以上，当事者（検察官，弁護人）が，その内容を最大限に自己の側に有利に解釈する形で法廷にもちこむのは自然かつ正当なことである．少なくとも不当とまではいえない．そこで本項では，放火症・窃盗症について，わが国での司法の実務でしばしば論争となる問いについて述べる．それは，法廷という空間に凝縮されているが，放火症・窃盗症という診断の，さらには現代の精神障害診断全般に波及しうるものである．

わが国の法廷での諸問題

精神障害か

　心神喪失とは，精神の障害により事物の是非・善悪を弁別する能力，ないしはそれに従って行動する能力を欠くことで，処罰されない（刑法39条1項）[6]．心神耗弱はこれらが著しく減退した場合で，刑が軽減される（刑法39条2項）．すると被告人が放火症や窃盗症に罹患していることを理由に刑事責任能力を争う場合には，これらが「精神障害」か否かがまず問題となる．前記③の通り，DSM に収載されているからといって，それが法で規定する精神障害にあたるとは限らないのであるが，DSM が精神医学の権威ある診断基準である以上，逆に精神障害にあたらないとするだけの強い根拠も欠く．病因についても DSM 診断は前記⑤の通り，関係は有さないという立場を取っているものの，放火症，窃盗症が「秩序破壊的・衝動制御・素行症群」の章に収載され，かつこの章と「外攻性（externalizing）と呼ばれる素行症のスペクトラム」との関連に言及されている以上，DSM のなかの他の障害と病因論的に差別化することも困難であろう．

診断基準を満たすか

　法廷では診断基準の各項目との厳密な一致の有無が問われるのが常である．このとき，前記④の通り，診断基準との一致の有無は精神医学の専門家により判断されなければならないはずであるが，法廷での特有の事情として，その判断が裁判官によりなされるという事実がある．これは，裁判官単独でなされれば明快に不当であるが[7]，精神科医の意見を聴いたうえであれば，その診断を認めようと覆そうと，裁判のルールとしては正当である．ただしこのとき，診断基準の一言一句に至るまでこだわることで精神科医の診断が覆されることが少なからずみられ，臨床の現状とはかけ離れた手法であるという感が否めない．特に窃盗症については，診断基準の冒頭の項目に，その窃盗行為が「個人用に用いるためでもなく，またはその金銭的価値のためでもない」ことが記されているが，竹村は多数の自験例に基づき，この基準を厳密に適用すると窃盗症という診断がつく症例はほとん

どなくなることを指摘している[8]．しかし他方，診断基準を用いるのであれば，あくまでも基準の文言のすみずみまで厳密に一致するか否かを検討しなければならないとするのも正当な立場であろう．この綿密な検討を省略することが，操作的診断基準への的外れな批判や，臨床における過剰診断を生んでいることも否定しがたい．裁判所の四角四面ともいえる手法にも，精神科医の側が謙虚に見習うべき点も多い．裁判という厳密な立場からみたとき，臨床や研究において「DSM に基づく診断」とされているものの信頼性には疑問符がつく．研究でしばしば用いられる半構造化面接による診断法も，真実を追究する立場からすれば欺瞞である．なぜなら，本人（や，家族など関係者）が虚偽を述べる可能性を無視しているからであり，これは法的場面では重大な欠陥であり，到底採用できるものではない．

　また，文言に厳密にこだわって診断する場合，翻訳の問題が大きく浮上する．放火症や窃盗症を例にとれば，DSM-IV-TR には「……反社会性パーソナリティ障害でうまく説明されない」という訳文があるが[2]，当該部分の原文は "not better explained" であるから（DSM-5 にも同一の表現がある），比較級のもつ意味を消去した「うまく説明されない」は誤訳である．この指摘は臨床ではあまりに枝葉末節ということにもなろうが，法廷では被告人の運命を変えうる重大な誤訳である．そもそも pyromania を放火症と訳すことも妥当とはいいきれない．放火という行為についての英語は，firesetting（火つけ），arson（放火），pyromania があり，pyromania は他の二者とは異なり，日常用語とは一線を画する用語である[9]．これを放火症（または放火癖）と訳すことで，原語の醸し出す病理性はかなり希薄になっている．法廷では，語感は時に決定的な意味を有する．kleptomania の窃盗症という訳語にも同様の事情がある．

スペクトラム概念は適用できるか

　前述の通り，DSM-5 では放火症・窃盗症は外攻性スペクトラムに含まれることが示唆されている．筆者らの知る限り，外攻性スペクトラムの概念がわが国の法廷に持ち出されたことはないが，強迫スペクトラムは散見される．窃盗症は強迫スペクトラムに属する，ゆえに病気である，という論法である．仮に法廷でスペクトラム概念を認めると，前記「精神障害か」の精神障害の範囲が一気に広がることになる．これは，生物学的には妥当でも法的には不当ということになろう．

脳に所見があるから病気か

　窃盗症と神経伝達物質の経路の関連性を示唆する記述が，DSM-5 にはある（DSM-IV-TR にはない）．前述の通り，DSM-5 が病因論を排除しているというのは建前であって，本文中の諸所に病因にかかわる記述が散見されている．すると，脳に所見がある以上（あるいは，神経生理等の生物学的所見がある以上），病気であるという主張が成立する．米国では，陪審員のみならず裁判官の判断も被告人に脳の所見があると責任減免の方向に作用することを示唆する研究がある[10,11]．裁判官がかかる安易ともいえる判断に傾くことは問題といえるが[12]，一般市民が「脳に所見があるならそれは病気」と判断することは十分

に考えられる．わが国の裁判員裁判は，窃盗には適用されないが，現住建造物等放火には適用されるため，放火症の生物学的所見は法廷を惑わすであろう．だが，あらゆる精神現象が脳の活動の表れである以上，脳の所見が現代の検査で認められるか認められないかは，病気であるかないかとはまったく無関係である[13]．

必要なのは刑罰ではなく治療か

　病気だから，または，病気の範疇に入るか否かはともかく，治療で改善できるから，この被告人に必要なのは刑罰でなく治療である．このような意見が精神科医から法廷に提出されることはしばしばある．これは少なくとも2つの意味で失当という責めを免れない．第一は，刑罰が目的刑論と応報刑論の融合から成り立っていることの看過である[6]．治療することが本人の利益であり，かつ再発の抑止にもなるから何より優先するというのは臨床医学の論理であって，「私」と「公」が鋭く葛藤する刑事裁判には通用しない．

　なお，さらにつけ加えると，「刑罰より治療が望ましい」，ゆえに，「責任能力はない」という結論に飛躍する意見が述べられることもしばしばあるが，これは情状と責任能力を混同した論外といえる暴論である．

　第二は，中立性の問題である．臨床医学では常に患者の利益を最優先するのが医の倫理であるが，刑事事件の被告人を対象とする場合，この倫理の絶対性は揺らぐ．米国法と精神医学学会の倫理規定には，精神医学者が司法にかかわるときには，たとえ一方の当事者からの依頼による場合であっても，正直かつ客観的な立場を堅持し，どちらかに偏った意見を出すことを避けなければならないことが記されている[14]．鑑定医が明確に弁護側，検察側のどちらかに立つ米国においてさえ偏りが戒められていることは，わが国のように常に中立が基本の精神鑑定制度においてはなおさら，どこまでも厳密な中立性を堅持することこそが倫理であると解されよう．精神科医は，臨床では治療者であっても，法廷では中立な科学者でなければならない．DSM-5の「秩序破壊的・衝動制御・素行症群」の章に収載されている障害は，現代の精神医学では難治であり，それらの治療を専門とすることは，臨床家としては尊敬されるべきものであるが，治療可能性を法廷で過大に主張することは，科学者として正当とはいいがたい．

法廷から臨床へ

　前記「わが国の法廷での諸問題」は，放火症や窃盗症に限った問題でもなければ，法廷に限った問題でもない．あらゆる精神疾患に潜在する問題である．精神障害とはそもそも何か．性格の偏りと病気を峻別するものは何か．障害の結果が他者の安寧を損ったとき，本人に向けるべきものは同情か非難か．これらは臨床では表面化していないか，または，表面化させることがタブーとされている問題である．DSMのもつ矛盾は現代精神医学の矛盾であり，法廷という異界ではそれが臨床とは違った表情で顕現する．

（村松太郎，中根　潤）

● 文献

1) American Psychiatric Association. Diagnostic and Statistical Manual of Mental Disorders, 5th edition (DSM-5). Arlington VA：APP；2013／日本精神神経学会（監），髙橋三郎ほか（訳）．DSM-5 精神疾患の診断・統計マニュアル．東京：医学書院；2014．
2) American Psychiatric Association. Diagnostic and Statistical Manual of Mental Disorders, 4th edition, Text Revision（DSM-IV-TR）. Washington DC：APA；2000／髙橋三郎ほか（訳）．DSM-IV-TR 精神疾患の診断・統計マニュアル，新訂版．東京：医学書院；2002．
3) Schneider K. Klinische Psychopathologie, 15. Auflage. Berlin：Thieme；2007／クルト・シュナイダー（著），針間博彦（訳）．新版 臨床精神病理学．東京；文光堂；2007．
4) 村松太郎．反社会性パーソナリティ障害．神庭重信ほか（編）．DSM-5 を読み解く 5 神経認知障害群，パーソナリティ障害群，性別違和，パラフィリア障害群，性機能不全群．東京：中山書店；2014（印刷中）．
5) 竹村道夫．窃盗癖への対応と治療—700 症例の経験から．アディクションと家族 2013；29：207-211．
6) 前田雅英．刑法総論講義，第 5 版．東京：東京大学出版会；2011．
7) 三國雅彦．裁判官でも診断できる DSM-IV などの操作的診断．精神神経誌 2010；112：959．
8) 竹村道夫，河村重実．彼女たちはなぜ万引きがやめられないのか？—窃盗癖という病．東京：飛鳥新社；2013．
9) Burton PR, McNiel DE, Binder RL. Firesetting, arson, pyromania, and the forensic mental health expert. J Am Acad Psychiatry Law. 2012；40：355-365．
10) Aspinwall LG, Brown TR, Tabery J. The double-edged sward：Does biomechanism increase or decrease judge's sentencing of psychopaths? Science 2012；337：846-849．
11) Gurley J, Marcus D. The effects of neuroimaging and brain injury on insanity defenses. Behav Sci Law 2008；26：85-97．
12) Carey B. Study of Judges Finds Evidence From Brain Scans Led to Lighter Sentences. New York Times 2012；Aug 16．
13) Morse SJ. The non-problem of free will in forensic psychiatry and psychology. Behav Sci Law 2007；25：203-220．
14) American Academy of Psychiatry and the Law Ethics Guidelines for the Practice of Forensic Psychiatry. Adopted May 2005.
　　http：//www.aapl.org/ethics.htm

IV. 秩序破壊的・衝動制御・素行症群
Disruptive, Impulse-Control, and Conduct Disorders

特定不能の秩序破壊的・衝動制御・素行症
Unspecified Disruptive, Impulse-Control, and Conduct Disorder　　312.9（F91.9）

診断的概念

「秩序破壊的・衝動制御・素行症群」という上位カテゴリーのなかで，秩序破壊的・衝動制御・素行症の症状の特徴が現れており，「臨床的に意味のある苦痛，または，社会的，職業的，または他の重要な領域における機能の障害を引き起こ」しているが，その診断分類のサブタイプのいずれの基準もすべては満たしてはいない場合に適用される[1]．

診断手続きと臨床的意義

特定不能の秩序破壊的・衝動制御・素行症の診断は，臨床家がその症状の現れ方が，どの秩序破壊的，衝動制御および素行症のサブタイプの基準にも合わない理由を"特定しない"ことを選ぶような状況で用いられる．たとえば，「他の特定される秩序破壊的・衝動制御・素行症」の診断名を採用する場合は，診断基準のどの項目を満たしていないのか，理由を明記する．一方，「特定不能の」とする場合に最も多いのは，ある時点でサブタイプを含めた確定診断を行うのは賢明ではないような臨床場面であろう．この基準があることで柔軟な診断手続が可能となり，たとえば急性にさまざまな症状が問題を起こしているときに，可能性はあるが診断基準を満たさない多数の診断名をすべてあげる必要はなくなる．

外在化する行動障害は，2つ以上の診断カテゴリーにあてはまる，multi-morbidity がみられやすいことが指摘されてきた[2]．秩序破壊的・衝動制御・素行症群を上位カテゴリーとするサブタイプの検証では，症状のクラスター分析により間欠爆発症を除いてはそれぞれの症状は併存しやすく，ディメンショナルな加算的モデルのあてはまりがよいことが指摘されている[3]．この意味でサブタイプの基準には合わないが臨床的な問題を明らかに生じている"特定不能の"秩序破壊的・衝動制御・素行症の診断に該当するケースは，臨床ケースでは一定の割合で存在すると推測される．一方で間欠爆発症は独立したカテゴリカルなモデルのあてはまりがよいことが示されているが，これについても DSM-5 ではより軽症の間欠爆発症にも注目して診断項目を改定するなど，診断閾値下の問題も視野に入れた診断基準となっている．また B 群のパーソナリティ障害をもつ人でも診断閾値下の秩序破壊的・衝動制御・素行症の症状をもつことが多いことは，すでに DSM-IV に基づく調査研究のエビデンスがある．このように破壊的行動によって生じる軽症から重症までのさまざまな臨床的問題に対して，積極的に行動—衝動制御の困難という概念に基づいた精神医学的診断を行い感度を高めることが DSM-5 の診断学的立場と考えられる．

臨床場面では，このカテゴリーの診断についても積極的に診断する意義をふまえてこの特定不能の秩序破壊的・衝動制御・素行症の診断基準を運用するべきであろう．また，「よ

り特定の診断を下すのに十分な情報がない状況（例：救急治療室の場面）において使用される」[1]．実際にこのカテゴリーでは破壊的行動が診断項目に多く含まれるため，十分な精神医学的評価が困難な臨床現場，すなわち救急医療，司法や福祉的な処遇を行う場面などで診断評価がなされることが想定される．そこで症例に接した臨床家が情報不十分ながらも，この診断を効果的に運用することで多職種間での援助や危機介入に有効な寄与を行うことができると考えられる．

治療的介入

特定不能の秩序破壊的・衝動制御・素行症に限っての治療的介入の前方視的研究はないが，介入に際しては秩序破壊的・衝動制御・素行症群の各診断基準に基づく治療ガイドラインが参照できるであろう．軽度の症例でも典型的な重症例と同じく治療反応性がみられることの報告は数多くみられる[4]．

今後の展望

地域での，就学前など発達早期における予防的介入に伴い[5]，軽症例や診断閾値下の事例における関連要因や治療反応性に関するエビデンスがさらに蓄積されることが期待される．

（山下　洋）

● 文献

1) American Psychiatric Association. Diagnostic and Statistical Manual of Mental Disorders, 5 th edition （DSM-5）. Arlington VA：APP；2013／日本精神神経学会（監），髙橋三郎ほか（訳）．DSM-5 精神疾患の診断・統計マニュアル．東京：医学書院；2014．
2) Bezdjiana S, Krueger RF, Derringer J, et al. The structure of DSM-IV ADHD, ODD, and CD criteria in adolescent boys：A hierarchical approach. Psychiatry Res 2011；188（3）：411-421．
3) Coccaro EF. Intermittent explosive disorder as a disorder of impulsive aggression for DSM-5. Am J Psychiatry 2012；169：577-588．
4) Axelrad ME, Butler AM, Dempsey J, et al. Treatment effectiveness of a brief behavioral intervention for preschool disruptive behavior. J Clin Psychol Med Settings 2013；20：323-332．
5) Orimoto TE, Mueller CW, Hayashi K, et al. Community-based treatment for youth with co- and multimorbid disruptive behavior disorders. Adm Policy Ment Health 2014；41：262-275．

V

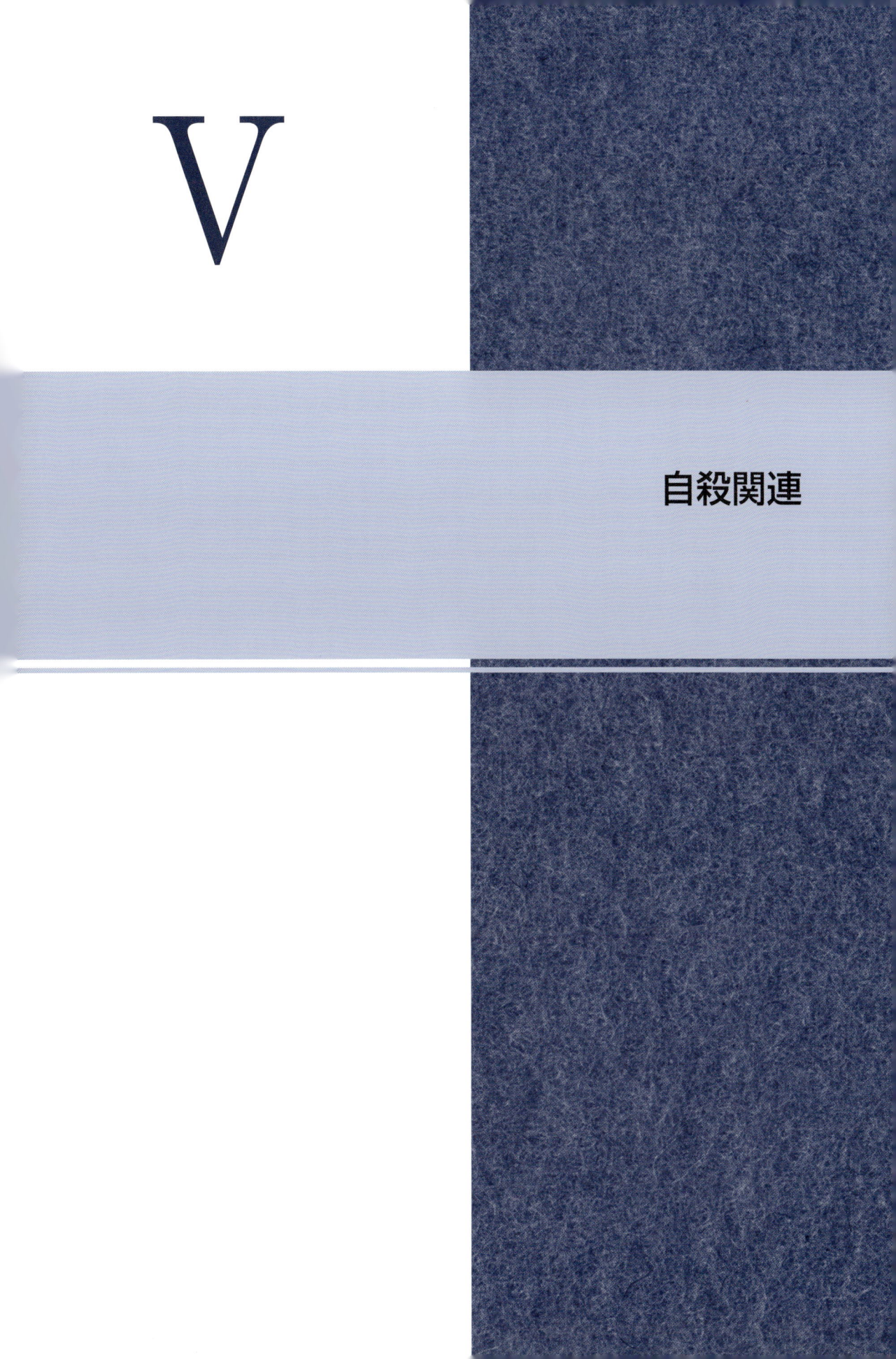

自殺関連

V. 自殺関連

第Ⅲ部　新しい尺度とモデル／今後の研究のための病態
自殺行動障害 Suicidal Behavior Disorder

　推計によれば，世界中で毎年約 100 万人が自殺により亡くなっている．WHO による世界自殺予防戦略の策定や世界自殺予防デーの開催などからも，自殺予防が世界的規模での課題であることがわかる．わが国においても，1998 年以来，年間自殺者数が 3 万人を超え続けた[1]．わが国の自殺死亡率は，諸外国—特に米国はじめ主要先進国と比較して高い水準に位置しており，憂慮すべき危機的状況にある[1,2]．こうした状況に対して，2006 年の自殺対策基本法の成立をはじめとした国をあげての自殺予防への取り組みが行われ，2012 年には年間自殺者数が 27,858 人と実に 15 年ぶりに 3 万人を下回ったことは記憶に新しい[1]．しかしながら，社会構造や経済状況といった社会的課題そのものは山積しており，依然として多くの尊い命が自殺によって失われているという事実も変わらない．加えて，自殺未遂や既遂が社会集団のなかで行われた場合，周囲に及ぼす影響も甚大であることが指摘されている[3]．したがって，自殺予防活動の手を緩めることはできず，さらなる継続と拡充が求められる．

　複数の心理学的剖検調査によって，自殺既遂者の約 90 % が気分障害，物質関連障害，不安障害，統合失調症，パーソナリティ障害といった種々の精神疾患に罹患していたことが明らかとなり，自殺と精神疾患との強い関連性が示されている[4,5]．もちろん自殺予防は精神医学のみによって成し遂げられるものではなく，社会全体での取り組みが必須である．しかし，この知見からは精神医学が自殺予防に果たす役割もまた重要かつ不可欠といえる．

　そうしたなか，2013 年 5 月に The Diagnostic and Statistical Manual of Mental Disorders, 5 th edition（DSM-5．日本語版は 2014 年 6 月）が公刊された．そこには，前版の DSM-IV にはみられなかった複数の自殺のリスク評価に関する内容が盛り込まれている．

DSM-5 における自殺リスク評価の強調と「自殺行動障害」の位置づけ

　まず，DSM-5 に新たに盛り込まれた自殺のリスク評価に関する内容を以下に概観する[6]．

　第 1 に第 II 部において統合失調症，双極 I 型，II 型障害，うつ病（DSM-5）などの診断についての各解説文中に「自殺の危険性」という独立した見出しが新設された．DSM-IV においても同様に診断別の自殺リスクに関する記載はあったが，いずれも「関連する特徴および障害」という見出しのなかで記述的特徴や併存診断などとともに併記されるにとどまっていた．そのため，DSM-5 においてこの見出しが新設された意義は大きい．また，DSM-IV では記載のなかったパニック症，強迫症，心的外傷後ストレス障害などの各疾患における自殺リスクについても，DSM-5 では新たに言及されている．自殺のリス

クに配慮すべき精神疾患の幅も広げられている.

　第2に第Ⅲ部にある「横断的症状尺度（Cross-Cutting Symptom Measures）」である. これは従来のカテゴリー診断と対になる概念であり, 疾患横断的—つまり, 診断カテゴリーを超えて患者が経験しうる症状の有無と強度を系統的・継続的に評価することを目的として, DSM-5で新たに提案された評価方法である. その評価項目には, 抑うつ, 怒り, 躁状態, 不安, 睡眠の問題, 物質使用など13項目があげられているが, そのなかに自殺の危険因子の一つである「自殺念慮」について問うものが含まれている. Fawcettら[7]は, 1年以内の短期的な自殺危険因子として強い精神病性不安, 重篤な不眠, アルコール乱用などをあげているが, これらはこのDSM-5の横断的症状尺度の項目とも重複する. つまり, 横断的症状尺度全体として, 直接的・間接的に自殺リスクの評価に寄与する役割も期待されているといえる.

　第3に, 第Ⅲ部における「自殺行動障害」および「非自殺的な自傷行為」という新たな診断基準案の提案である.

　以上, 新たに盛り込まれた3つの事項からは, 臨床家に自殺リスク評価の重要性をより強調し, 注意を促そうとするDSM-5に込められた意図がうかがえる.

　なお, 本項の「自殺行動障害」の診断基準は, DSM-5においてはあくまで"基準案"としての呈示にとどまっていることに留意すべきである. これらは公式な診断基準として使用されるに足るエビデンスが認められず, 今後の調査研究によってさらなるエビデンスの蓄積が必要な診断基準案として位置づけられている. DSM-5本文では,「ここに提案した一連の基準は, 臨床において用いるためのものではない. DSM-5第Ⅱ部に含まれる基準および疾患だけが公式に認知され, 臨床目的のために使用できる」と言明されている[8]. しかし, 自殺は重大な結果を招く. DSM-5での正式採用が見送られたからといって, 自殺リスクの評価と介入の重要性が軽んじられたわけでは決してない. むしろ, DSM-5はその重要性を強調する方向にある. 臨床家がこの診断基準案から得られる知見やエッセンスを臨床実践に加えていくことは, 自殺リスク評価の精度の向上と自殺予防において有益なことである. 以下に「自殺行動障害」の診断基準案の重要なポイントについて解説を進める.

「自殺行動障害」診断基準案の提案のねらい

　DSM-5のMood Disorders Work Groupの責任者であるFawcett[9]は, 自殺行動障害が診断基準案として呈示されたねらいについて, 自殺のリスク評価に対する臨床家の注意をより喚起し, 患者の自殺予防のための治療計画の策定へと導くことにあるとしている.

　自殺行動障害のA基準は24か月以内の自殺企図歴である（表1）. 過去の自殺企図歴は, 自殺の重要かつ強力な危険因子として指摘されている[7,10].「自殺を試みる人の約25～30％はさらに企図を続ける」とされており[11], こうした行動の繰り返しが将来の自殺既遂の可能性をさらに高めるため, 自殺企図者の再企図防止は自殺予防における重要な治療介入ポイントである. DSM-5は, 自殺行動障害を一つの独立した診断基準案として取り

表1　DSM-5における自殺行動障害の診断基準案

A. 24カ月以内に自殺企図を行ったことがある．
　注：自殺企図とは，自分で始めた一連の行動であって，開始時点でその行動が自分を死に至らしめることを予期していた．（「開始時点」とは，その方法を実行する行動が起こった時点である．）
B. その行為は，非自殺的な自傷行為の基準を満たさない——すなわち，否定的な感情/認知の状態を緩和する，または肯定的な気分の状態を得るために行われる自分の体の表面に向けられた自傷行為は含まない．
C. その診断は，自殺の観念や準備の行動には適用されない．
D. その行為は，せん妄または錯乱の状態の間に始まったのではない．
E. その行為は，政治的または宗教的な目的のためだけにとられたのではない．
▶該当すれば特定せよ
　現在：直近の企図から12カ月以内
　寛解早期：直近の企図から12～24カ月

（APA. DSM-5, p.801, 2013/日本語版, p.794, 2014[11]）より）

扱うことで，これに適合するレベルの自殺ハイリスク者に臨床家がさらなる注意を向けることを求めているといえる．

また，Quendoら[12]は，以下のことを指摘している．自殺はあらゆる精神障害にまたがって生じるものである．しかし，臨床家は患者の訴えや問診から主診断や併存症を評価する際，大うつ病性障害や境界性パーソナリティ障害の可能性がなければ，過去の自殺行動について問わないことがある．また，評価は現在の症状に向けられるため，患者が現在の自殺傾向を否定すれば，臨床家は過去の自殺行動については問わない場合もある．こうして潜在する自殺リスクが見落とされうる．独立した診断案としての自殺行動障害の提案は，おのずと臨床家の目を患者の"過去の"自殺企図歴へと導き，自殺リスクの過小評価を防ぐねらいもあると考えられる．

「自殺行動障害」の診断基準案

まず，最初に自殺行動障害の併存診断について確認しておく．既述の通り，自殺はさまざまな精神疾患と関連が深く，DSM-5でも「双極性障害，うつ病，統合失調症，統合失調感情障害，不安症（特に破滅的な内容と心的外傷後ストレス障害のフラッシュバックを伴うパニック症），物質使用障害（特にアルコール使用障害），境界性パーソナリティ障害，反社会性パーソナリティ障害，摂食障害，適応障害」との関連が広く指摘されている[11]．したがって，本診断基準案は，他の精神疾患の診断と併存する形でつけられることが圧倒的に多いであろう．臨床家は患者の主診断名が何であれ，本診断基準案について評価を行う必要がある．

次いで，本診断基準案の好発年齢については，「5歳未満の子どもの場合はまれ」としたうえで，「自殺行動は人生においていつでも起こりうる」とされている[11]．自殺統計によって導き出された年齢別の自殺者数の分布データは自殺リスク評価の一参考情報にはなるものの，実臨床では年齢を問わず広く注意を配りたい．

さて，自殺行動障害の診断基準案は，表1の通りである[11]．本診断基準案は，5つの項

目で構成された比較的シンプルなものであるが，主に3つの重要な要件が込められている．それは，①「24カ月以内に」，② 自殺企図を実行し，③ その行動は死の意図（希死念慮や自殺念慮）を伴って自主的に開始されたこと，である．

「24カ月以内」という期間設定

A基準には，まず，自殺企図が「24カ月以内」に行われたことが要件としてあげられている．Owensら[13]のレビューによれば，自傷および自殺企図者の1年以内の再企図率は15％，自殺既遂率は0.5〜2％であった．また，Johnssonら[14]による自殺企図者の5年間の追跡調査においては，追跡期間内に生じた自殺既遂者10例中，5例が最初の企図から1年以内に，次いで3例が2年以内に既遂に至ったと報告されている．これらのように，自殺企図後から12か月以内を中心に24か月にわたって再企図や既遂のリスクが高いというエビデンスが存在するため，この期間が設定されたと考えられる．したがって，本診断基準案の評価に際して，臨床家は患者から過去の自殺企図歴の有無だけにとどまらず，それがいつ行われたものなのかという時期についても一歩深めて聴取することが必要となる．さらに，企図行動が聴取された日から12か月未満に生じたものであった場合は「現在」，12か月以上24か月以内であれば「寛解早期」とおのおの特定することで，リスク強度を細分化して評価することが提案されている[11]．これも，臨床家をそのリスク強度に応じた治療介入プランの策定に導くものととらえられる．

なお，いったん，本診断が付された患者でも，24か月以上再企図が生じなかった場合，この診断は外されることとなろう．

自殺企図の実行

A基準に示されている通り，本診断基準案を満たすためには，上記期間内に少なくとも1回以上の自殺企図を"実際に行ったこと"が必須となる．対象となる自殺企図は，自殺手段を用いたその瞬間以降，つまり，まさにその行動を開始した時点からとなる．したがって，いったん，何らかの手段を用いた自殺行動が開始された時点で（例：縊首を企ててロープを首に巻く，過量服薬を企ててシートから取り出した大量の薬物を口に含む等），その後，それが継続・完了された場合はもちろんのこと，仮に本人が途中で考えを翻して中断したり，誰かに発見されて止められたとしても，この要件をすでに満たしたことになる．逆に，自殺行動を開始する前に，他者に止められたり，本人が断念した場合は，この基準を満たさない．同様に，C基準に示されているように，自殺念慮を抱いているのみで実行にまでは至っていない場合，あるいは準備行動をするにとどまっている場合（例：縊首をしようとロープを購入して自室に置いてある）は，本診断基準案には該当しない．

したがって，臨床家は患者に対して過去の自殺企図歴を問う際，実際に行動をどこまで実行に移したのか否か（開始したのか否か）まで具体的・詳細に聴取する必要がある．

もう一点，以下も注視すべき指摘である[11]．選ばれる自殺手段には多様なものがあるが，それによる自殺企図の結果も致死的なものからそうでないものまで程度はさまざまである．さらに，その程度に影響を及ぼす要因として，「計画の悪さ」，「選んだ方法の致死

性についての知識の不足」,「意図が弱い，またはためらいがある」,「他人による偶然の介入」があげられている．しかし，本診断基準案は"自殺企図の実行"そのものに重きをおいている．したがって，本診断基準案を検討する際，自殺企図の結果の重症度，それに影響する先述の要因は考慮しないこととなっている．

死の意図を伴う自主性

3つ目の重要な要件が，A基準の注に記されているように「自殺企図とは，自分で始めた一連の行動であって，開始時点でその行動が自分を死に至らしめることを予期していた」[11]という点である．つまり，自殺企図は"死を目的として（自殺念慮を伴って）"，"自主的に実行されたもの"と定義されている．

まず，自殺行動障害が死を目的とした行動であるという点で，B基準に示されている「非自殺的な自傷行為」との鑑別が重要となる．非自殺的な自傷行為とは自殺行動障害と並んで，DSM-5で新たな診断基準案として提案されたものである．非自殺的な自傷行為の診断基準案をみてみると，「過去1年以内に5日以上」,「（自殺の意図がない），出血や挫傷や痛みを引き起こしそうな損傷を（中略）自分の体の表面に故意に自分の手で加えたことがある」,「以下の1つ以上を期待して，自傷行為を行う．(1) 否定的な気分や認知の状態を緩和する．(2) 対人関係の問題を解決する．(3) 肯定的な気分の状態をもたらす」ことをそのポイントとして抽出できる[15]．このなかでも，自殺行動障害と非自殺的な自傷行為は，その行動の"目的（死を目的としたものなのか，否定的感情や認知状態の緩和など死以外の効果を期待したものなのか）"に最も大きな鑑別点がおかれている．したがって，臨床家は患者の自殺関連事象の目的や意図について，患者に質問して評価・鑑別することが重要となる．

しかしながら，この判定が困難を伴う．たとえば死への意図を認めたら望まない入院治療をさせられるなど，患者が自らの死の意図を表明することに伴うデメリットが大きいと判断した場合，臨床家からの死の意図に関する問いに対して必ずしも率直にその存在を認めるとは限らないことを，DSM-5はその理由としてあげている[11]．また，非自殺的な自傷行為の項においても，自殺の意図の表明について患者から虚偽の報告が高率でなされることを示すエビデンスがあることが記されており[15]，その評価の困難さに言及している．この点について，Gladstoneら[16]は，大うつ病性障害の患者の10年間の追跡調査において，生存群に比べて自殺既遂群は当初示す自殺念慮がむしろ少なかったと報告している．同様に，Quendoら[17]は自殺念慮単独では，将来の自殺企図や既遂の予測因子にはならないとしている．これらの知見は換言すれば，自殺念慮が認められなかった者のなかに，その後に自殺企図や既遂をしたケースが存在することを示唆する．ただ，重要なのは，この一群は自殺念慮を抱かずに自殺行動に至ったのでは決してないことである．筆者（張[18]）は，自殺に至る心理過程に階層的な発達があると考えている（図1）．自殺企図や既遂に至るまでには，まず，必ず希死念慮が存在し，それが自殺念慮に発展し，やがて自殺行動につながるというプロセスがある．希死念慮や自殺念慮のないところから，急激に自殺行動だけが生じることはない．したがって，上記の一群も自殺念慮は抱いていたが，何らか

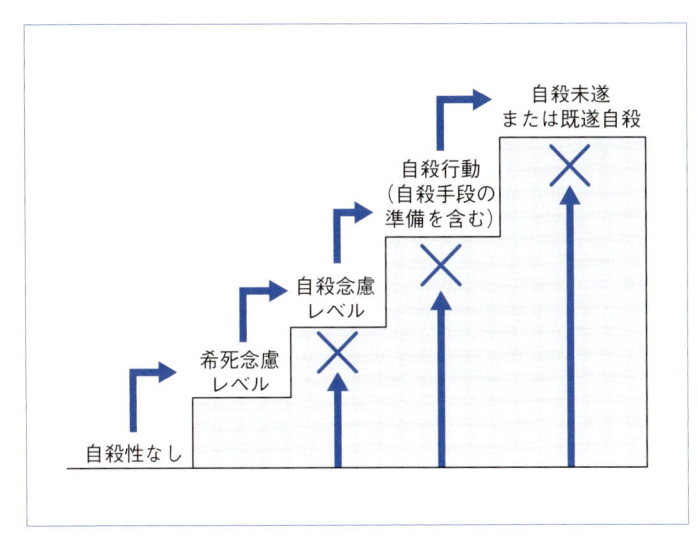

図1 自殺に至る心理過程の階層的発達
(張 賢徳.精神科医からのメッセージ 人はなぜ自殺するのか.2006[18]より)

の理由によりそれを周囲に表明しないままに自殺行動に至ったケースと理解すべきである(なかには自殺行動の直前に急速に自殺念慮が高まって,自殺行動に至ったケースも含まれるであろう).

　本診断案は死の意図の存在を明らかにする必要があるにもかかわらず,それには困難を伴いやすいという逆説的な事象をはらんでいる.しかし,これは日常臨床でもよく体験されることである.まず,臨床家は眼前の患者が死の意図を即座に認めなかったからといって問診をそこで終えるのではなく,丁寧かつ繊細に根気よく聴取を進めることが必要であろう.それでも患者が自殺の意図を明白に示さず,しかしその存在が疑われる場合は,多角的・多層的な情報を勘案して判断するのが実際であろう.その際に利用可能な危険指標として,DSM-5では「救出や中断の可能性を低くする時間や場所を選ぶ」,「企図時の精神状態.その際,急性の焦燥が最も問題となる」,「入院環境からの最近の退院」,「リチウムのような気分安定薬の最近の中断,または統合失調症の場合にはクロザピンのような抗精神病薬の最近の中断」,「癌のような致命的となりうる医学診断の最近の告知」,「近親や配偶者を突然予期せず亡くしたこと,失業,住居からの立ち退き」をあげており,逆に患者が「将来の出来事について他人に話す,あるいは安全のための契約に署名する準備をするような特徴は信頼できる指標とはなりにくい」としている[11].また,非自殺的な自傷行為の項では,自殺の意図がないことを支持する指標として,「本人が述べるか,または死に至りそうではないと本人が知っている,または学んだ行動をくり返し行っていること」,「頻繁な非自殺的な自傷行為のエピソードの既往がある人は,切創を作る一連の行為は痛みを伴うとしても,短期的にはおおむね有害ではないことを学習している」ことがあげられている[15].

　なお,同じく目的を異にするという点で,E基準にあるように,宗教や政治的な目的のみによる自殺行動(例:政治的・宗教的な抗議のための焼身自殺など)は本診断基準案からは除外されることとなっている[11].その他,「痛みを伴う医学的疾患のために」または「自

V. 自殺関連

殺協定の集団メンバーにおいて」行われるものも除外される[11]．

　次に自殺行動の自主性—つまり，自らの意思で自殺行動を始めたという点である．せん妄や錯乱状態は自主性を認めないため，D基準の通り除外されることが提案されている．逆に自殺行動に対する予期不安を和らげたり，他者からの妨害を防ぐために自殺行動の直前に飲酒などにより酩酊した者は，自殺企図への閾値を下げる方策を自らで採ったという点で自主性が存在したと解釈できる．そのため，この要件を満たすことになる．

「自殺行動障害」の診断基準案の留意点

　最後に本診断基準案の留意点について，筆者らの考えをいくつかあげておきたい．

「24カ月」という期間設定

　本診断基準案では「24カ月以内」に自殺企図が行われたことが要件となっており，確かにこの期間の再企図リスクの高さを示すエビデンスが存在する．一方，Owensら[13]のレビューによれば，9年以上の長期追跡調査において自殺企図者の3〜12％が自殺の転帰を示した（企図後1年以内の既遂率は0.5〜2％）．つまり，仮に24か月間は再企図がなかったとしても，その後も自殺リスクはある程度維持されるため，引き続いての評価と治療援助が必要であると考えられる．その意味で，この期間設定が十分なものであるのかは慎重に考えたい．また，自殺リスクが軽減されたか否かに関する重要な評価ポイントは，再企図行動が生じずにある一定の期間が過ぎたという単なる"時間の経過"ではない．本質的に重要なのは，その間に"当人をとりまくストレス環境が改善されたのかどうか"，"当人がストレスへの対処能力を身につけたのか否か"ということであることを強調しておく．

　もちろん，あまりに診断基準の適応範囲を広げ過ぎることで，自殺のリスク評価の精度が下がるのは問題である．また，長期にわたってこの診断がつき続ければ，患者本人へのスティグマの問題も懸念される．しかしながら，自殺は重大な結果をもたらすため，自殺のリスク評価は広く大きめにとることが望ましいと筆者らは考えている．より長期にわたるリスクを考慮しておきたい．また，仮に患者が再企図することなく24か月が無事に過ぎて診断自体は外されたとしても，臨床家は過去の自殺企図歴にまつわるリスクは常に念頭においておき，適宜，リスク評価を行っていくことが重要であろう．

非自殺的な自傷行為との鑑別と関連性

　既述の通り，自殺行動障害は企図から特に12か月以内を中心に24か月間の高い自殺リスクを予見して設定されている．一方，非自殺的な自傷行為は，その行為の目的や選び採られる手段の致死性の低さなどから，自傷行為が行われた初期の自殺リスクは低いとされている[15]．既述の通り，両診断基準案はその行為の目的が何であるかに最も大きな違いがあるが，そこから派生して直近の自殺リスクに高低の違いがあるため，おのおの独立した診断名として案が示されていると理解できる．

しかし，はたして両者は明確に区分できるのかという疑問が残る．

自傷行為をした者の10年以内の自殺既遂リスクは，一般人口の実に数百倍に及ぶとされており[13]，繰り返される非自殺的な自傷行為が長期的には自殺行動へと傾く危険性が指摘されている[19]．松本[20]は，この点について以下のように指摘している．自傷行為は感情的苦痛を一時的に緩和することによる自己コントロールの効果をもつ．しかし，その効果は持続性に乏しく，耐性が獲得されやすい．同時にストレス耐性も低下する．したがって，その効果を維持するためにより頻繁で多くの部位にさまざまな手段で自傷を行う必要が生じ，やがて，自傷行為による自己コントロールを喪失して絶望感・虚無感による致死性の高い自殺行動がとられるとしている．DSM-5でも非自殺的な自傷行為の項において，非自殺的な自傷行為と自殺行動との関連性について言及されており，特に「複数の方法で非自殺的な自傷行為を行うこと」が自殺の危険因子としてあげられている[15]．

このように非自殺的な自傷行為と自殺行動障害，そして自殺既遂は同一のスペクトラム上に位置する関係にあるととらえることができる．その意味で両者間の明確な線引きは難しいと考えられる．

もう一つ両者の線引きに困難を生じさせるのは，"死の意図を伴わない"とされる非自殺的な自傷行為においても，実は死への意図が潜在するにもかかわらず，それが見過ごされる可能性である．これには既述の通り，臨床家が患者に質問をしても患者が率直に自殺念慮の存在を認めないこと，あるいは臨床家が潜在する死の意図や自殺リスクを過小評価し，丁寧な問診をしないことが要因となりうる．もう一つ重要なのは，非自殺的な自傷行為の患者から表明される死の意図は，消極的・迂遠的な形で表現されることが多いため，臨床家が希死念慮として的確にキャッチしにくい可能性である．「いらいらしていたからやった．気持ちが切り替わるから」などと感情処理を自傷行為の目的として語る患者のなかにも，注意深く聴取をすると希死念慮の存在を認めるケースは多い．ただ，その場合に患者が用いる表現は「自殺したい」，「死にたい」という直接的なものでなく，「自分なんかいらない」，「消えてしまいたかった」，「もし，間違って死んでしまってもかまわなかった」と消極的・迂遠的なものが用いられる傾向がある．非自殺的な自傷行為と映る行為のなかにも，消極的ながらも希死念慮─死の意図が隠れている可能性は十分にある．既述の通り，筆者らは自殺のリスク評価は大きめにとることを強調している．したがって，そうした患者においても，慎重かつ丁寧に希死念慮の存在を聴取し，患者から発せられる消極的・迂遠的な表現も見逃さずに広くとらえることが重要であると考える．

以上，実臨床においては，自殺行動障害と非自殺的な自傷行為とは明白な境界を区切ることは困難を伴いやすく，また，実は死の意図を伴った自殺行動が非自殺的な自傷行為として誤判定される可能性も想定される．両者の鑑別に拘泥しすぎず，相互の関連性のなかで患者の言動を慎重かつ広い視野で評価していくことも重要であろう．また，可能な限り，近親者からの情報も得るようにしたい．

自殺行動の自主性と解離

最後に，"自殺行動の自主性"の要件についてである．日常臨床において，自殺行動の直

前に死ぬことしか頭にないような興奮状態に陥り,「気づいたら,首にロープを巻いていた」,「自殺手段を手に取ったところまでは覚えているが,その後を覚えていない」と自分が実行した自殺行動を覚えていない患者に出会うことがある.筆者(張[21])は,こうした患者における自殺行動と解離との関連を明らかにした.元来の解離性向の高い者が自殺念慮に伴う情動に圧倒されると解離状態に陥り,以後は直前の自殺念慮に修飾された目的遂行型の自動行動として自殺行動を実行する一群が存在する.そして,解離状態が強いほど,自殺行動による身体的重症度が高いことも明らかとなっている.

しかし,こうした解離を伴う自殺行動を呈した自殺ハイリスク者は,本診断基準案に該当するのか否かに疑問が生じる.こうした患者も自殺行動の直前に相当に自殺念慮が高まっているため,その行動に死の意図が伴っていたととらえることはできよう.ただ,自殺行動の開始直前に解離状態に陥ったと推察される場合,正常な自我状態で自主的に自殺行動を行ったと判定することができないため,厳密にいえば本診断基準案を満たさないという事態が想定される.強い自殺念慮と解離の組合せは自殺の危険因子の一つに数えることができ,これに該当する者も自殺予防のための慎重かつ積極的な介入の対象となる.本診断基準案において,この一群をどのように評価していくのかは検討の余地があろう.

以上,DSM-5においては正式採用が見送られて診断基準案にとどまった「自殺行動障害」診断基準案について,その位置づけ,ねらい,診断基準と留意点ついて解説した.診断基準案とはいえ,そこから日常臨床における自殺予防に活用できる重要な視点やエッセンスをいくつか抽出できる.具体的には,自殺行動障害は患者の併存診断や年齢を問わず広く検討されるべきであり,その評価に際して,臨床家は単に患者の過去の自殺企図歴の有無だけにとどまらず,それが行われた時期,実際に自殺行動をどこまで実行に移したのか,その行動の目的が死を意図して自主的に行われたものなのか否かについて,丁寧かつ繊細に聴取を進めることが重要となる.その際,死の意図の有無の評価が困難を伴いやすいことが想定されるが,それに対しては丁寧な問診に加え,その他のさまざまな情報を総合して多角的に判断する必要がある.そして,本診断基準案に該当するような患者は,特に企図から12か月以内を中心に24か月のあいだは再企図および既遂のハイリスク者として慎重かつ積極的な自殺予防のための介入が必要となることを導き出せる.この診断基準案の提案に代表されるように,DSM-5は自殺のリスク評価を強調する方向にあり,これは自殺予防の観点においては歓迎されるものである.今後,本診断基準案に関するさらなる研究や臨床実践の知見が蓄積されることで,より洗練された診断基準が設けられること―ひいてはより効果的な自殺予防活動へとつながり,自殺によって失われる尊い命が少しでも減ることを願う.

(水野康弘,張　賢徳)

● 文献

1) 厚生労働省.平成25年度版自殺対策白書.内閣府;2013.
   http://www8.cao.go.jp/jisatsutaisaku/whitepaper/w-2013/pdf/index.html

2) Liu KY. Suicide rates in the world：1950-2004. Suicide Life Threat Behav 2009；39（2）：204-213.
3) Bertolote JM. Preventing suicide：A resource for counselors. Mental and Behavioral Disorders Department of Mental Health World Health Organization. Geneva：WHO；2000／河西千秋，平安良雄（監訳）．自殺予防―カウンセラーのための手引き（日本語版初版）．神奈川：横浜市立大学医学部精神医学教室；2007．
4) Mann JJ. Neurobiology of suicidal behavior. Nat Rev Neurosci 2003；4：819-828.
5) 松本俊彦，廣川聖子，勝又陽太郎ほか．心理学的剖検における精神医学的診断の妥当性と数量的分析に関する研究（3）精神科治療の有無からみた検討．平成21年度厚生労働科学研究（こころの健康科学研究事業）心理学的剖検データベースを活用した自殺の原因分析に関する研究分担研究報告書．東京：国立精神・神経センター精神保健研究所；2010．pp.95-109．
6) American Psychiatric Association. Diagnostic and Statistical Manual of Mental Disorders, 5 th edition（DSM-5）. Arlington VA：APP；2013／日本精神神経学会（監，髙橋三郎ほか（訳）．DSM-5 精神疾患の診断・統計マニュアル．東京：医学書院；2014．
7) Fawcett J, Scheftner WA, Fogg L, et al. Time-related predictors of suicide in major affective disorder. Am J Psychiatry 1990；147：1189-1194.
8) American Psychiatric Association. Conditions for further study. In：Diagnostic and Statistical Manual of Mental Disorders, 5 th edition（DSM-5）. Arlington VA：APP；2013. p.783／日本精神神経学会（監），髙橋三郎ほか（訳）．今後の研究のための病態．DSM-5 精神疾患の診断・統計マニュアル．東京：医学書院；2014．p.775．
9) Fawcett J. Chapter 6 Depressive Disorders. In：Simon RI, Hales ER（eds）. Text of Suicide Assessment and Management, 2 nd edition. Arlington：American Psychiatric Publishing；2012. pp.109-121.
10) Quendo MA, Currier D, Mann JJ. Prospective studies of suicidal behavior in major depressive and bipolar disorders：What is the evidence for predictive risk factors? Acta Psychiatr Scand 2006；114（3）：151-158.
11) American Psychiatric Association. Suicidal behavior disorder. In：Diagnostic and Statistical Manual of Mental Disorders, 5 th edition（DSM-5）. Arlington VA：APA；2013. pp.801-803／日本精神神経学会（監），髙橋三郎ほか（訳）．自殺行動障害．DSM-5 精神疾患の診断・統計マニュアル．東京：医学書院；2014．pp.794-796．
12) Quendo MA, Garcia EB, Mann JJ, et al. Issues for DSM-V：Suicidal behavior as a separate diagnosis on a separate axis. Am J Psychiatry 2008；165：1383-1384.
13) Owens D, Horrocks J, House A. Fatal and non-fatal repetition of self-harm：Systematic review. Br J Psychiatry 2002；181：193-199.
14) Johnsson FE, Öjehagen A, Träskman-Bendz L. A 5-year follow-up study of suicide attempts. Acta Psychiatr Scand 1996；93（3）：151-157.
15) American Psychiatric Association. Nonsuicidal self-injury. In：Diagnostic and Statistical Manual of Mental Disorders, 5 th edition（DSM-5）. Arlington VA：APA；2013. pp.803-806／日本精神神経学会（監），髙橋三郎ほか（訳）．非自殺的な自傷行為．DSM-5 精神疾患の診断・統計マニュアル．東京：医学書院；2014．pp.796-798．
16) Gladstone GL, Mitchell PB, Parker G, et al. Indicators of suicide over 10 years in a specialist mood disorders unit sample. J Clin Psychiatry. 2001；62（12）：945-951.
17) Quendo MA, Galflvy H, Russo S, et al. Prospective study of clinical predictors of suicidal acts after a major depressive episode in patients with major depressive disorder or bipolar disorder. Am J Psychiatry 2004；161：1433-1441.
18) 張　賢徳．精神科医からのメッセージ 人はなぜ自殺をするのか―心理学的剖検調査から見えてくるもの．東京：勉誠出版；2006．p.143．
19) Zahl DL, Hswton K. Repetition of deliberate self-harm and subsequent suicide risk：Long-term follow-up study of 11,583 patients. Br J Psychiatry 2004；185：70-75.
20) 松本俊彦，山口亜希子．嗜癖としての自傷行為．精神療法 2005；31（3）：329-332．
21) 張　賢徳，竹内龍雄，林　竜介ほか．自殺行為の最終段階についての研究―「解離」仮説の提唱と検証．脳と精神の医学 1999；10（3）：279-288．

V. 自殺関連

第Ⅲ部　新しい尺度とモデル／今後の研究のための病態
非自殺的な自傷行為 Nonsuicidal Self-Injury

　DSM-5では，実際の臨床的判断において用いる公式な診断分類をまとめた第Ⅱ部（Section Ⅱ）の後に，第Ⅲ部（Section Ⅲ）として研究用の診断分類案が提案されている．このSectionは，臨床での実用を意図した診断分類ではなく，将来における臨床実用の可能性を検証することを前提とした，研究用の診断分類である．そして，その一つとして，本項で取り上げる非自殺的な自傷行為が提示されている．

　この非自殺的な自傷行為とは，感情的苦痛の緩和や他者に対する意思伝達や操作などの，自殺以外の意図からなされる，致死性の低い手段による自傷行為を指す．この行動は，DSM-Ⅳ-TRまでは境界性パーソナリティ障害の一症候として記述されるにとどまっていたが，DSM-5では，この行動を境界性パーソナリティ障害とは独立した，それ自体を治療の対象として扱うべき診断カテゴリーとして提案されているわけである．

　本項では，まずは非自殺的な自傷行為に関する臨床概念の歴史的変遷を振り返り，現代米国精神医学における非自殺的な自傷行為のとらえ方へと至る過程を確認したうえで，DSM-5における非自殺的な自傷行為の診断基準，ならびにその意義と課題について論じたい．

「非自殺的な自傷行為」の臨床的概念の歴史的変遷（表1）

局所的自殺─自傷研究の黎明

　自傷研究の歴史は，Menninger[1]にまでさかのぼることができる．1938年に刊行された彼の著書 "Man Against Himself" は，後期Freudの理論である「死の本能」を発展さ

表1　自傷概念における自己破壊的行動の範囲の相違について

自己破壊的行動の種類	Menninger[1] 1938年 局所的自殺	Kreitman et al[5] 1969年 parasuicide パラ（疑似）自殺	Rosenthal et al[4] 1972年 手首自傷症候群	Morgan[6] 1976年 DSH
手首を切る	○	○	○	○
他の身体部位を切る	○	○		○
切る以外の方法による身体への直接的損傷	○	○		○
アルコール・薬物乱用・依存	（慢性的自殺）			○
摂食障害				
過量服薬		○		○
縊死・溺水・飛び降り自殺企図		○		○

DSH：deliberate self-harm syndrome（「故意の自傷」症候群）．
表の○部分が各臨床概念が包含する範囲である．

せた論考として有名である．そのなかで彼は，間接的手段による緩徐な自殺行為である慢性的自殺（chronic suicide．〈物質乱用・依存など〉）と並ぶ自殺の亜型として，故意に自分の身体の一部を損傷する行為である局所的自殺（focal suicide）という概念を提唱した．

Menningerはこの局所的自殺を，無意識の自殺願望もしくは自己破壊的衝動を身体の一部（手指や四肢）に局所化することで自殺を延期する行為としてとらえ，ある種の爬虫類が，全体の死を回避するために自分の尾を犠牲にするのになぞらえた．

手首自傷症候群—自殺を目的としない自傷

自傷が，再び自殺とは異なる意図による行動として精神科医の注目を集めるようになったのは，Menningerから何と30年も後のことであった．まずPao[2]が，精神的緊張の緩和のために強迫的に手首を切る一群の患者を，「軽微な自傷」症候群（delicate self-cutting syndrome）と名づけて報告し，次いでGraffとMallin[3]が，自殺以外の目的から手首を切る，若くて魅力的な女性患者の一群の存在を報告した．これらの先行報告を整理したうえでRosenthalら[4]は，この手首自傷を繰り返す若い女性患者の一群を手首自傷症候群（wrist-cutting syndrome）という臨床概念で一括したのである．この概念に関する症候の記述のなかで，早くもRosenthalらは，手首自傷には死んだような感覚から抜け出す方法，いわば反自殺行為ともいうべき機能があることも指摘していた．

「故意の自傷」症候群—自傷概念の拡大

手首自傷症候群よりも一足早い1960年代末，Kreitmanら[5]は疑似自殺（parasuicide）という臨床概念を提唱していた．これは，表現型としては自殺行動のかたちをとるものの，その意図は自殺とは異なっている，いわば「自殺のそぶり」を示す一群の行動を指す概念であった．この概念を発展させたのが，Morgan[6]の「故意の自傷」症候群（deliberate self-harm syndrome：DSH）である．この概念は，手首自傷や医薬品の過量服薬はもと

表1　自傷概念における自己破壊的行動の範囲の相違について（つづき）

自己破壊的行動の種類	Pattison & Kahan[7] 1983年 DSH	Favazza et al[17] 1989年 DSH	Favazza[10]／Walsh[11] 1996年／2005年 SM／SIB／SI
手首を切る	○	○	○
他の身体部位を切る	○	○	○
切る以外の方法による身体への直接的損傷	○	○	○
アルコール・薬物乱用・依存	○	○	
摂食障害		○	
過量服薬			
縊死・溺水・飛び降り自殺企図			

DSH：deliberate self-harm syndrome（「故意の自傷」症候群），SM：self-mutilation（自傷），SIB：self-injurious behavior（自傷行動），SI：self-injury（自傷）．

より，一方の極では，物質乱用・依存といった，Menninger のいう意味での慢性的自殺をカバーし，他方の極では，縊首や溺水などの致死性の高い手順をとりながら致死的結果に至らなかった行動全般を含む，きわめて広範なものであった．

しかしこのような広範な概念は，自傷と自殺の区別を曖昧にし，臨床現場における自殺のリスク評価を混乱させ，また，正確な疫学データの収集を困難にしてしまう．そこで，米国の研究者である Pattison と Kahan[7]は，この広範すぎる DSH 概念を再検討し，Rosenthal らの手首自傷症候群の概念との整合性をとりながら，新しい DSH 概念を提唱したのである．まず，彼らは手首自傷を繰り返す患者の大半が，手首自傷以外に，他の身体部位を切る，殴る，突き刺す，やけどさせるなどの多様な方法で自傷していることを明らかにした．そのうえで，DSH がカバーする自傷行為を，身体表面を切る，焼く，打つ，刺すなどの行為と，物質乱用・依存とに限定することとし，過量服薬については，DSH 概念から慎重に除外した．その理由は，過量服薬は必ずしも事前に非致死性の予測がつかず，結果として自殺既遂を引き起こしうるというものであった．ただし，英国においてはこの DSH は依然として Morgan[6]の広範な定義で用いられることが多く，たとえば 1980 年代からごく最近まで自傷・自殺に関する多くの実証的知見を報告してきた，Hawton ら[8]のオックスフォード大学自殺予防センターの研究では，過量服薬は DSH における最も典型的な自傷手段の一つとして位置づけられている．

ところで，Pattison と Kahan は，DSM-III-R から DSM-IV への改訂の際に，この DSH を独立した I 軸障害の診断カテゴリーとして追加し，こうした行動を繰り返すこと自体を精神医学的治療の対象とすべきであることを主張した．しかし当時は，「自傷とは，境界性パーソナリティ障害の一症候にすぎない」[9]という考え方が優勢であったため，この要望は受け入れられず，DSM-IV では，自傷は，わずかに II 軸障害である境界性パーソナリティ障害の一症候として記述されるにとどまった．

なお，Pattison と Kahan の主張と同じことは，後に Favazza[10]も主張している．彼は，習慣性自傷を呈する患者のうち，DSM-IV における境界性パーソナリティ障害の診断基準を持続的に満たすものは半数にすぎないことを明らかにし，習慣性自傷が治療の対象ではなく，限界設定の対象としかみなされていないことに不満を表明している．さらに，自傷を「特定不能の衝動制御の障害（Impulse-Control Disorder Not Otherwise Specified）」——とはいえ，これも抜毛癖，間欠性爆発性障害，窃盗癖まで含む，寄せ集め的診断カテゴリーであるが——に該当する I 軸障害として治療対象とすべきであると述べている．

現代における自傷概念と臨床的特徴

定義と用語

「非自殺的な自傷行為の臨床的概念の歴史的変遷」に述べたような議論を経て，米国における自傷の定義に関する基礎を築いたのは Favazza[10]である．Walsh[11]や Nock[12]といった，今日，米国で自傷研究のリーダー的存在とみなされている臨床家や研究者は，いずれ

もFavazza[10]の定義をほとんどそのまま踏襲している．その定義とは，「自傷とは，自殺の意図なしに，非致死性の予測をもって，故意に自らの身体に対して直接的な損傷を加える行為であり，しばしば習慣的に繰り返される」というものである．この「直接的な」という表現が重要である．このことは，後述するように，過量服薬や，アルコール過飲による肝障害やヘビースモーキングによる呼吸器障害といった間接的な身体損傷は含まれないことを意味している．

また，日本語では同じ「自傷」であるが，自傷研究の文脈では，terminologyの問題も重要な議論のテーマであった．80年代半ばまでは故意の自傷（deliberate self-harm）[6]や疑似自殺（parasuicide）[5]という，広範かつ曖昧な表現が多用されており，故意の自傷に関していえば，欧州圏ではいまだにこの用語が使われている．しかし米国では，80年代後半以降にはself-mutilationと呼ばれるようなった．さらに2005年以降，「"mutilate"という語には，"切断して不具にする"という差別的ニュアンスがある」という指摘[11]を受けて，最近ではself-injuryという表現に統一されている．

自傷の臨床分類

Favazzaは，自傷の臨床分類に関しても学術的に精緻でありながら臨床実践に有用な仕事を行っている．Favazza[10]はまず，自殺以外の意図から行われる自傷全般を，「社会・文化的に許容される自傷」と「逸脱的な自傷」とに分類した．前者についていえば，一部の先住民において通過儀礼として行われる儀式・慣習としての自傷（たとえば割礼）を指しており，これは精神医学的治療の対象ではないとしている．一方，後者は精神医学的治療の対象となりうる．

逸脱的自傷の分類

逸脱的な自傷はさらに3つのカテゴリーに分類される（**表2**）．

第一に，重症型自傷（major self-injury）である．これは，統合失調症や急性中毒性精神病における幻覚，妄想の影響下で行われ，目をくり抜いたり，ペニスを切断したりといった，グロテスクかつ重篤で，ときに致死的な結果をもたらしうる自傷であり，その頻度は生涯において単回〜数回にとどまる．

第二に，常同型自傷（stereotypical self-injury）である．これは，重篤な知的能力障害や発達障害，あるいは，さまざまな先天性疾患（例：Lesch-Nyhan症候群など）で観察される常同的で単調なパターンをとる自傷であり，頻度はしばしば日に数百回にも達する．

そして最後の類型が表層型/中等度型自傷（superficial/moderate）であり，感情的苦痛への対処や他者への意思伝達の意図から行われるものであり，数週間に1回から日に数回程度の頻度で行われる．手首自傷症候群などはこの類型の典型例といえるであろう．

表層型/中等度型自傷の下位分類

Favazza[10]は，表層型/中等度型自傷をさらに強迫性自傷と衝動性自傷という2つの下位カテゴリーに分類し，それぞれについて精神障害との関連について言及している．

V. 自殺関連

表2 逸脱的な自傷の臨床分類

カテゴリー			行為	皮膚組織の ダメージ	頻度	パターン	関連する精神医学 的問題
重症型自傷 major self-injury			去勢 眼球摘出 四肢切断	(深刻〜生命の危険)	多くは単回	衝動的あるいは計画的 象徴的表現	統合失調症，気分障害，脳器質性障害 急性中毒性精神病 性的倒錯
常同型自傷 stereotypical self-injury			頭を打ちつける 自分を叩く 唇や手を吸う 皮膚をむしる，引っかく 自身を噛む 抜毛	中程度〜深刻（生命の危険）	高頻度に反復，固執的	固執的 意味はない 駆り立てられる	精神遅滞 自閉症 Lesch-Nyhan症候群 Tourette症候群 Prader-Willi症候群
表層型/ 中等度型 自傷 superficial/ moderate self-injury	強迫性自傷 compulsive self-injury		抜毛 皮膚をほじくる 爪嚙み	軽度〜中程度	日に数回	強迫的（衝動的性質をもつことも） 儀式的，常同的 ときに象徴的	抜毛症
	衝動性自傷 impulsive self-injury	挿間型 episodic	切る やけどを負わせる 自分を叩く	軽度〜中程度	単回あるいは挿話的	衝動的（強迫的性質をもつことも） 儀式的 しばしば象徴的	境界性パーソナリティ障害 他の衝動的なパーソナリティ傾向 虐待/トラウマ/解離の影響 心的外傷後ストレス障害 摂食障害
		反復型 repetitive			習慣的		

(松本俊彦，山口亜希子：自傷の概念とその研究の焦点．精神医学 2006；48：468-479．より)

強迫性自傷には，抜毛，爪嚙み，皮膚をむしる行為などが含まれ，儀式的に日に何度も反復されるのが特徴である．強迫症との関連が推測されており，実際に合併例も少なくない．

一方，衝動性自傷は，境界性パーソナリティ障害，心的外傷後ストレス障害，解離症などに併発することが多く，かつて手首自傷症候群と呼ばれた一群や，DSM-5における非自殺的な自傷行為もこの類型に含まれる．緊張の緩和，解離症状からの回復，怒りの抑制を，あるいは他者に対する意思伝達や操作を意図して行われる傾向がある．

強迫性自傷と衝動性自傷との違いは，強迫性自傷では，行為に先立つ明らかな怒り・攻撃性の自覚を欠き，無意識的に行われる傾向があるのに対し，衝動性自傷では，行為に先立つ不快な状況や感情が自覚されていることが多い点にある．

挿間型および反復型衝動性自傷

Favazzaは，衝動性自傷をさらに2つの類型—挿間型（episodic type）と反復型（repetitive type）―に分類している．

挿間型とは，何らかの苦痛を伴う状況や感情体験に反応して，文字通り挿話性に行われる自傷などが該当する．しかし，当初は何らかの苦痛な挿話に反応して行われていた自傷でも，繰り返される過程で，かつてよりも些細な苦痛で自傷による対処が必要となったり，自傷がもたらす効果（苦痛緩和効果や周囲の反応を惹起する，一種の報酬効果）が減弱するといった現象が生じ，エスカレートしていくことがある．その結果，自傷を繰り返す者はたえず自傷にとらわれ，自傷に対して両価的な葛藤を抱えるようになり，そのなかで心理的抵抗にもかかわらず抑制に失敗するといった体験もする．この段階が反復型と呼ばれる状態であり，一種の強迫性，嗜癖性を帯びた行為としての側面が前景化する．

なお，反復型の段階に到達した者の特徴は，自らのことを「リストカッター」と呼ぶなど，自傷を自己同一性の重要な要素ととらえるようになる点にある．また，自傷創の写真をウェブサイト上で公開したり，ことさらに自傷創を人目にさらすなど，一種の露悪症的な行動を呈する．その結果，一般的なコミュニティにおける孤立を深めるとともに，同じような自傷創を公開する仲間との相互影響により，ますます自傷を過激にエスカレートさせてしまう場合がある．

表層型/中等度型自傷の様式

表層型/中等度型自傷の方法は多岐におよび，しばしば同一の者が複数の方法で自傷を行っている．FavazzaとConterio[13]の報告では，「切る」72％，「焼く」35％，「自分を殴る」30％，「治りかけた傷口をこする」22％，「髪の毛を抜く」10％などであった．なお，このうちの78％が，複数以上の方法で自傷を行っていた．

一方，国内における一般大学生を対象とした調査[14]では，自傷経験者では，「切る」が48％で最も多く，次いで，「皮膚を刺す」13.5％，「頭を壁にぶつける」，「身体を物にぶつける」，「皮膚をむしる」が各8.1％，「皮膚を焼く」5.4％であった．自傷にはさまざまな身近な日常生活品が用いられており，それには「カッター」（16.2％），「ナイフ」（10.8％），「壁」，「コンパス」，「筆記用具」（各8.1％），「剃刀」，「爪」（各5.4％）などがあった．また，自傷する身体部位も多岐にわたり，「手首」が24.3％と最も多く，次いで「腕」21.6％，「手のひら」18.9％，「手指」16.2％，「足」10.8％，「耳」，「頭」，「爪」が各8.1％，「手甲」5.4％などが続いた．

自傷のもつ嗜癖性

自傷には嗜癖としての特徴もある．自傷がもたらす感情的苦痛や対人関係上の困難を緩和する効果が一種の報酬となり，この行動パターンを反復する動機を形成することが，その原因である．Favazza[10]によれば，自傷患者の71％が，傷を「嗜癖である」と感じており，反復型自傷の水準に達した者ではほぼ全体が自傷にとらわれた生活を送っているという．松本と山口の調査[15]では，自傷患者の75〜85％は，心理的抵抗にもかかわらず自傷の制御に失敗した経験があることが明らかにされている．確かに自傷は耐性上昇や離脱症状こそ明らかではないものの，その行為によって一時的に不快感情から解放されるもの

の，最終的には自尊心の低下，恥の感覚，罪悪感，孤独感をもたらすという点において，物質依存と共通した特徴があるように思われる．

以上のことは，当初は自身の感情や対人関係をコントロールするのに有効であった自傷が，繰り返される過程でいつしか行為の主体であったはずの本人をコントロールするようになる可能性を示している．早くから自傷がもつこうした嗜癖性に注目していたFavazzaは，すでに述べたように，「アルコール・薬物依存の治療と同様，"その行為がやめられない"という事態そのものを治療の対象とする必要がある」と主張している．

間接的な自己破壊的行動との関係

現代の米国における自傷の定義からは除外されたものの，かつては自傷概念に含まれていた間接的かつ緩徐な自己破壊的行動がある．いずれも自傷と併発することが多く，その意味では自傷と密接に関連する行動といえる．

ここでは，代表的な4つの間接的な自己破壊的行動についてふれておきたい．

物質乱用・依存

物質乱用・依存は，かつてMenninger[1]によって慢性的自殺と呼ばれ，また，すでに述べたように，PattisonとKahan[7]はこれをDSH概念に含めていた．実際，今日でも自傷と物質乱用・依存との密接な関係を指摘する研究は多い．たとえばWalsh[11]は，重篤な自傷患者の77%に吸入剤乱用，58%に大麻乱用，42%にLSD乱用が認められたと報告している．わが国でも，自傷患者では覚せい剤や有機溶剤などの違法薬物使用歴が高率であることが明らかにされている[16]．なお，飲酒酩酊は，人為的な解離類似状態を惹起して衝動制御を困難として自傷を誘発することがあり，また，酩酊下では疼痛閾値が上昇するために，自傷した場合には通常よりも深刻な身体損傷を引き起こす傾向がある．

摂食障害

自傷を繰り返す患者に摂食障害が高率に合併することは，Rosenthalら以降，多くの研究者によって一貫して指摘されてきた．なかでもFavazzaら[17]の報告が有名である．彼らは，女性自傷患者の約半数に摂食障害の病歴が認められることを明らかにし，PattisonとKahanのDSH概念に摂食障害を加え，自傷，物質乱用・依存，摂食障害をDSHの三主徴とすべきであると主張をしていた時期もある（表1）．

自傷と関連する摂食障害の病型といえば，LaceyとEvans[18]のいう多衝動性過食症（multi-impulsive bulimia）をはじめとする神経性大食症である．神経性過食症の臨床診断がなされていない場合でも，自傷患者には，評価尺度上の著明な過食傾向が認められることが多く，特に自己誘発嘔吐には解離現象という点で自傷と共通した機能がある．しかしその一方で，神経性無食欲症との関係を指摘する研究もある．Van der Kolkら[19]は，不食は自傷と同じ機能があることを，また，FavaroとSantonastaso[20]は，不食と自傷とが，禁欲主義や自己不全感に基づく自罰的行為として共通していることを指摘している．

過量服薬

自傷患者では過量服薬が多く，常にその可能性を念頭においた慎重な投薬が必要であることが指摘されている．自傷患者の57％に過量服薬の経験がある[8]，あるいは自傷患者の76.5％に過量服薬の経験があり，45.7％に過量服薬に対する医学的な治療の経験があるという報告がある[21]．

なお，過量服薬をする自傷患者には，① 比較的長期間の自傷歴，および，② 過去に市販薬の過量服薬経験があり，さらに ③ 著明な神経性過食症傾向が認められることが明らかにされている[21]．

危険行動（risk-taking behavior）

自傷は，さまざまな危険行動とも関係がある．Walsh[11] によれば，複数の方法で自傷をする若年患者のうち，94％が車やバイクで暴走するような身体的危険行動を，85％が深夜に1人で繁華街や治安の悪い地域を歩くような状況的危険行動を，41％が見知らぬ人と避妊せずにセックスするような性的危険行動を行っていたという．いずれもそれによって直ちに生命的危機に瀕するわけではないが，負傷，暴力被害，感染によって生命を脅かされる危険がある．なおこの調査の対象者は，平均15.8歳という低年齢にもかかわらず，平均8～9人の性的パートナーとのセックス経験があった．

自傷とボディモディフィケーション

筆者の臨床的実感からいうと，自傷患者のなかには，耳介全体，鼻翼，口唇などに多数のピアスをつけている者が少なくない．これを自傷ととらえるかどうかについては，その者がファッションのためだけの理由からボディモディフィケーションをしているのか，あるいは，身体的な疼痛や損傷を求める要素も混入しているのかが判断の決め手になる．Walsh[11] によれば，1980年代にはタトゥーや身体ピアスを自傷と思う者は一般の人の80～90％であったが，2000年以降にはわずかに5～10％であったという．その意味で，今日，ボディモディフィケーションの多くは社会的に許容される行為となっている．

それでも，Favazza[10] は，理論的にはボディモディフィケーションと自傷とは連続的なスペクトラムの線上にあり，身体改造をする者には精神医学的は問題を抱える者がまれではないと指摘しており，症例ごとに慎重な判断を要するかもしれない．

自殺との相違

WalshとRosen[22] は，Shneidman[23] の自殺理論を援用し，自殺との相違点を明らかにしながら，自傷の再定義を試みている．

① 行為の意図：自殺において意図されているのは意識活動の終焉であるが，自傷において意図されているのは，感情的苦痛の緩和や解離状態からの回復といった，意識状態の変化である．

② 身体損傷の程度・致死性：自らを切ることによって自殺した者は，成人の自殺既遂者の1.4％，若年者では0.4％と少なく，しかもその大半が頸部を切っており，上肢・下

肢を切った者はほとんどいない．つまり自傷の身体損傷は，自殺のそれとは異なる．

③ 方法の多様性：自傷を繰り返す者の大半が複数の方法で自傷しているが，自殺に及ぶ際にはこのような多様な方法による身体損傷はまれである．

④ 心理的苦痛：自殺者が抱える心理的苦痛は，精神痛（Psychache）と呼ばれるような深刻で持続的な性質をもっている．一方，自傷者が抱える心理的苦痛は怒りや不安，緊張であり，これらの苦痛は間欠的に消長する，出没する性質をもっている．

⑤ 状況のコントロール：自殺を試みる者は絶望し，もはや自分には状況をコントロールできないと感じている．一方，自傷する者は，自傷によって気分や対人関係を変化させ，状況をコントロールすることができると考えている．

⑥ 行為による心理的影響：自殺を企図した者は，それに失敗した後，死ぬことができなかったことを自責し，気分が悪化している．一方，自傷には，行為後に不快気分が軽減している．

⑦ 中核的問題：自殺行動の中核には，二分法的思考と心理的視野狭窄があるのに対して，自傷では，自己の身体に対する否定的な態度が特徴的に認められる．

以上のように，自傷はいくつかの点において自殺と明確に区別されるが，しかし他方で，自傷は失敗した自殺企図ではないものの，自殺と密接に関係する行為であることを忘れてはならない．過去1回の自傷挿話が，将来の自殺のリスクを数百倍高めるという報告がある[24]．また，WalshとRosen[22]は，自傷者は死ぬために自傷することは少ないが，自傷していないときには死の観念にとらわれていることがまれではなく，あるとき，いつもとは別の方法・手段で自殺を試みることがあると指摘している．

DSM-5における「非自殺的な自傷行為」[25]

以上の歴史的な流れをふまえたうえで，DSM-5で提案されている非自殺的な自傷行為について吟味してみたい．

非自殺的な自傷行為の診断基準案とその意義

表3に，DSM-5の第Ⅲ部（Section III）に示された非自殺的な自傷行為の診断基準案[25]を示す．

この診断基準案をみると，「過去1年以内に，5日以上」という具体的な頻度に関する指示がある点を除けば，Favazza[10]による自傷の定義―厳密には表層型/中等度型・衝動性自傷の定義―をほとんどそのまま踏襲していることがわかる．

具体的に踏襲した点をあげると以下の4点に整理できる．第一に，切る，やけどをさせる，突き刺す，殴りつける，激しく擦る「身体表面」に対する直接的な損傷であり，その行為には非致死性の予測をもってなされることが明記されている点である．第二に，非自殺的な自傷行為には，「否定的な気分や認知の状態」や「対人関係の困難」を一過性に緩和，解決する機能があり（B基準），「繰り返しそれを行うような依存性を示唆する行動様式を呈する」や「その行為を行う前に，これから行おうとする制御しがたい行動について考え

表3　DSM-5における非自殺的な自傷行為の診断基準案

A. その損傷が軽度または中等度のみの身体的な傷害をもたらすものと予想して（すなわち，自殺の意図がない），出血や挫傷や痛みを引き起こしそうな損傷（例：切創，熱傷，突き刺す，打撲，過度の摩擦）を，過去1年以内に，5日以上，自分の体の表面に故意に自分の手で加えたことがある．
注：自殺の意図がないことは，本人が述べるか，または，死に至りそうではないと本人が知っている，または学んだ行動を繰り返し行っていることから推測される．
B. 以下の1つ以上を期待して，自傷行為を行う．
　(1) 否定的な気分や認知の状態を緩和する．
　(2) 対人関係の問題を解決する．
　(3) 肯定的な気分の状態をもたらす．
注：望んでいた解放感や反応は自傷行為中か直後に体験され，繰り返しそれを行うような依存性を示唆する行動様式を呈することがある．
C. 故意の自傷行為は，以下の少なくとも1つと関連する．
　(1) 自傷行為の直前に，対人関係の困難さ，または，抑うつ，不安，緊張，怒り，全般的な苦痛，自己批判のような否定的な気分や考えがみられる．
　(2) その行為を行う前に，これから行おうとする制御しがたい行動について考えをめぐらす時間がある．
　(3) 行っていないときでも，自傷行為について頻繁に考えが浮かんでくる．
D. その行動が社会的に認めてられているもの（例：ボディーピアス，入れ墨，宗教や文化儀式の一部）ではなく，かさぶたをはがしたり爪を嚙んだりするのみではない．
E. その行動または行動の結果が，臨床的に意味のある苦痛，または対人関係，学業，または他の重要な領域における機能に支障をきたしている．
F. その行動は，精神病エピソード，せん妄，物質中毒または物質離脱の間にだけ起こるものではない．神経発達障害をもつ人においては，その行動は反復的な常同症の一様式ではない．その行動は，他の精神疾患や医学的疾患（例：精神病性障害，自閉スペクトラム症，知的能力障害，レッシューナイハン症候群，自傷行為を伴う常同運動症，抜毛症，皮膚むしり症）ではうまく説明されない．

（APA. DSM-5. p.803. 2013/日本語版. p.796. 2014[25]より）

をめぐらす時間がある」など，その習慣性，嗜癖性に関しても言及している点である．第三に，「その行動が社会的に認められているものではない」と明記することで，一般的なボディピアスや入れ墨，宗教的や文化的儀礼を除外し，同時に，「かさぶたをはがしたり，爪を嚙んだりするのみではない」として，同じ表層型/中等度自傷でも原則として強迫性自傷も除外している点である．そして最後に，「精神病エピソード，せん妄，物質中毒または物質離脱の間にだけ起こるものではない」として重症型自傷を除外し，「神経発達障害をもつ人においては，その行動は反復的な常同症の一様式ではない」として常同型自傷も除外している点である．

以上のように考えてみると，DSM-5の非自殺的な自傷行為には，米国における自傷研究のエッセンスがそのままの注ぎ込まれているという印象を受ける．このことは，PattisonとKahan[7]，ならびにFavazza[10]が主張してきた，「Ⅱ軸障害の一症候としてではなく，Ⅰ軸障害とすべき」という意見がようやくある程度受け入れられるようになったことを意味する．その背景には，自傷に対する弁証法的行動療法などの心理療法の有効性が確認され，米国国内で普及したことも無視できない影響を与えていよう．いいかえれば，DSM-5の時代に至ってようやく，自傷は「限界設定の対象」ではなく，れっきとした「精神医学的治療の対象」として認知されたわけである．

V. 自殺関連

非自殺的な自傷行為概念の課題

　自傷の臨床と研究に従事してきた専門家にとっては，第III部の診断カテゴリーとはいえ，DSM-5が非自殺的な自傷行為という臨床概念を採用したことは大きな前進ではあるが，その一方でこの概念に関する懸念を表明する研究者もいる．たとえばDe Leo[26]は，DSM-5ドラフト公表時点で2つの懸念を示している．一つは，「非自殺的な（nonsuicidal）」という言葉が自殺リスクに関する過小評価や誤解を引き起こさないかというものであり，もう一つは，一般の青年の1割程度にみられる現象に関してあえて非自殺的な自傷行為という用語を与えてラベリングすることが，かえって自傷経験をもつ若者に対する偏見を強めないかというものである．この2つの懸念は，一方で非自殺的な自傷行為の過小評価を危惧し，もう一方で非自殺的な自傷行為の過大評価を危惧しているという意味で矛盾しているが，いわんとするところは理解できなくはない．

　とりわけ重要なのは，前者の懸念である．同様の指摘はKapusta[27]もしており，「そもそも非自殺的な自傷行為と自殺とは明確に区別できるのか，そこまでわれわれの自殺リスクアセスメントの精度は高い水準に到達しているのか」という疑義を表明している．実際，この非自殺的な自傷行為という臨床概念に依拠した臨床研究には，非自殺的な自傷行為を呈する者の近い将来における自殺リスクの高さを指摘するものが少なくない．たとえばNockら[28]は，非自殺的な自傷行為を呈する若者の87.6％が何らかのI軸障害の診断を満たすだけでなく，70％が自殺企図の生涯経験をもち，自傷期間が長い者，自傷方法の種類が多い者，自傷時に疼痛を感じない者ほど自殺企図の経験をもっていたことを明らかにし，非自殺的な自傷行為者は自殺企図者とは重複する一群である可能性を指摘している．また，Wilkinsonら[29]も，うつ病（DSM-5）の青年を28週追跡した調査から，非自殺的な自傷行為の既往が追跡期間中における自殺企図の予測因子であったことを明らかにし，自殺のリスクアセスメントにあたっては非自殺的な自傷行為に注目する必要があると考察している．

　以上の指摘をふまえれば，非自殺的な自傷行為と自殺との関連についてはまだまだ十分な知見の集積があるとはいえず，その関係が明らかにならない以上，「非自殺的な」という名称自体の妥当性も確認されたとはいえない．その意味で，DSM-5における非自殺的な自傷行為が第III部の障害として位置づけられたのは実に適切な判断であり，今後はこの診断カテゴリーを用いて，非自殺的な自傷行為と自殺との関係に関する実証的知見を蓄積していくことが必要といえよう．

　本項では，DSM-5において初めて登場した非自殺的な自傷行為について，その背景にある臨床概念の歴史的変遷を振り返り，現代の精神医学における非自殺的な自傷行為のとらえ方へと至るプロセスを確認したうえで，この診断概念の意義と課題について論じた．
　非自殺的な自傷行為は，DSM-IV-TRまでは境界性パーソナリティ障害の一症候として記述されるにとどまっていたが，DSM-5が公表された現在，この行動はもはや境界性パーソナリティ障害の一症候ではなく，それ自体を精神医学的治療の対象となるべき問題

と格上げされた．しかし，この行動がはたして本当に「非自殺的な」と断言できるのかどうかについては，まさにこの研究用の診断カテゴリーを用いた今後の研究成果が期待されるところである．

（松本俊彦）

● 文献

1) Menninger KA. Man against Himself. New York：Harcourt Brace Jovanovich；1938.
2) Pao PE. The syndrome of delicate self-cutting. Br J Med Psychol 1966；42：195-206.
3) Graff H, Mallin KR. The syndrome of the wrist cutter. Am J Psychiatry 1967；146：789-790.
4) Rosenthal RJ, Rinzler C, Walsh R, et al. Wrist-cutting syndrome：The meaning of a gesture. Am J Psychiatry 1972；128：1363-1368.
5) Kreitman N, Philip AE, Greer S, et al. Parasuicide. Br J Psychiatry 1969；115：746-747.
6) Morgan HG, Burn-Cox CJ, Pottle S, et al. Deliberate self-harm：Clinical and socio-economic characteristics of 368 patients. Br J Psychiatry 1976；128：361-368.
7) Pattison EM, Kahan J. The deliberate self-harm syndrome. Am J Psychiatry 1983；140：867-887.
8) Hawton K, Rodham K, Evans E. By Their Own Young Hand：Deliberate Self-harm and Suicidal Ideas in Adolescents. London：Jessica Kingsley Publisher；2006／K・ホートン，K・ロドハム，E・エヴァンズ（著），松本俊彦，河西千秋（監訳）．自傷と自殺―思春期における予防と介入の手引き．東京：金剛出版；2008.
9) Gunderson JG, Zanarini MC. Current overview of the borderline diagnosis. J Clin Psychiatry 1987；48 Suppl：5-14.
10) Favazza AR. Bodies under Siege：Self-mutilation and Body Modification in Culture and Psychiatry, 2nd edition. Baltimore：Johns Hopkins Univ Press；1996／A・R・ファヴァッツァ（著），松本俊彦（監訳）．自傷の文化精神医学―包囲された身体．東京：金剛出版；2009.
11) Walsh BW. Treating Self-injury. New York：Guilford Press；2005／B・W・ウォルシュ（著），松本俊彦ほか（訳）．自傷行為治療ガイド．東京：金剛出版；2007.
12) Nock KN. Understanding Nonsuicidal Self-Injury：Origins, Assessment, and Treatment. Washington DC：American Psychological Association；2009.
13) Favazza AR, Conterio K. Female habitual self-mutilators. Acta Psychiatr Scand 1989；79：283-289.
14) 山口亜希子，松本俊彦，近藤智津恵ほか．大学生の自傷行為の経験率―自記式質問票による調査．精神医学 2004；46：473-479.
15) 松本俊彦，山口亜希子．自傷行為の嗜癖性について―自記式質問票による自傷行為に関する調査．精神科治療学 2005；20：931-939.
16) Matsumoto T, Azekawa T, Yamaguchi A, et al. Habitual self-mutilation in Japan. Psychiatry Clin Neurosci 2004；58：191-198.
17) Favazza AR, Derosear DO, Conterio K. Self-mutilation and eating disorders. Suicide Life Threat Behav 1989；19：352-361.
18) Lacey JH, Evans CD. The impulsivist：A multi-impulsive personality disorder. Br J Addict 1986；81：641-649.
19) Van der Kolk BA, Perry JX, Herman JL. Childhood origins of self-destructive behaviors. Am J Psychiatry 1991；148：1665-1671.
20) Favaro A, Santonastaso P. Self-injurious behavior in anorexia nervosa. J Nerv Ment Dis 2000；188：537-542.
21) 松本俊彦，山口亜希子，阿瀬川孝治ほか．過量服薬を行う女性自傷者の臨床的特徴―リスク予測に向けての自記式質問票による予備的調査．精神医学 2005；47：735-743.
22) Walsh BW, Rosen PM. Self-mutilation. New York：Guilford Press；1988／松本俊彦，山口亜希子（訳）．自傷行為―実証的研究と治療指針．東京：金剛出版；2005.
23) Shneidman E. Suicide as Psychache：A Clinical Approach to Self-Destructive Behavior. Lanham：Jason Aronson；1993.

24) Owens D, Horrocks J, House A. Fatal and non-fatal repetition of self-harm: Systematic review. Br J Psychiatry 2002; 181: 193-199.
25) American Psychiatric Association. Diagnostic and Statistical Manual of Mental Disorders, 5 th edition (DSM-5). Arlington VA: APP; 2013／日本精神神経学会（監），髙橋三郎ほか（訳）．DSM-5 精神疾患の診断・統計マニュアル．東京：医学書院；2014．
26) De Leo D. DSM-V and the future of suicidology. Crisis 2011; 32: 233-239.
27) Kapusta ND. Non-suicidal Self-injury and Suicide Risk Assessment, quo vadis DSM-V? Suicidology Online 2012; 3: 1-3.
28) Nock MK, Joiner TE, Gordon KH, et al. Non-suicidal self-injury among adolescents: Diagnostic correlates and relation to suicide attempts. Psychiatry Res 2006; 144: 65-72.
29) Wilkinson P, Kelvin R, Roberts C, et al. Clinical and psychosocial predictors of suicide attempts and nonsuicidal self-injury in the Adolescent Depression Antidepressants and Psychotherapy Trial (ADAPT). Am J Psychiatry 2011; 168: 495-501.

索引

和文索引

あ

アルコール使用障害の診断基準 17

い

異食症 112
一次性遺尿症 140
逸脱的自傷 193, 194
遺尿症 138
　アセスメント 140
　診断 139
　治療 140
遺糞症 138, 141
　アセスメント 142
　診断のポイント 141
　治療 142

う

運動過剰 100
運動症群/運動障害群 100
運動症状の鑑別点 107
運動チック 105, 107
運動能力障害 44

え

エコラリア 105

お

横断的症状尺度 25, 181
汚言症 104
音韻障害仮説 90
音韻読字経路 90
音声チック 105, 107

か

外攻性 172
外攻性スペクトラム 168, 174
外在化 7, 168
外在化障害群 13
回避・制限性食物摂取症/回避・制限性食物摂取障害 114
学習困難の系統的検査 89
学習障害 44
学力の特異的発達障害 56
過食（症）117, 131
過食性障害 131, 133
　DSM-5における 133
　概念の歴史 132
　診断基準 134
カテゴリー的診断分類 6
カテゴリー的モデル 19
カテゴリカルアプローチ 29
過量服薬 197
カルバマゼピン 157
簡易精神症状評価尺度 3
間欠爆発症/間欠性爆発性障害 153
　鑑別診断 155
　診断概念の変遷 153
　治療的介入 156

き

危険行動 197
疑似自殺 190, 191, 193
吃音 66
機能性嚥下障害 114
機能性神経症状症 114
境界性パーソナリティ障害 8
強迫性自傷 194
局所的自殺 190, 191

く

クラスター化の指標 14
クロザピン 185

け

「軽微な自傷」症候群 191
限局性学習症/限局性学習障害 86
　DSM-IV-TRからDSM-5への変更点 86
　系統的検査 88
　細分類 90
　算数の障害を伴うもの 94
　書字表出の不全を伴うもの 92
　診断基準 86
　診断のための検査の流れ 87
　二次障害の予防 95
限局的反復行動 71
言語症/言語障害 62
現在妥当性検証項目 15

こ

故意の自傷 193
「故意の自傷」症候群 191
行為障害 45, 159
　DSM-IIIにおける診断基準 161
　DSM-III-Rにおける診断基準 162
　DSM-IVにおける診断基準 164
広汎性発達障害 45, 68, 69
語音症/語音障害 63, 66
語義-語用症候群（語義-語用性障害） 65, 66
子どもの多動性反応 75
コプロラリア 104
コミュニケーション障害 44
コミュニケーション症群/コミュニケーション障害群 56, 61

さ

算数の障害
　限局性学習症における── 94
暫定的チック症/暫定的チック障害 108

し

視覚障害説 91
自己破壊的行動の種類 190

自殺（行動）　180
　　——に至る心理過程の階層
　　　的発達　185
　　危険因子　187
　　局所的——　190, 191
自殺企図　183, 184
自殺行動障害　180
　　診断基準案　181, 182
　　診断基準案の留意点　186
　　非自殺的な自傷行為との鑑別
　　　186
　　非自殺的な自傷行為との相違
　　　197
自殺念慮　181, 184
自殺リスク評価　180
自傷（行為）　187, 190
　　——とボディモディフィ
　　　ケーション　197
　　概念と臨床的特徴　192
　　自殺との相違　197
　　嗜癖としての特徴　195
　　臨床分類　193
　　逸脱的な——　194
　　非自殺的な——　190
ジストニア　107
持続性（慢性）運動または音声チッ
　ク症/持続性（慢性）運動また
　は音声チック障害　107
自動化仮説　90
児童精神医学領域の障害　26
自閉スペクトラム症/自閉症スペ
　クトラム障害　65, 68
　　DSMにおける定義と分類の
　　　変遷　68
　　DSM-5の使用上の留意点　72
　　特定用語　30
自閉性障害　69
社会的（語用論的）コミュニケーショ
　ン症/社会的（語用論的）コミュ
　ニケーション障害　63, 64
　　診断基準　64
尺度的評価　10
重症型自傷　193, 194
重篤気分調節症　151, 155
受動攻撃的パーソナリティ障害，
　攻撃型　153

生涯発達モデル　12
常同運動　107
常同運動症/常同運動障害　103
　　鑑別診断　104
常同型自傷　193, 194
衝動性自傷　194
小児期発症流暢症（吃音）/小児期
　発症流暢障害（吃音）　63, 66
　　診断基準　64
消耗病　117
食行動障害　53
　　DSM-5とICD-11の相違点
　　　52
書字表出　93
　　——の不全　92
神経性過食症/神経性大食症
　114, 117, 123, 132
　　——の位置づけ　127
　　ANとの診断の範囲の変化
　　　129
　　寛解の基準　125
　　コモビディティとしての　125
　　診断項目　123
　　診断の諸条件の変遷　128
　　特定項目　125
　　非排出型——　121
神経性食欲不振症　118
神経性やせ症/神経性無食欲症
　114, 117
　　——とBNの診断の範囲の
　　　変化　129
　　下位分類　121
　　診断基準（DSM-5）　119
　　不吉な異型　123
　　過食/排出型——　121
　　摂食制限型——　121
神経認知障害群　12
神経発達症群/神経発達障害群
　12, 51
　　DSM-5とICD-11の相違点
　　　51
診断閾値
　　精神疾患の——　5

す

睡眠障害　47

せ

成人期ADHD　77
精神現症調査票　4
精神疾患
　　診断閾値　5
　　定義　14
精神症状評価尺度　3
精神遅滞　44, 56
精神薄弱　56
精神病リスク症候群　10
性同一性障害　47
世界保健機関能力低下評価尺度第
　2版　28
摂食障害　46, 131, 132, 196
　　診断基準　117
摂食障害群　53
　　DSM-5とICD-11の相違点
　　　52
窃盗症　172
　　司法におけるDSM-5の使用
　　　172
　　わが国の法廷での諸問題　173
先行妥当性検証項目　15
全般性発達障害　68
全般的発達遅延　58

そ

素行症/素行障害　159
　　DSMにおける変遷　160
　　DSM-5における変更点　163
　　診断基準に追加された特定項
　　　目　165
　　治療　166
　　歴史　159

た

代償行動　128
対人コミュニケーション領域　71
多軸診断の廃止　16
多軸評定　3
多軸分類　25
多衝動性過食症　196
田中-Binet式知能検査V　60
他の特定される食行動障害または
　　摂食障害　131, 134

他の特定されるチック症/他の特定
　　されるチック障害　108
単純運動チック　105
単純音声チック　105

■ ち

チック（障害）　46, 103, 107
チック症群/チック障害群　104
　　主症状と併発症　105
　　前駆衝動　105
　　定義　105
秩序破壊的・衝動制御・素行症群
　　53, 153, 168, 177
　　DSM-5 と ICD-11 の相違点
　　　53
知的能力障害（知的発達症/知的
　　発達障害）　57
　　重症度　59
知的能力障害群　56
知能検査　88
注意欠陥/多動性障害　45
注意欠如・多動症/注意欠如・多
　　動性障害　45, 75
　　—— と ASD 症状　79
　　—— と双極性障害　80
　　DSM-5 における新しい定義
　　　と分類　70
　　鑑別　79
　　サブタイプ　77
　　診断基準　80
　　診断をめぐる歴史　75
　　特定用語　30
　　併存症　79
　　DSM-IV 時代の ——　76
　　DSM-5 時代の ——　82
　　成人期 ——　77
聴覚障害説　91

■ て

ディメンショナルアプローチ　29
ディメンション的診断モデル　17
ディメンション（尺度）的評価
　　10
ディメンション的モデル　19
適応障害　47
手首自傷症候群　190, 191

■ と

統合失調症スペクトラム障害およ
　　び他の精神病性障害群　12
統合失調症性反応小児期型　68
読字障害　91
特定不能の PDD　69
特定不能のコミュニケーション症/
　　特定不能のコミュニケーション
　　障害　63, 64
特定不能の食行動障害または摂食
　　障害　131, 135
特定不能の摂食障害　124, 131
特定不能のチック症/特定不能の
　　チック障害　108
特定不能の秩序破壊的・衝動制御・
　　素行症　177
　　治療的介入　178
特定不能の知的発達症/知的発達障
　　害　58
特定用語　30
トップダウン方式の診断基準開発
　　18
ドパミン受容体　77
ドパミントランスポーター　77

■ な

内攻性スペクトラム　168
内在化　7, 168
内在化障害群　13

■ に

二次性遺尿症　138, 140

■ の

脳炎後行動障害　75
脳外傷症候群　75

■ は

パーソナリティ障害　7
パーソナリティ心理学　7
排出性障害　135
排泄障害　46
排泄症群　138
破壊的行動障害マーチ　79
爆発性パーソナリティ　153

発達性協調運動症/発達性協調運
　　動障害　100
発達性言語障害　65
パラ（疑似）自殺　190
バルプロ酸　157
反響言語　105
反抗性障害　146
　　診断基準（DSM-III）　147
反抗挑発症/反抗挑戦性障害　146
　　CD との関係　149
　　DSM-5 における変更点と予
　　　想される現象　148
　　基本概念の修正　149
　　症状の同定　154
　　診断基準（DSM-III-R）　147
　　診断基準（DSM-5）　148
　　治療における留意点　151
　　歴史　146
反社会性パーソナリティ障害　168
反芻症/反芻性障害　113

■ ひ

微細脳機能不全症候群　75
非自殺的な自傷行為　184, 190
　　概念の課題　200
　　自殺との相違　197
　　診断基準案　199
　　臨床的概念の歴史的変遷　190
　　DSM-5 における ——　198
肥満研究　132
表層型/中等度型自傷　193, 195
病的パーソナリティ特性のメタ構
　　造　15

■ ふ

不安障害　46
不吉な異型
　　神経性無食欲症の ——　123
複雑運動チック　105
複雑音声チック　105
物質乱用・依存　196
舞踏運動　107

■ へ

変換症　114

ほ

崩壊性行動障害　147
放火症　172
　　　司法におけるDSM-5の使用　172
　　　わが国の法廷での諸問題　173
ボディモディフィケーション　197
ボトムアップ方式の診断基準開発　18

み

ミオクローヌス　107
ミシガン大学版国際比較診断用構造化面接　5

む

むちゃ食い　128, 131

や

夜間食行動異常症候群　135
夜尿症　139

よ

幼児自閉症　68
予測妥当性検証項目　15

り

リチウム　185

数字

2因子構造モデル　13
5因子モデル　7

欧文索引

A

Age and Gender Considerations in Psychiatric Diagnosis: A Research Agenda for DSM-V　9
Anorexia Hysterica　117
Anorexia Nervosa（AN）　117
　　BNとの診断の範囲の変化　129
　　下位分類　121
　　診断基準（DSM-5）　119
　　不吉な異型　123
　　過食/排出型――　121
　　摂食制限型――　121
antecedent validators　15
Antisocial Personality Disorder　168
Apepsia Hysterica　117
Asperger障害　69, 73
Asperger症候群　66
Attention Deficit Disorder with and without Hyperactivity（ADD）　75
Attention-Deficit/Hyperactivity Disorder（ADHD）　45, 75
　　――とASD症状　79
　　――と双極性障害　80
　　DSM-5における新しい定義と分類　70
　　鑑別　79
　　サブタイプ　77
　　診断基準　80
　　診断をめぐる歴史　75
　　特定用語　30
　　併存症　79
　　DSM-IV時代の――　76
　　DSM-5時代の――　82
　　成人期――　77
atypical PDD　69
Autism Spectrum Disorder（ASD）　68, 72
　　DSMにおける定義と分類の変遷　68
　　DSM-5の使用上の留意点　72
　　特定用語　30
autistic disorder　69
automatization hypothesis　90
Avoidant/Restrictive Food Intake Disorder　114

B

Big Five　7
binge eating　131
Binge-Eating Disorder　121, 131, 133
brain damage syndrome　75
Brief Psychiatric Rating Scale（BPRS）　3
bulimia　117
Bulimia Nervosa（BN）　117, 123
　　――の位置づけ　127
　　ANとの診断の範囲の変化　129
　　寛解の基準　125
　　診断用語　123
　　診断の諸条件の変遷　128
　　特定用語　125
　　コモビディティとしての――　125
　　非排出型――　121

C

CGAS（Children's Global Assessment Scale）　28
Child and Adolescent Mental Disorders（CAMDs）　24, 29
Childhood-Onset Fluency Disorder（Stuttering）　63
childhood-onset PDD　69
clumsiness　100
Communication Disorders　61
Composite International Diagnostic Interview（CIDI）　5
compulsive self-injury　194
Conduct Disorder（CD）　159
Cross-Cutting Symptom Measures　25, 181
current validators　15

D

D4 Dopamine Receptor（*DRD4*）　77
D5 Dopamine Receptor（*DRD5*）　77
DAMP（deficits in attention, motor control, and perception）症候群　102
deliberate self-harm　193

deliberate self-harm syndrome（DSH） 190, 191
delicate self-cutting syndrome 191
Developmental Coordination Disorder（DCD） 100
developmental disability 56
developmental language disorder 65
Diagnostic Interview Schedule（DIS） 5
disruptive behavior disorders march（DBD マーチ） 79
Disruptive, Impulse-Control, and Conduct Disorders 53
Disruptive Mood Dysregulation Disorder（DMDD） 151
Dopamine transporter（*DAT*） 77
DSM（Diagnostic and Statistical Manual of Mental Disorders） 1
 下位分類 43
 体系の概要 34
 歴史 2
DSM-I 34, 36
DSM-II 35, 36
DSM-III 36, 38
DSM-III-R 36, 40
DSM-IV 26, 36, 41
DSM-IV-TR 26
DSM-5 1, 26
 ICD-11 の相違点 50
 主な改訂点 11
 改訂の意義 60
 開発の経緯 8
 構成上の再編とその背景 24
 構造 13
 診断基準の妥当性検証項目 15
 全体の改訂点 10

E

Eating Disorder Not Otherwise Specified（EDNOS） 124, 131
Eating Disorders 131
Elimination Disorders 138
Encopresis 141
Enuresis 138
Epidemiologic Catchment Area（ECA）研究 5
externalizing 7, 168, 172
externalizing spectrum 168

F

Feeding and Eating Disorders 131
 DSM-5 と ICD-11 の相違点 52
Feeding and Eating Disorders of Infancy or Early Childhood 131
Feighner 基準 3, 4
five factor model（FFM） 7
fluoxetine 157
Flynn 効果 58
focal suicide 191

G

Global Developmental Delay 58

H

hyperkinetic movements 100
Hyperkinetic Reaction of Childhood 75

I

ICF（International Classification of Functioning） 28
impulsive self-injury 194
infantile autism 68
Intellectual Developmental Disorder 58
Intellectual Disabilities 56, 57
Intermittent Explosive Disorder 153
internalizing 7
internalizing spectrum 168

K

Kleptomania 172

L

Language Disorder 62
learning disability 56

M

major self-injury 193, 194
Mental Deficiency 56
mental retardation 56
Mental Status Schedule（MSS） 4
minimal brain dysfunction syndrome（MBD） 75
Motor Disorders 100
multi-impulsive bulimia 196

N

National Comorbidity Survey（NCS）研究 5
Neurocognitive Disorders 12
Neurodevelopmental Disorders 12
 DSM-5 と ICD-11 の相違点 51
Nonsuicidal Self-Injury 190

O

ominous variant 123
Oppositional Defiant Disorder（ODD） 146, 147
 CD との関係 149
 DSM-5 における変更点と予想される現象 148
 基本概念の修正 149
 診断基準（DSM-III-R） 147
 診断基準（DSM-5） 148
 治療における留意点 151
 歴史 146
orthographic coding 93
Other Specified Feeding or Eating Disorder 134
Other Specified Tic Disorder 108

P

parasuicide 190, 191, 193

Patient-Reported Outcomes Measurement Information System（PROMIS） 18
PDD（pervasive developmental disorders） 45, 68, 69
PDD not otherwise specified （PDD-NOS） 69
Persistent（Chronic）Motor or Vocal Disorder 107
phonological-core variable-difference model 90
phonological deficit theory 90
phonological reading pathway 90
Phthisiologia 117
Pica 112
postencephalitic behavior disorder 75
predictive validators 15
premonitory urges 105
Provisional Tic Disorder 108
Psychiatric Rating Scales 3
psychosis risk syndrome 10
Pyromania 172

R

Research Diagnostic Criteria （RDC） 3
Revised NEO Personality Inventory（NEO-PI-R） 7
risk-taking behavior 197
Rumination Disorder 113

S

Schizophrenia Spectrum and Other Psychotic Disorders 12
schizophrenic reaction, childhood type 68
secondary enuresis 138
semantic-pragmatic disorder 65
semantic-pragmatic syndrome 65
SI（self-injury） 191
SIB（self-injurious behavior） 191
Simmonds 病 117
SM（self-mutilation） 191
Social（Pragmatic）Communication Disorder 63
Specific Developmental Disorders of Scholastic Skills 56
specific learning disability 56
Specific Learning Disorder 56, 86
specifier 30
Speech Sound Disorder 63
Stereotypic Movement Disorder 103
stereotypical self-injury 193, 194
Suicidal Behavior Disorder 180
superficial/moderate self-injury 193, 194

T

Temperament and Character Inventory（TCI） 7
Tic Disorders 105
Tourette 症／Tourette 障害 104

U

Unspecified Communication Disorder 63
Unspecified Disruptive, Impulse-Control, and Conduct Disorder 177
Unspecified Feeding or Eating Disorder 135
Unspecified Intellectual Disability 58
Unspecified Tic Disorder 108

W

Wechsler 成人用知能検査 （WAIS）／Wechsler 児童用知能検査（WISC） 60
WHO Disability Assessment Schedule（WHODAS） 16
WHODAS II（World Health Organization Disability Assessment Schedule 2.0） 28
WHODAS-Child 28
wrist-cutting syndrome 191

中山書店の出版物に関する情報は，小社サポートページを
御覧ください．
http://www.nakayamashoten.co.jp/bookss/define/
support/support.html

DSM-5を読み解く
伝統的精神病理，DSM-IV，ICD-10をふまえた新時代の精神科診断

1 神経発達症群，食行動障害および摂食障害群，排泄症群，秩序破壊的・衝動制御・素行症群，自殺関連

2014年10月10日　初版第1刷発行 ©　〔検印省略〕
2015年 8月25日　　第2刷発行

総編集	神庭重信
編　集	神尾陽子
発行者	平田　直
発行所	株式会社 中山書店
	〒113-8666 東京都文京区白山1-25-14
	TEL 03-3813-1100（代表）
	振替 00130-5-196565
	http://www.nakayamashoten.co.jp/
装　丁	花本浩一（麒麟三隻館）
印刷・製本	株式会社 真興社

Published by Nakayama Shoten Co., Ltd.
ISBN 978-4-521-73973-1　　　　　　　　　　　　　　　Printed in Japan
落丁・乱丁の場合はお取り替え致します．

・本書の複製権・上映権・譲渡権・公衆送信権（送信可能化権を含む）は株式会社中山書店が保有します．

・**JCOPY**〈（社）出版者著作権管理機構 委託出版物〉
本書の無断複写は著作権法上での例外を除き禁じられています．複写される場合は，そのつど事前に，（社）出版者著作権管理機構（電話 03-3513-6969，FAX 03-3513-6979，e-mail: info@jcopy.or.jp）の許諾を得てください．

本書をスキャン・デジタルデータ化するなどの複製を無許諾で行う行為は，著作権法上での限られた例外（「私的使用のための複製」など）を除き著作権法違反となります．なお，大学・病院・企業などにおいて，内部的に業務上使用する目的で上記の行為を行うことは，私的使用には該当せず違法です．また私的使用のためであっても，代行業者等の第三者に依頼して使用する本人以外の者が上記の行為を行うことは違法です．

子どもたちの心にかかわるすべての人へ
児童青年精神医学の現在の到達点

子どもの心の診療シリーズ
全8冊＋別冊

A5判／並製／各冊250～380頁

- すぐに役立つプラクティカルな内容
- 最新の統計データを紹介
- 豊富な図表や事例呈示でわかりやすく解説
- 臨床の第一線で活躍する多彩な執筆陣
- 充実した参考文献欄

●総編集
齊藤万比古（国立国際医療研究センター国府台病院）

●編集委員
本間博彰（宮城県子ども総合センター）
松本英夫（東海大学）
宮本信也（筑波大学）

●全冊の構成　　　　　　　　　　●責任編集

1 子どもの心の診療入門	齊藤万比古	定価（本体4,000円＋税）
2 発達障害とその周辺の問題	宮本信也，田中康雄	定価（本体3,800円＋税）
3 子どもの身体表現性障害と摂食障害	宮本信也，生田憲正	定価（本体3,800円＋税）
4 子どもの不安障害と抑うつ	松本英夫，傳田健三	定価（本体3,900円＋税）
5 子ども虐待と関連する精神障害	本間博彰，小野善郎	定価（本体3,600円＋税）
6 子どもの人格発達の障害	齊藤万比古，笠原麻里	定価（本体3,800円＋税）
7 子どもの攻撃性と破壊的行動障害	本間博彰，小野善郎	定価（本体3,800円＋税）
8 子どもの精神病性障害──統合失調症と双極性障害を中心に	松本英夫，飯田順三	定価（本体3,800円＋税）
別冊 ポケット版 子どもの心の処方箋ガイド　診察の仕方／診断評価／治療支援		定価（本体3,700円＋税）

中山書店　〒113-8666 東京都文京区白山1-25-14　TEL 03-3813-1100　Fax 03-3816-1015
http://www.nakayamashoten.co.jp/

ブルーブック使用の際には必須必携!!

ICD-10 精神科診断ガイドブック

監　修：中根允文(出島診療所所長／長崎大学名誉教授)
　　　　山内俊雄(埼玉医科大学名誉学長)
総編集：岡崎祐士(道ノ尾病院特別顧問／松沢病院名誉院長)

A5判／並製／792頁／ISBN 978-4-521-73705-8／定価（本体9,500円＋税）

「ICD-10」を自家薬籠中のものとした精鋭の精神科医により、わが国の状況に即して見直すべき点や補足すべき点を考慮しつつ、各コードに詳細な解釈を加えた。臨床での応用の方法を余すところなく伝授したICDの虎の巻ともいえる精神科医必携の1冊。

エキスパートがやさしく解説！

- DSMとの比較についても記載
- 疾患の歴史的背景が学べる
- 臨床的特徴が手にとるようにわかる
- 関連する「G 神経系の疾患」をわかりやすく解説

特徴

中山書店　〒113-8666　東京都文京区白山1-25-14　TEL 03-3813-1100　FAX 03-3816-1015
http://www.nakayamashoten.co.jp/

DSM-5を読み解く

伝統的精神病理，DSM-IV，ICD-10をふまえた新時代の精神科診断

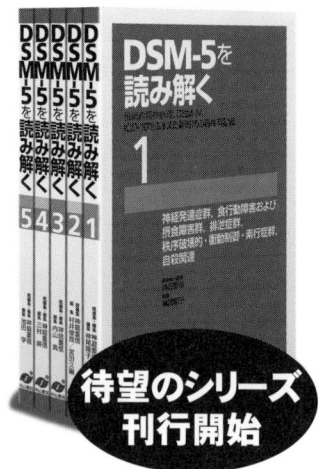

待望のシリーズ刊行開始

総編集 ● 神庭重信（九州大学）
編　集 ● 池田　学（熊本大学）　神尾陽子（国立精神・神経医療研究センター）　三村　將（慶應義塾大学）
　　　　 村井俊哉（京都大学）
編集協力 ● 内山　真（日本大学）　宮田久嗣（東京慈恵会医科大学）

◉B5判　2色刷　平均240頁

　2013年5月の「DSM-5」の登場は，精神医学の領域にとどまらず，社会全般に影響を及ぼす大きなトピックとなった．この「DSM-5」を自在に使いこなすためには，「DSM-IV」と比較して，どこがどのように改訂されたのかを知り，今回の改訂の根拠となった研究結果や議論を理解しておく必要がある．さらには，「DSM-III」に到るまでの伝統的な精神医学の概念や診断の流れを深く理解してはじめて，「DSM-5」をわが国の臨床においてより適切に用いることができると思われる．
　本書は，古典的精神病理学とDSMの両者に詳しい専門家の目を通して，「DSM-5」の診断基準を用いて，どのように診断をすすめるか，その際の注意点は何であるかを解説した．

① 神経発達症群，食行動障害および摂食障害群，排泄症群，秩序破壊的・衝動制御・素行症群，自殺関連
　編集　神尾陽子　定価（本体7,000円+税）

② 統合失調症スペクトラム障害および他の精神病性障害群，物質関連障害および嗜癖性障害群
　編集　村井俊哉／宮田久嗣　定価（本体7,000円+税）

③ 双極性障害および関連障害群，抑うつ障害群，睡眠-覚醒障害群
　編集　神庭重信／内山　真　定価（本体7,500円+税）

④ 不安症群，強迫症および関連症群，心的外傷およびストレス因関連障害群，解離症群，身体症状症および関連症群
　編集　三村　將　定価（本体7,000円+税）

⑤ 神経認知障害群，パーソナリティ障害群，性別違和，パラフィリア障害群，性機能不全群
　編集　池田　学　定価（本体7,000円+税）

中山書店　〒113-8666　東京都文京区白山1-25-14　TEL 03-3813-1100　FAX 03-3816-1015
http://www.nakayamashoten.co.jp/